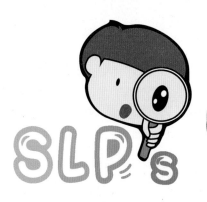

# SLP's HOUSE

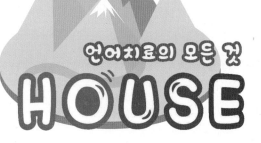
언어치료의 모든 것

  '바르미'를 검색해 주세요.

Speech Language Pathologist's Heart Owns Ultra Special Energy

## SLP's HOUSE

언어재활과 관련된 전문지식을 공유하고
서로에게 힘이 되는 카페입니다.

### 언어재활사와 보호자와의
의사소통의 공간

KB210898

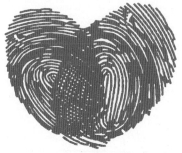

핵심요약집에 대한 문의사항은
**NAVER 카페 SLP's HOUSE**
(cafe.naver.com/slphouse)를
방문하여 남겨주세요.

### 언어재활사

- 온라인/오프라인 스터디
- 임상에 필요한 자료 제공
- 임상에서의 고민 소통공간 제공
- 친목도모 및 정보교류

### 보호자

- 언어장애인을 위한 보호자 교육 자료
- 언어문제를 위한 상담 게시판
- 보호자들을 위한 친목도모 및 정보교류

SLP's HOUSE  cafe.naver.com/slphouse

속닥속닥 HOUSE  cafe.naver.com/sshouse2019

# 2025 시대에듀 언어재활사 핵심요약집

## Always **with you**

사람의 인연은 길에서 우연하게 만나거나 함께 살아가는 것만을 의미하지는 않습니다.
책을 펴내는 출판사와 그 책을 읽는 독자의 만남도 소중한 인연입니다.
**시대에듀**는 항상 독자의 마음을 헤아리기 위해 노력하고 있습니다. 늘 독자와 함께하겠습니다.

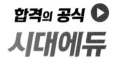

자격증 · 공무원 · 금융/보험 · 면허증 · 언어/외국어 · 검정고시/독학사 · 기업체/취업

이 시대의 모든 합격! 시대에듀에서 합격하세요!

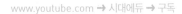

www.youtube.com ➜ 시대에듀 ➜ 구독

PREFACE

# 편저자의 말

〈언어재활사 핵심요약집〉은 예비 언어재활사 선생님들을 위해 SLP's HOUSE와 시대 에듀가 함께 준비한 도서입니다. 이 책은 언어재활사 국가고시를 대비하여 가장 핵심 적인 전문지식만을 담았으며, 합격에 가장 빠르게 다가가는 길을 제시합니다. 본서가 언어재활사 학습의 길잡이가 되어 줄 것입니다.

### 곽경미

언어재활사 선생님들을 위해 조금이나마 도움이 되길 바라는 마음에 준비했습니다. 그동안 도와주신 SLP's HOUSE 선생님들, 검수해주신 선생님들, 조언해 주신 교수님, 박사 선생님들 감사드립니다. 그리고 시험을 준비하시는 모든 예비 언어재활사 선생님 들의 합격을 기원합니다.

### 곽은정

언어재활사라는 길을 선택한 예비 언어재활사 선생님들에게 도움을 드리고자 책 집필 에 참여하게 되었습니다. 언어재활사로서 꼭 알아야 하는 기본적인 전문지식을 최대 한으로 한 권에 담으려고 노력했습니다. 이 책을 보시는 모든 분들에게 도움이 되길 바라며, 그동안 함께 노력해 준 SLP's HOUSE 선생님들, 그리고 검수를 도와주신 많은 언어재활사 선생님들께 감사드립니다.

### 엄지연

임상에서 일하시는 언어재활사 및 언어재활사를 준비하는 수험생들을 돕고자 교과과 정을 바탕으로 요약집을 출간하게 되었습니다. 이 요약집이 시험을 준비하시는 여러분 들께 많은 도움이 되어 모두 시험에 합격하시길 기원합니다.

### 이보람

그동안 공부하고 배운 서적 및 논문을 바탕으로 언어재활사 국가고시 시험을 준비하는 많은 전공생 및 언어재활사 분들에게 도움이 되고자 도서를 집필하게 되었습니다. 이 책을 사용하게 될 전공생 및 언어재활사 선생님들께 조금이나마 도움이 되기를 바라며, 그동안 함께 노력하고 애쓰신 SLP's HOUSE 운영진 선생님들, 검수를 도와주신 많은 선생님들께 감사드립니다.

### 오영미

저에게 이런 기회를 주시고 함께 애써주신 SLP's HOUSE 운영진 선생님들에게 감사 드립니다. 이 책이 언어재활사 국가고시를 준비하시는 전공생 및 언어재활사 분들에게 작은 힘이 되기를 바랍니다.

❖ 언어재활사 국가고시는 방대한 양의 내용을 숙지해야 하기 때문에 학습에 어려움을 겪는 수험생들이 많습니다. 따라서 〈언어재활사 핵심요약집〉은 많은 양의 내용 중 꼭 알아야 할 핵심이론만을 정리해 여기저기 흩어져 있는 개념들을 하나로 정리하여 구성했습니다.

---

**CHAPTER 01 조음음운장애**

**1절 정의**

**1 의사소통 과정**

(1) 발화 산출 시
① 발화 계획(/엄마 밥 줘/라고 말해야지)
② 언어학적 지식 필요(단어 모집, 단어순서 연결, 소리의 연쇄, 소리의 연쇄 연결 등을 의미함)
③ 계획된 발화가 적절히 산출될 수 있도록 해당 발화에 필요한 근육의 움직임

(2) 언어적 차원에서 생리적 차원으로 바뀜

(3) 산출된 발화는 공기 중에 전파되어 물리적(음향적) 차원으로 바뀜

**Check! 챕터확인문제**

1 산출된 발화는 공기 중에 전파되어 생리적 차원으로 바뀌어 청자에게 전달된다. (O, X)

2 언어적 차원, 음운지식의 문제의 어려움이 있는 장애를 조음장애라고 한다. (O, X)

3 조음음운장애는 원인에 따라 크게 조음장애와 음운장애로 나눌 수 있다. (O, X)

4 음운장애는 청자의 언어적 차원의 문제로 발생하는 장애이다. (O, X)

5 조음음운장애는 증상에 따른 분류이기보다 원인에 따른 분류라고 할 수 있다. (O, X)

## 개념별 핵심이론

언어재활사 시험을 준비할 때 가장 필요한 것은 시험에 나올 이론을 꼼꼼히 학습하는 것입니다. 언어재활사 핵심요약집은 시험 출제기준을 반영한 주요이론을 알차게 담아 단시간에 시험 대비를 할 수 있도록 주요개념을 정리했습니다.

---

**더 알아보기**

**KOCS 분석방법 〈문장 바꾸어 말하기〉 예시**

| 문 항 | 자극문장 | 목표문장 | |
| --- | --- | --- | --- |
| | | 아동문장 | 빈 |
| 10 | 오빠는 그네를 밀어주나요? | 언니가 그네를 밀어주나요? | |
| | | (막힘) 언니가 그----네를 밀어주나요? | |
| 11 | 누나가 목욕을 하나요? | 누나가 수영을 하나요? | |
| | | 누누나가 ① 있있있잖아요, (막힘) 수영을 하---나요? | |

## 더 알아보기

이해하기 어렵거나 설명이 필요한 심화 내용은 더 알아보기로 따로 정리했습니다. 더 알아보기를 통해 시험대비의 기초를 쌓으시기 바랍니다.

---

연결, 소리의 연쇄, 소리의 연

해당 발화에 필요한 근육의 움

**Check! 챕터확인문제**

1 산출된 발화는 공기 중에 전파되어 생리적 차원으로 바뀌어 청자에게 전달된다. (O, X)

2 언어적 차원, 음운지식의 문제의 어려움이 있는 장애를 조음장애라고 한다. (O, X)

3 조음음운장애는 원인에 따라 크게 조음장애와 음운장애로 나눌 수 있다. (O, X)

4 음운장애는 청자의 언어적 차원의 문제로 발생하는 장애이다. (O, X)

## 챕터확인문제

챕터별 핵심이론마다 확인문제를 구성했습니다. 개념을 확실하게 알고 있다면 응용문제도 어렵지 않겠죠? 이론 옆 확인문제를 풀어보며 자가진단을 해보세요. 핵심이론에 맞는 단답형, O/X 문제 등을 통해 챕터별로 학습한 내용을 바로 확인할 수 있습니다.

❖ 상승한 난이도와 치열한 경쟁률의 어려운 시험을 극복할 수 있는 방법은 효과적인 계획과 성실함뿐입니다. 다음의 특징을 숙지하여 언어재활사 합격에 한걸음 다가가시기를 바랍니다.

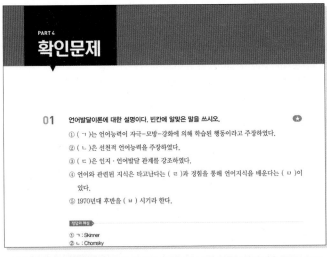

## 확인문제

이론을 학습한 뒤에 문제를 통해 학습 개념을 정리하는 것은 무엇보다 중요합니다. 파트별 주요개념을 반영한 다양한 형태의 문제를 통해 각 파트에서 중요한 이론을 다시 한 번 확인하고, 중요도에 따른 ★표시를 참고하여 효율적으로 시험에 대비할 수 있습니다.

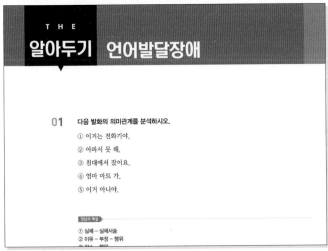

## THE 알아두기

기출문제에서 자주 출제되는 유형의 문제와 수험생들이 어려워했던 문제유형들을 모아 구성했습니다. 꼼꼼히 학습하시며 출제유형의 감을 익혀보세요.

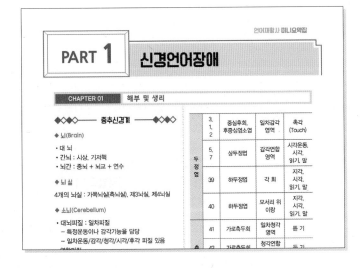

## 미니요약집

학습의 시작점에서는 앞으로 공부할 내용과 포인트를 파악하고, 시험장에서는 마지막으로 최종점검을 할 수 있도록 도와주는 간편한 요약집입니다.

# 언어재활사 시험안내 INFORMATION

❖ 시험에 대한 보다 자세한 정보는 시행처인 한국보건의료인국가시험원(www.kuksiwon.or.kr)에서 확인하실 수 있습니다. 시험정보는 시행처의 사정에 따라 변경될 수 있으므로 반드시 응시하려는 해당 회차의 시험공고를 확인하시기 바랍니다.

## 응시자격

| 1급 언어재활사 | 2급 언어재활사 자격증을 가진 사람으로서 다음의 어느 하나에 해당하는 사람<br>• 「고등교육법」에 따른 대학원에서 언어재활 분야의 박사학위 또는 석사학위를 취득한 사람으로서 언어재활기관에 1년 이상 재직한 사람<br>• 「고등교육법」에 따른 대학에서 언어재활 관련 학과의 학사학위를 취득한 사람으로서 언어재활기관에 3년 이상 재직한 사람 |
|---|---|
| 2급 언어재활사 | 「고등교육법」에 따른 대학원 · 대학 · 전문대학의 언어재활 관련 교과목을 이수하고 관련 학과의 석사학위 · 학사학위 · 전문학사학위를 취득한 사람 |

## 시험시간표

### ❶ 1급 언어재활사

| 구 분 | 시험과목(문제수) | 교시별 문제수 | 시험형식 | 입장시간 | 시험시간 |
|---|---|---|---|---|---|
| 1교시 | • 신경언어장애(24)<br>• 언어발달장애(24)<br>• 유창성장애(24) | 72 | 객관식 5지선다형 | ~08:30 | 09:00~10:15 (75분) |
| 2교시 | • 음성장애(24)<br>• 조음음운장애(24)<br>• 언어재활현장실무(20) | 68 | | ~10:35 | 10:45~11:55 (70분) |

### ❷ 2급 언어재활사

| 구 분 | 시험과목(문제수) | 교시별 문제수 | 시험형식 | 입장시간 | 시험시간 |
|---|---|---|---|---|---|
| 1교시 | • 신경언어장애(30)<br>• 유창성장애(25)<br>• 음성장애(25) | 80 | 객관식 5지선다형 | ~08:30 | 09:00~10:15 (75분) |
| 2교시 | • 언어발달장애(35)<br>• 조음음운장애(35) | 70 | | ~10:35 | 10:45~11:50 (65분) |

## 시험일정

| 원서접수 | 응시표 출력기간 | 시험시행 | 최종합격자 발표 |
| --- | --- | --- | --- |
| 2025년 9월 중 | 2025년 11월 중 | 2025년 11∼12월 중 | 2025년 12월 중 |

※ 정확한 시험일정은 시행처인 한국보건의료인국가시험원의 확정공고를 필히 확인하시기 바랍니다.

## 응시현황

### ❶ 1급 언어재활사 국가시험 합격률 추이

| 회 차 | 응시자수(명) | 합격자수(명) | 합격률(%) |
| --- | --- | --- | --- |
| 2024년(제13회) | 987 | 507 | 51.4 |
| 2023년(제12회) | 1,115 | 710 | 63.7 |
| 2022년(제11회) | 946 | 559 | 59.1 |
| 2021년(제10회) | 861 | 637 | 74.0 |

### ❷ 2급 언어재활사 국가시험 합격률 추이

| 회 차 | 응시자수(명) | 합격자수(명) | 합격률(%) |
| --- | --- | --- | --- |
| 2024년(제13회) | 1,056 | 641 | 60.7 |
| 2023년(제12회) | 1,645 | 1,167 | 70.9 |
| 2022년(제11회) | 1,436 | 986 | 68.7 |
| 2021년(제10회) | 1,372 | 1,029 | 75.0 |

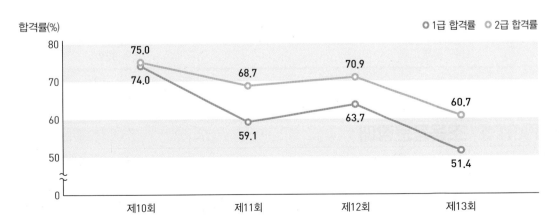

# 이 책의 차례

## THE 알아두기 언어발달장애 / 조음음운장애

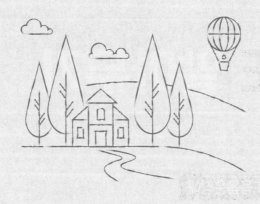

꿈을 꾸기에 인생은 빛난다.

– 모차르트 –

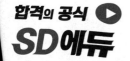

합격의 공식 ▶
SD에듀

자격증 · 공무원 · 금융/보험 · 면허증 · 언어/외국어 · 검정고시/독학사 · 기업체/취업

이 시대의 모든 합격! SD에듀에서 합격하세요!

www.youtube.com → SD에듀 → 구독

# THE 알아두기

언어발달장애 / 조음음운장애

'언어발달장애', '조음음운장애' 과목에서 출제되는 계산문제유형입니다.
따로 정리하며 익혀보세요.

**01**   **다음 발화의 의미관계를 분석하시오.**

① 이거는 전화기야.

② 아파서 못 해.

③ 침대에서 잤어요.

④ 엄마 마트 가.

⑤ 이거 아니야.

**정답과 해설** ▶

① 실체 – 실체서술
② 이유 – 부정 – 행위
③ 장소 – 행위
④ 행위자 – 장소 – 행위
⑤ 실체 – 부정서술

**02**   **다음 발화의 어휘다양도(TTR)와 평균 낱말 길이(MLUw)를 구하시오.**

> 나랑 엄마랑 마트에 가요.
> 엄마가 우유, 과자, 딸기 사요.
> 나 딸기 좋아요.
> 엄마랑 집에 가요.

① 어휘다양도(TTR) :

② 평균 낱말 길이(MLUw) :

정답과 해설

① 어휘다양도(TTR) : 0.62(13/21)
② 평균 낱말 길이(MLUw) : 5.25(21/4)

> NTW :
> 나, 랑, 엄마, 랑, 마트, 에, 가다
> 엄마, 가, 우유, 과자, 딸기, 사다
> 나, 딸기, 좋다
> 엄마, 랑, 집, 에, 가다

## 03 평균 형태소 길이(MLUm)를 구하시오.

> 이거 로봇. 너무 좋아요. 엄마가 선물 주셨어요.

정답과 해설

평균 형태소 길이(MLUm) : 4.33(13/3)

> 이/거# 로봇#(3)
> 너무# 좋/아요#(3)
> 엄마/가# 선물# 주/시/었/어요#(7)

## 04 평균 형태소 길이(MLUm)를 구하시오.

> 학교에서 밥 먹다가 배가 아팠어요.
> 그래서 병원에 갔어요.

정답과 해설

평균 형태소 길이(MLUm) : 8(16/2)

학교/에서# 밥# 먹/다가# 배/가# 아프/았/어요#(10)
그래서# 병원/에# 가/았/어요#(6)

**05** 다음 아동의 평균 낱말 길이(MLUw)와 평균 형태소 길이(MLUm)를 구하시오.

엄마 : 유치원에서 어디 다녀왔어?
아동 : 숲에 갔어요.
엄마 : 뭐 했어?
아동 : 숲에서 곤충 봤어요.
엄마 : 우와~ 정말?
아동 : 개미 있었어요.
엄마 : 또?
아동 : 간식 먹었어요.

① 평균 낱말 길이(MLUw) :
② 평균 형태소 길이(MLUm) :

정답과 해설

① 평균 낱말 길이(MLUw) : 2.75(11/4)
　숲, 에, 가다, 숲, 에서, 곤충, 보다, 개미, 있다, 간식, 먹다
② 평균 형태소 길이(MLUm) : 4.75(19/4)

숲/에# 가/았/어요#(5)
숲/에서# 곤충# 보/았/어요#(6)
개미# 있/었/어요#(4)
간식# 먹/었/어요#(4)

## 06 평균 형태소 길이(MLUm)를 구하시오.

> 나 음식 만들어요.
> 이거 밥, 피자, 케이크
> 포크랑 칼 여기 있어요.
> 포크로 먹어요.

평균 형태소 길이(MLUm) :

---

**정답과 해설**

평균 형태소 길이(MLUm) : 4.75(19/4)

> 나# 음식# 만들/어요#(4)
> 이/거# 밥# 피자# 케이크#(5)
> 포크/랑# 칼# 여기# 있/어요#(6)
> 포크/로# 먹/어요#(4)

**01** 다음 자음정확도를 구하시오.

> 나는 놀이터에서 그네와 시소를 탔어요.
> 나는 모이터에더 그메와 디도을 타떠요.

**정답과 해설**

자음정확도 = 7/15×100 = 46.67%
나는(3) 놀이터에서(4) 그네와(2) 시소를(4) 타써요(2) = 15
나는(3) 모이터에더(1) 그메와(1) 디도을(1) 타떠요(1) = 7

**02** 다음 조음정확도를 구하시오.

> 나는 거실에서 티비를 보면서 밥을 먹었어요.
> 나는 더디에더 티비을 보먼더 바블 머거떠요.

**정답과 해설**

조음정확도 = 31/39×100 = 79.49%
나는(5) 거실에서(8) 티비를(7) 보면서(7) 바블(5) 머거써요(7) = 39
나는(5) 더디에더(4) 티비을(6) 보먼더(5) 바블(5) 머거떠요(6) = 31

## 03 다음 물음에 답하시오.

> 사탕을 많이 먹어서 이빨이 썩었어요.
> 타탕을 마이 머거뎌 이빠이 따거떠요.

① 자음정확도를 구하시오.

② 모음정확도를 구하시오.

③ 조음정확도를 구하시오.

**정답과 해설**

① 자음정확도 = 8/14×100 = 57.14%
  사탕을(4) 마니(2) 머거서(3) 이빠리(2) 써거써요(3) = 14
  타탕을(3) 마이(1) 머거뎌(2) 이빠이(1) 따거떠요(1) = 8
② 모음정확도 = 13/15×100 = 86.67%
  사탕을(3) 마니(2) 머거서(3) 이빠리(3) 써거써요(4) = 15
  타탕을(3) 마이(2) 머거뎌(2) 이빠이(3) 따거떠요(3) = 13
③ 조음정확도 = 21/29×100 = 72.41%
  사탕을(7) 마니(4) 머거서(6) 이빠리(5) 써거써요(7) = 29
  타탕을(6) 마이(3) 머거뎌(4) 이빠이(4) 따거떠요(4) = 21

## 04 다음 물음에 답하시오.

> 엄마 : 마트가서 뭐 살까?
> 아동 : 바나나, 오인디, 또띠
> 엄마 : <u>바나나, 오**, ** ?</u>
> 아동 : 오인지, 토띠!
> 엄마 : 아! 오렌지, 토끼?
> 아동 : (끄덕)

① 아동 전체 발화의 자음정확도를 구하시오.

② 밑줄 친 부분의 엄마의 발화를 보고 낱말명료도를 구하시오.

정답과 해설

① 자음정확도 = 7/13×100 = 53.85%
바나나(3), 오렌지(3), 토끼(2), 오렌지(3), 토끼(2) = 13
바나나(3), 오인디(1), 또띠(0), 오인지(2), 토띠(1) = 7
② 낱말명료도 = 1/3×100 = 33.33%
아동 : 바나나, 오인디, 또띠 = 3
엄마 : 바나나, 오**, ** = 1

## 05 다음 물음에 답하시오.

> 가현이는 새 가방을 사서 기분이 좋았어요.
> 가언이는 대 가강을 다더 기부이 도아떠요.

① 조음정확도가 70% 나타났다. ( ○, × )

② 역행동화가 1번 나타났다. ( ○, × )

③ 자음정확도는 47.06% 나타났다. ( ○, × )

정답과 해설

① ×, 조음정확도 = 24/34×100 = 70.59%
가현이는(9) 새(2) 가방을(7) 사서(4) 기부니(6) 조아써요(6) = 34
가언이는(6) 대(1) 가강을(6) 다더(2) 기부이(5) 도아떠요(4) = 24
② ×, 순행동화(가강을)
③ ○, 자음정확도 = 8/17×100 = 47.06%
가혀니는(5) 새(1) 가방을(4) 사서(2) 기부니(3) 조아써요(2) = 17
가언이는(3) 대(0) 가강을(3) 다더(0) 기부이(2) 도아떠요(0) = 8

## 06 APAC 검사 해석결과, 다음 물음에 답하시오.

> 양말이 없어서 침대 밑을 찾아보았습니다.
> 얌마리 업떠더 침매 미들 타다부았씁니다.

① 자음정확도는 30% 나타났다. ( ○, × )

② 비전형적 어중단순화가 1회 나타났다. ( ○, × )

③ 모음정확도는 94.12% 나타났다. ( ○, × )

④ 마찰음의 파열음화가 2회 일어났다. ( ○, × )

정답과 해설

① ×, 자음정확도 = 12/20×100 = 60%
　　양마리(3) 업써서(3) 침대(3) 미츨(3) 차자보았습니다(8) = 20
　　얌마리(2) 업떠더(1) 침매(2) 미들(2) 타다부안뜸니다(5) = 12
② ○, (비전형적 어중단순화 : 어중초성 생략 또는 어중종성에 의해 순행동화가 일어난 것 → 침매)
③ ○, 모음정확도 = 16/17×100 = 94.12%
④ ×, 없어서 → 업떠더(2회), 보았습니다 → 부안뜸니다(1회)

## 07 다음 정확도를 구하시오.

> 나는 도서관에서 책을 빌려와서 읽었어요.
> 나는 됴더와네더 태을 빌려아더 일거떠요.

① 자음정확도

② 조음정확도

③ 모음정확도

정답과 해설

① 자음정확도 = 11/18×100 = 61.11%
　　나는(3) 도서과네서(5) 채글(3) 빌려와서(4) 일거써요(3) = 18
　　나는(3) 됴더와네더(2) 태을(1) 빌려아더(3) 일거떠요(2) = 11
② 조음정확도 = 26/35×100 = 74.29%
　　나는(5) 도서과네서(10) 채글(5) 빌려와서(8) 일거써요(7) = 35
　　나는(5) 됴더와네더(6) 태을(3) 빌려아더(6) 일거떠요(6) = 26
③ 모음정확도 = 15/17×100 = 88.24%
　　나는(2) 도서과네서(5) 채글(2) 빌려와서(4) 일거써요(4) = 17
　　나는(2) 됴더와네더(4) 태을(2) 빌려아더(3) 일거떠요(4) = 15

## 08  물음에 답하시오.

> 지연 : 따요, 나니, 다니, 오기
> 엄마 : 타요, 라니, *니, **?
> 지연이 언니 : 타요, 라니, 가니, 로기라고 한거야.
>
> 은정 : 콩뚜니, 떼요, 바니, 총이
> 엄마 : 콩순이, 세요, *니, *이?
> 은정이 언니 : 콩순이, 세요, 밤이, 송이라고 한거야.

① 은정이의 자음정확도보다 지연이의 자음정확도가 더 높다. ( O , × )

② 지연이 엄마의 낱말명료도는 60%이다. ( O , × )

③ 지연이의 조음정확도는 54.3%이다. ( O , × )

④ 은정이의 조음정확도는 68%이다. ( O , × )

---

**정답과 해설**

① ×
 자음정확도(지연) = 3/7×100 = 42.85%
 타요(1), 라니(2), 가니(2), 로기(2) = 7
 따요(0), 나니(1), 다니(1), 오기(1) = 3
 자음정확도(은정) = 5/9×100 = 55.56%
 콩순이(4), 세요(1), 밤이(2), 송이(2) = 9
 콩뚜니(3), 떼요(0), 바니(1), 총이(1) = 5
② ×, 명료도 = 2/4×100 = 50%
③ ×, 조음정확도 = 11/15×100 = 73.33%
 타요(3), 라니(4), 가니(4), 로기(4) = 15
 따요(2), 나니(3), 다니(3), 오기(3) = 11
④ ×, 조음정확도 = 14/18×100 = 77.78%
 콩순이(7), 세요(3), 밤이(4), 송이(4) = 18
 콩뚜니(6), 떼요(2), 바니(3), 총이(3) = 14

**09** 다음 낱말 샘플의 비음의 정확도를 구하시오.

> 나무 → [nanu] , 할머니 → [amʌi] , 머리 → [kʌli]

정답과 해설 ◆

비음의 정확도 = 2/5×100 = 40%
비음 : ㄴ, ㅁ, ㅁ, ㄴ, ㅁ
정확한 비음 : ㄴ, ㅁ

**10** 다음 낱말 샘플의 자음정확도를 구하시오.

> 만두 → [manki]
> 밥 → [apˀ]
> 머리카락 → [mʌigara]

정답과 해설 ◆

자음정확도 = 5/10×100 = 50%
만두(3), 밥(2), 머리카락(5) = 10
만기(2), 압(1), 머이가라(2) = 5

**11** 다음 아동이 산출한 발화를 보고 다음을 구하시오.

> '포도' → [뽀도], '사탕' → [타탕], '컵 '→ [컵], '빗' → [빋]
> '장갑' → [당갑], '토끼' → [또띠], '침대' → [친때], '거북이' → [더부지]

① 전체단어정확도(PWC) :

② 평균음운길이(PMLU) :

③ 전체단어근접도(PWP) :

---

**정답과 해설**

① 전체단어정확도(PWC) : 2/8 = 0.25
② 평균음운길이(PMLU) : 48/8 = 6
 뽀도(ㅃ, ㅗ, ㄷ, ㅗ + ㄷ) = 5
 타탕(ㅌ, ㅏ, ㅌ, ㅏ, ㅇ + ㅌ, ㅇ) = 7
 컵(ㅋ, ㅓ, ㅂ + ㅋ, ㅂ) = 5
 빋(ㅂ, ㅣ, ㄷ + ㅂ, ㄷ) = 5
 당갑(ㄷ, ㅏ, ㅇ, ㄱ, ㅏ, ㅂ + ㅇ, ㄱ, ㅂ) = 9
 또띠(ㄸ, ㅗ, ㄸ, ㅣ + 0) = 4
 친때(ㅊ, ㅣ, ㄴ, ㄸ, ㅐ + ㅊ) = 6
 더부지(ㄷ, ㅓ, ㅂ, ㅜ, ㅈ, ㅣ + ㅂ) = 7
③ 전체단어근접도(PWP) : 6/7.13 = 0.84
 포도(6), 사탕(8), 컵(5), 빗(5), 장갑(10), 토끼(6), 침대(8), 거북이(9)
 57/8 = 7.13

합 격 의
공 식
SD에듀
S D E D U

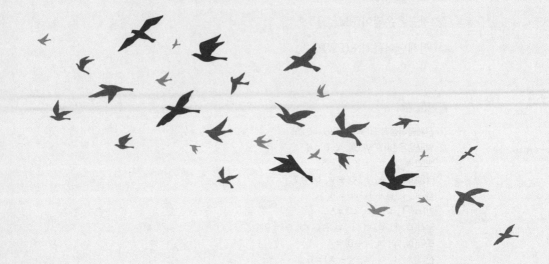

팀에는 내가 없지만 팀의 승리에는 내가 있다.

(Team이란 단어에는 I 자가 없지만 win이란 단어에는 있다.)

There is no "i" in team but there is in win

마이클 조던

# PART 1

# 신경언어장애

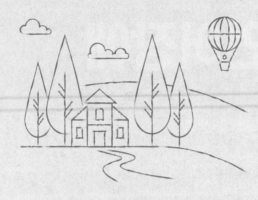

꿈을 꾸기에 인생은 빛난다.

– 모차르트 –

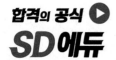

합격의 공식 ▶
SD에듀

자격증 · 공무원 · 금융/보험 · 면허증 · 언어/외국어 · 검정고시/독학사 · 기업체/취업
이 시대의 모든 합격! SD에듀에서 합격하세요!
www.youtube.com → SD에듀 → 구독

---

## 1절 | 중추신경계

Check! 챕터확인문제

1 신경세포의 크기와 기본적 구조는 모두 동일하다.
(O, X)

### 1 세포

중추신경계 세포의 대부분은 아교세포(Glial Cell)와 신경세포(뉴런, Neuron)로 구성된다.

**(1) 아교세포**
- ① 신경세포와 신경섬유로(Nerve Fiber Tract)를 지지
- ② 수분 조절

**(2) 신경세포**
- ① 뉴런이라고 불리는 신경세포는 감각, 행동, 감정, 근육, 분비샘의 활동 등을 함
- ② 신경세포의 크기는 모두 다르나 기본적 구조는 동일

### 2 뇌(Brain)

---

**더 알아보기**

**뇌 구성요소**
- 대뇌(Cerebrum)
- 간뇌(Diencephalon) : 시상(Thalamus), 기저핵(Basal Ganglia)
- 뇌간(Brain Stem) : 중뇌(Midbrain, Mesencephalon) + 뇌교(Pons, Metencephalon) + 연수(Medulla, Myelencephalon)
- 소뇌(Cerebellum)
- 뉴런구조 : 수상돌기, 축삭, 미엘린 수초, 세포체 등으로 구성

---

정답

1 X (신경세포의 크기는 모두 다르나 기본구조는 같음)

## (1) 대 뇌

① **구성** : 3/4은 수분, 나머지 1/4은 아교세포(500~1,000억개), 뉴런(100억개), 연결섬유 등

② 인간의 전체 몸무게의 약 2%를 차지하지만 신체 전체 산소소비량의 25%를 사용(저장고가 없어 영양공급이 10초 이상 끊기면 의식을 잃고, 30초 이상 끊기면 전기활동이 멈추며, 2~3분 이상이 되면 영구적인 뇌 손상을 초래)

③ 대뇌세로열(Longitudinal Cerebral Fissure)에 의해 오른쪽, 왼쪽 두 반구로 나뉨

④ 대뇌중심열(Central Cerebral Fissure, 또는 중심구 Central Sulcus, 롤란드열 Fissure of Rolando)은 대뇌반구를 옆에서 보았을 때 세로로 내려오며 앞쪽과 뒤쪽으로 나뉨

⑤ 대뇌외측열(Lateral Cerebral Fissure)은 대뇌반구를 옆에서 보았을 때 가로로 가로지르는 열

### 더 알아보기

**대뇌피질**

1. **일차피질(Primary Cortex) : 특정운동이나 감각기능을 담당**
   - 일차운동피질(Primary Motor Cortex) : 중심전회(Precentral Gyrus)부분으로 신체 대측의 골격과 근육의 수의적이고 숙달된 운동을 시작하고 조절하는 역할
   - 일차감각피질(Primary Somatosensory Cortex) : 중심구의 바로 뒤 중심회구(Postcentral Gyrus) 부분으로 신체의 감각(피부, 근육, 관절 등)을 담당
   - 일차청각피질(Primary Auditory Cortex) : 측두구의 아래쪽(헤슬회, Heschl's Gyrus)
   - 일차시각피질(Primary Visual Cortex) : 후두엽(양쪽 눈으로부터 반씩 입력)
   - 일차후각피질(Primary Olfactory Cortex) : 전두엽의 뒤쪽 하부영역 및 도엽
2. **연합피질(Association Cortex) : 신경언어와 관련된 연합피질**
   - 전두연합피질(Frontal Association Cortex) : 일차운동피질의 바로 앞부분(전운동피질, Premotor Cortex)
   - 두정연합피질(Parietal Association Cortex) : 촉각정보의 처리과정에 참여/위치감각/시공간처리, 신체부위의 공간인식기능
   - 측두연합피질(Temporal Association Cortex) : 청각정보와 언어정보 식별 및 처리
   - 측두후두연합피질(Temporo-Occipital Association Cortex) : 시각정보 식별 및 처리

⑥ 브로드만영역(Brodmann Areas)

| 엽 | 넘버 | 위치 | 다른 이름 | 기능 |
|---|---|---|---|---|
| 전두엽 | 4 | 중심전회<br>(Precentral Gyrus),<br>전중심엎소엽<br>(Anterior Paracentral Lobule) | 일차운동영역<br>(Primary Motor Area) | 자발적<br>운동 조절 |
| | 6 | 상전두회<br>(Superior Frontal Gyrus),<br>중전두회<br>(Middle Frontal Gyrus),<br>중심전회<br>(Precentral Gyrus) | 전운동영역<br>(Premotor Area) | 움직임<br>계획 |
| | 44, 45 | 하전두회<br>(Inferior Frontal Gyrus) | 브로카영역(Lt.) | 말운동 |
| 두정엽 | 3, 1, 2 | 중심후회<br>(Postcentral Gyrus),<br>후중심엎소엽<br>(Posterior Paracentral Lobule) | 일차몸감각영역<br>(Primary Somatosensory Area) | 촉각<br>(Touch) |
| | 5, 7 | 상두정엽<br>(Superior Parietal Lobule) | 몸감각연합영역<br>(Somatosensory Association Area) | 시각운동,<br>시각, 읽기,<br>말 |
| | 39 | 하두정엽<br>(Inferior Parietal Lobule) | 각회<br>(Angular Gyrus) | 지각, 시각,<br>읽기, 말 |
| | 40 | 하두정엽<br>(Inferior Parietal Lobule) | 모서리위이랑<br>(Supramarginal Gyrus) | 지각, 시각,<br>읽기, 말 |
| 측두엽 | 41 | 가로측두회<br>(Transverse Temporal Gyri) | 일차청각영역<br>(Primary Auditory Area) | 듣기 |
| | 42 | 가로측두회<br>(Transverse Temporal Gyri) | 청각연합영역<br>(Auditory Association Area) | 듣기 |
| | 22 | 상측두회<br>(Superior Temporal Gyri) | 청각연합영역<br>(Auditory Association Area) ; (Lt.)뒤쪽 베르니케 영역 | 듣기,<br>말 이해 |
| 후두엽 | 17 | 새발톱고랑<br>(Bank of Calcarine Sulcus) | 일차시각영역<br>(Primary Visual Area) | 시각 |
| | 18, 19 | 17번을 둘러싸고 있음 | 시각연합영역<br>(Visual Association Area) | 시각, 색상 |

**Check! 챕터확인문제**

1 브로카영역의 브로드만 숫자와 위치는?

2 (전두엽/두정엽)은 읽기와 관련된 기능을 수행한다.

3 베르니케영역이 위치한 뇌 영역은?

**정답**

1 44, 45, 하전두회(Inferior Frontal Gyrus)

2 두정엽

3 측두엽

**Check!** 챕터확인문제

1 렌즈핵(Lentiform [Lenticular] Nucleus)은 ( )와/과 ( ) 을/를 함께 부르는 용어이다.

**더 알아보기**

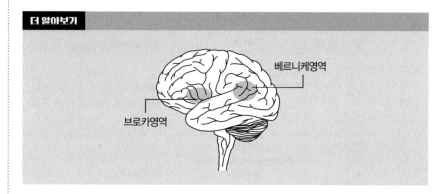

### (2) 간 뇌

간뇌는 뇌 속에 위치하고 있으며 시상과 기저핵이 간뇌에 위치한다.

① 시 상
- 계란 모양의 핵으로 구성
- 운동정보와 감각정보가 경유하는 중요한 기관

② 기저핵
- 대뇌피질에서부터 정보를 받거나 시상을 거친 정보를 다시 대뇌피질로 보내는 다리역할을 함
- 기저핵의 손상은 영역에 따라 다르지만 수의적인 움직임이 적어지고 불수의적 움직임이 나타남
  - 파킨슨병 : 도파민 고갈, 기저핵 내 담창구 변성의 결과
  - 헌팅턴병 : 기저핵 기능 손상
  - 무도증 : 미상핵 손상이 원인, 도파민 과잉분비

**기저핵 구조**

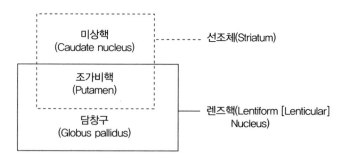

시상하부핵(Subthalamic Nucleus)

흑질(Substantia Nigra)

### (3) 소 뇌

① 대뇌의 축소판처럼 보이며, 소뇌 역시 두 개의 반구를 가지고 있음

② 움직임의 속도, 범위, 방향, 힘을 조절하는 역할

③ 소뇌가 손상되면 움직임이 서툴어지는 실조증 상태를 보임

### (4) 뇌간(뇌줄기)

① 뇌와 척수 사이에 위치하면서 둘 사이를 연결해주는 통로의 역할을 함

• 중뇌(Midbrain), 뇌교(Pons), 연수(Medulla)로 구성

② 신진대사 및 호흡과 심장박동 수를 조절하며 복합적인 운동을 통합하는 역할을 함

③ 대뇌 신경 및 시각, 청각감각을 통제하는 연결 경유지 역할

---

**더 알아보기**

• 중뇌 : 몸의 균형유지, 안구운동, 홍채조절
• 뇌교 : 대뇌피질에서 소뇌로 향하는 신경의 중계점
 – 호흡조절 중추
 – CN Ⅴ 삼차신경, CN Ⅵ 외전신경, CN Ⅶ 안면신경, CN Ⅷ 전정신경의 시작점
• 연수 : 생명 중추
 – CN Ⅸ 설인신경, CN Ⅹ 미주신경, CN Ⅺ 부신경, CN Ⅻ 설하신경

---

### (5) 뇌 실

① 뇌에는 4개의 뇌실이 있음

• 가쪽뇌실(측뇌실) : 대뇌 내부에 있는 공간으로 좌우 2개가 대칭으로 구성. 뇌실사이 구멍을 통해 서로 연결되어있고 제3뇌실과도 연결됨

• 제3뇌실 : 뇌실사이구멍을 통해 가쪽뇌실과 교통하며, 중간뇌수도관을 통해 제4뇌실과 연결됨

• 제4뇌실 : 소뇌와 뇌간(뇌줄기)으로 둘러싸여 있고, 중간뇌수도관을 통해 제3뇌실과 교통함

② 뇌실의 옆면과 앞면

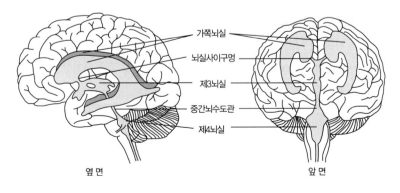

가쪽뇌실
뇌실사이구멍
제3뇌실
중간뇌수도관
제4뇌실

옆면　　　　　　　　　앞면

**Check!** 챕터확인문제

**1** 소뇌의 손상은 수의적 움직임을 빠르게 만든다. (O, X)

**점답**

1 X (움직임이 서툴어지는 실조증 상태를 만듦)

**Check!** 챕터확인문제

**1** 좌우반구를 연결하는 섬유
회로는 연합섬유이다.
(O, X)

**2** 측두엽의 윗부분과 두정엽
의 아랫부분을 연결하는 연
합섬유는?

## ❸ 섬유회로

### (1) 투사섬유(Projection Fibers)

뇌에서 뇌간, 척수로 연결(운동/원심성 회로)

말초 감각신경에서 척수와 뇌로 연결(감각/구심성 회로)

① 운동회로(Motor Pathway)

- 피질척수로(Corticospinal Tract) : 대뇌피질에서 척수의 운동뉴런으로 연결
- 피질연수로(Corticobulbar Tract) : 대뇌피질에서 뇌간의 운동뉴런으로 연결
- 전정척수로(Vestibulospinal Tract) : 뇌간에서 척수의 운동뉴런

② 감각회로(Sensory Pathway)

- 고통과 온도 감각 : 측면의 척수 – 시상 – 두정엽
- 고유감각(Proprioception), 입체 감각인식(Stereognosis) : 배측 척수 – 소뇌 – 두정엽
- 가벼운 촉각 : 복수 척수 – 뇌간 – 두정엽

③ 반사궁(Reflex Arc) : 척수 이하의 하부운동 뉴런만 참여(눈 깜박임, 기침, 재채기 등)

### (2) 교련섬유(Commisural Fibers)

좌우반구 간의 연결

① 뇌량(Corpus Callosum) : 좌우반구를 연결하는 가장 큰 섬유

② 전교련(Anterior Commissure)

③ 해마교련(Hippocampal Commissure) : 대부분의 기능은 뇌량에서 하며, 나머지 부분들은 보조적인 역할 수행

### (3) 연합섬유(Association Fibers)

반구 내의 피질영역끼리의 연결

① 구상속(Uncinate Fasciculus) : 전두엽 아랫부분과 앞쪽 측두엽을 연결

② 대상속(Cingulum) : 뇌량의 윗부분에 위치하며, 전두, 두정, 측두엽과 중뇌의 심부영역을 연결

③ 궁상속(Arcuate Fasciculus) : 측두피질과 전두엽에 위치한 하두정엽 피질을 연결

### (4) 추체로와 추체외로

① 추체로 : 대뇌피질에서 직접 척수로 내려가 사지(Limb)와 같은 말초인 운동을 통제. 즉, 신경신호를 중추에서 말초로 전달하는 운동신경로로 세밀한 운동을 수의적으로 움직이게 함

② 추체외로 : 소뇌, 기저핵, 대뇌피질을 연결하고 억제시킴으로써 몸통 (Body Trunk), 목, 자세 등을 통제. 즉, 전체적인 밸런스와 불수의적인 움직임에 관여함

### (5) 척수(Spinal Cord)

척수는 경추, 흉추, 요추까지 뻗어 있음

### (6) 혈관구조 및 혈액공급

① 경동맥체계(Carotid System)

- 외경동맥(External Carotid Artery)
- 내경동맥(Internal Carotid Artery)
  - 전대뇌동맥(Anterior Cerebral Artery, ACA) : 전두엽의 전방 및 상부, 뇌량으로 혈액공급
  - 중대뇌동맥(Middle Cerebral Artery, MCA) : 뇌반구의 측두 표면과 시상, 기저핵으로 혈액공급

② 척추-뇌기저체계(Vertebral Basilar System)

- 척추동맥(Vertebral Artery) : 후하소뇌동맥(Posterior Inferior Cerebellar Artery, PICA)
- 뇌기저동맥(Basilar Artery)
  - 전하소뇌동맥(Anterior Inferior Cerebellar Artery, AICA)
  - 후대뇌동맥(Posterior Cerebral Artery, PCA) : 후두엽으로 혈액공급
  - 위소뇌동맥(Superior Cerebellar Artery, SCA)

**Check! 챕터확인문제**

1 대뇌동맥은 양쪽 대뇌에 혈액을 공급하는데, ( ㉠ )은 전두엽의 위, 앞쪽을 담당한다. ( ㉡ )은 측두엽 아랫부분과 후두엽 영역에 혈류를 공급하고, ( ㉢ )은 전두엽 뒤쪽과 두정엽, 그리고 측두엽, 시상, 기저핵에 혈류를 공급한다.

**정답**

1 ㉠ 전대뇌동맥, ㉡ 후대뇌동맥, ㉢ 중대뇌동맥

**Check!** 챕터확인문제

**1** 청각과 관련된 뇌신경은 ( ㉠ )번 ( ㉡ )신경이다.

**2** ( ㉠ )번 ( ㉡ )신경의 손상은 인두의 거상에 어려움을 초래하여 과다비성, 비강역류 등의 문제를 야기시킨다.

**3** ( ㉠ )번 ( ㉡ )신경의 손상은 음성문제를 야기시킨다.

# 1 뇌신경(Cranial Nerve)

뇌에서 나와서 주로 머리와 목 위의 부위에 감각 및 운동을 담당하며, 12쌍의 좌우대칭구조로 구성되어 있다.

| 번호 | 뇌신경 이름 | 운동 | 감각 |
|---|---|---|---|
| CN I | 후신경(Olfactory Nerve) | | 후각 |
| CN II | 시신경(Optic Nerve) | | 시각 |
| CN III | 동안신경(Oculomotor Nerve) | 눈운동 | |
| CN IV | 활차[도르래]신경 (Trochlear Nerve) | 눈운동 | |
| CN V | 삼차신경(Trigeminal Nerve) | 저작활동, 인두운동 | 얼굴 감각 |
| CN VI | 외전신경(Abducens Nerve) | 눈운동 | |
| CN VII | 안면신경(Facial Nerve) | 얼굴운동 | 혀 앞 2/3 미각 |
| CN VIII | 전정신경 (Vestibulocochlear Nerve) | | 평형 및 청각 |
| CN IX | 설인신경 (Glossopharyngeal Nerve) | 인두운동 | 혀 뒤 1/3 미각, 경구개, 인두부분 감각 |
| CN X | 미주신경(Vagus Nerve) | 후두, 인두, 내장운동 | 내장(심장, 위, 폐 등) 감각 |
| CN XI | 부신경 (Spinal Accessory Nerve) | 후두, 가슴, 어깨운동 | |
| CN XII | 설하신경(Hypoglossal Nerve) | 혀뿌리 운동 | |

**정답**

1 ㉠ 8, ㉡ 전정
2 ㉠ 9, ㉡ 설인
3 ㉠ 10, ㉡ 미주

**더 알아보기**

## Ⅶ 안면신경 손상

- 말초성 안면마비(Peripheral Facial Palsy)
  - 축삭 전체 손상
  - 동측 얼굴(이마～턱) 마비
- 중추성 안면마비(Central Facial Palsy)
  - 안면신경핵 자체 손상, 안면신경핵으로부터 피질 사이의 손상
  - 대측 안면의 아랫부분(코 아래)만 마비

## Ⅸ 설인신경 손상

- 인두 올림에 문제
- 과다비성, 비강역류 유발

## Ⅹ 미주신경 손상

- 후두, 기관 등에 정보가 전달되지 않음
- 성대마비로 인한 음성장애 관찰

## Ⅻ 설하신경 손상

동측 혀 위축으로 인하여 동측으로 혀가 기움

**더 알아보기**

## 의사소통 관련 뇌신경

- 호흡 : 9, 10, 11
- 발성 : 10
- 조음 : 5, 7, 9, 12
- 공명 : 5, 9, 10
- 청각 : 8

혀의 운동은?

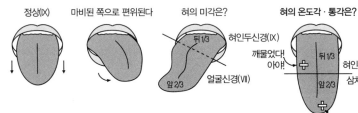

**1** 혈액 속에 이물질이 떠다니면서 혈관을 막으면 ( ㉠ ) 뇌졸중이고, 혈관벽이 이물질 등에 의해 좁아지면서 막히는 것을 ( ㉡ ) 뇌졸중이라 한다.

**2** 일과성 허혈발작은 짧게는 몇 분에서 길게는 (    )시간 이내 언어장애, 어지럼증, 사지 위약 등의 증상이 완전히 회복된다.

**3** 일과성 허혈발작(TIA)은 일주일 내에 완전하게 회복한다.
(O, X)

| 3절 | 뇌졸중 |
|---|---|

뇌졸중은 뇌혈관의 손상(Cerebrovascular Accident, CVA)으로 생기는 뇌손상을 일컫는 말로, 허혈성과 출혈성으로 구분되며 허혈성 뇌졸중의 발생 비율이 더 높다.

### 1 허혈성 뇌졸중(폐색성 뇌졸중)

혈관이 막혀 혈류의 공급이 이루어지지 않아 발생하며, 막힘이 지속되면 뇌조직의 괴사가 일어나는데 이를 경색(Infarct)이라고 한다. 혈관이 막히는 방법에 따라 혈전성과 색전성으로 구분한다.

| | |
|---|---|
| 혈전성 뇌졸중 | 혈관 벽에 이물질들이 쌓이면서 서서히 혈관이 좁아지며 막히는 것 |
| 색전성 뇌졸중 | 혈색 속에 있던 이물질(덩어리)이 좁은 혈관을 막아서 발생하는 것 |

#### (1) 일과성 허혈발작(Transient Ischemic Attack, TIA)

① 일시적으로 혈관이 막혀 뇌로 혈액공급이 원활하게 이루어지지 못하여 감각장애, 언어장애, 어지럼증, 사지위약 등의 증상이 나타남

② 일과성 허혈발작의 증상은 짧게는 몇 분에서 길게는 24시간 이내에 완전하게 회복됨

#### (2) 관류저하(Hypoperfusion)

심장 펌프기능이 저하되어 혈액을 충분히 전달시키지 못할 경우 뇌로 가는 혈류가 충분하지 못하여 발생

**1** ㉠ 색전성, ㉡ 혈전성

**2** 24

**3** X (일주일 → 24시간)

## ❷ 출혈성 뇌졸중(뇌출혈)

혈관이 손상되어 혈액의 누출로 인하여 발생하며, 출혈의 위치에 따라 뇌외출혈(Extracerebral Hemorrhage)과 뇌내출혈(Intracerebral Hemorrhage)로 구분한다. 뇌외출혈은 뇌 표면 혈관의 손상으로 출혈이 뇌 밖에 있는 경우를 말하며, 지주막하 출혈, 경막하 출혈, 경막외 출혈로 나뉜다 (지주막하 출혈이 가장 빈번함).

| | |
|---|---|
| 지주막하(Subarachnoid) 출혈 | 거미막과 연막 사이의 출혈로 동맥류에 의한 혈관의 파열이 가장 큰 원인 |
| 경막하(Subdural) 출혈 | 경막과 거미막 사이의 출혈로 주로 외상에 의한 출혈 |
| 경막외(Epidural) 출혈 | • 경막과 두개골 사이의 출혈로 주로 외상에 의한 출혈<br>• 뇌내출혈은 출혈의 위치가 뇌와 뇌간(뇌줄기)에 있는 경우를 말함<br>• 90% 이상이 고혈압으로 인한 동맥벽의 압력으로 혈관파열 |

### 더 알아보기

| 두개골 |
|---|

경막외(Epidural) 공간 출혈 시, 경막외 출혈

| 경막(Dura Mater) |
|---|

경막하(Subdural) 공간 출혈 시, 경막하 출혈

| 지주막(Arachnoid Mater) |
|---|

지주막하(Subarachnoid) 공간 출혈 시, 지주막하 출혈

| 연막(Pia Mater) |
|---|

연막하(Subpial) 공간 출혈 시, 연막하 출혈

Check! 챕터확인문제

1 뇌출혈 중 (    ) 출혈이 가장 흔하다.

정답

1 지주막하

## 4절 │ 언어장애의 그 밖의 신경학적 원인

### 1 두개 내 종양(Intracranial Tumor)

① 뇌종양은 주로 대뇌와 소뇌에서 나타나며 25~50세의 성인에게 많이 나타남

② 뇌종양의 결과로 나타나는 뇌의 부종과 부종으로 인한 뇌의 압력 상승으로 뇌조직에 이상이 생김

### 2 수두증(Hydrocephalus)

① 대부분 뇌실의 폐색(주로 대뇌 수도의 폐색)으로 나타남

② 뇌실의 압력증가와 뇌 위쪽으로 뇌실 확장

### 3 감염(Infection)

① **박테리아성 수막염** : 연막, 지주막, 경막의 뇌척수액이 박테리아에 감염

② **뇌종양** : 다른 신체부위의 감염된 물질이 뇌조직에 침투

③ **바이러스성** : 유행성 이하선염, 홍역, 뇌염, 광견병 등 → 주로 항생제 치료

### 4 독소혈증(Toxemia)

① 염증이나 독소를 가진 신경조직이 중추신경계에 침입(약물, 박테리아)

② 독소(파상풍), 중금속성 독소

### 5 대사장애(Metabolic Disorder)

① 저혈당증, 갑상선 질환 등

② 심한 저혈당증은 뇌기능을 저하시켜 의식상태를 흐려놓을 수 있으며, 갑상선 질환의 경우 중추신경계에 영향을 줌

### 6 영양장애(Nutritional Disorder)

① 알코올 중독으로 인한 티아민 부족, 비타민 결핍 또는 과잉

② 티아민 결핍으로 베르니케 뇌병증(Wernicke's Encephalopathy) 발병

③ 비타민 결핍뿐 아니라 과잉섭취도 신경학적 문제를 초래

**Check!** **챕터확인문제**

1 MRI 기법 중 해부학적 구조를 보기 위한 강조영상은 (T1, T2)이고, 뇌병변 진단 시 유용한 강조영상은 (T1, T2)이다.

| 5절 | 신경학적 진단 방법 |
|---|---|

## 1 컴퓨터 단층 촬영(Computed Tomography, CT)

뇌손상 직후의 출혈을 탐지하는데 좋으며, 병변의 위치와 범위를 연구하는데 유용하다.

## 2 자기공명영상(Magnetic Resonance Imaging, MRI)

CT보다 더 선명한 구조적 영상을 제공한다.

① fMRI(기능적 자기공명영상) : 뇌혈류 증가 및 활성화를 감지한다.

② DWI(확산강조영상) : 뇌혈관 또는 혈류검사가 아닌 뇌조직 내 물분자의 확산에 의한 미시적인 운동을 영상화하는 기법. 뇌졸중으로 인한 부종을 구별할 수 있으며 초급성 또는 아주 작은 뇌경색을 조기 진단하는 데 쓰인다.

### 더 알아보기

MRI(자기공명영상)는 뇌구조 촬영을 위한 것이다. 흑백사진으로 명암에 따라 확인할 수 있는데 크게 T1과 T2가 있다.

• T1 : 지방성분이 많을수록 신호강도가 강하여 하얗게 보인다.

(하얀색) 지방조직 > 백질 > 회백질 > CSF (검은색) 순이며 대부분의 병변이 물을 함유하고 있어 저신호 강도로 보인다. 즉, 해부학적 구조를 보기에 적합하지만 세포변화(종양, 경색) 등의 지표를 찾기에는 어렵다.

• T2 : 물이 많을수록 신호강도가 높아 하얗게 보인다.

(하얀색) CSF > 회백질 > 백질 > 지방조직 (검은색) 순이며 병변은 물을 함유하고 있어 고신호강도로 보인다. 즉, 세포변화를 잘 볼 수 있어 진단 시 매우 유용하다.

## 3 양전자 단층 촬영(Positron Emission Tomography, PET)

실어증 환자를 연구하는데 있어 기능에 영향을 주는 국소적 뇌손상을 파악할 수 있다.

**정답**

1 T1, T2

## ④ 자기공명혈관조영술(Magnetic Resonance Angiography, MRA)

원하는 분위의 혈관만을 선명하게 영상화하는 검사로 혈관의 기형이나 막힘을 파악할 수 있어 세밀한 진단이 가능하다는 장점이 있다. 이 검사는 방사선 노출이 없으며, 검사 전 조영제를 사용하지 않아 인체에 무해하다.

**더 알아보기**

| MRI | MRA |
|---|---|
| • 인체의 단면을 확인<br>• 필요에 따라 조영제 사용 가능<br>• 척추나 관절의 손상, 뇌의 이상들을 확인 | • 인체의 혈관만을 확인<br>• 조영제 미사용<br>• 뇌졸중, 동맥경화, 경동맥질환, 심장병 등 확인 |
| 방사능 노출이 없음 ||

# CHAPTER 02 실어증

## 1절 | 정의

### 1 실어증(McNeil & Pratt, 2001)

① 실어증(Aphasia)은 정상적으로 언어를 습득한 이후, 후천적 뇌 또는 중추신경계의 손상으로 인해 언어를 이해하거나 표현하는 등의 다양한 언어영역에서 어려움을 보이는 언어장애를 말함

② 실어증은 구어의 상징기호와 관련된 조작인 연관(Association), 저장(Storage), 인출(Retrieval), 그리고 규칙의 실행(Rule Implementation) 등에 있어 복합적으로 효율성의 저하를 보임

③ 손상된 위치와 정도에 따른 차이는 있으나 실어증 환자의 언어영역의 문제는 특정 언어 하위영역에 국한되어 나타나지 않음

④ 치매(Dementia)와 같은 퇴행성 질환이나 마비말장애 등과 같은 말운동장애의 증상들은 실어증 정의에서 제외

### 2 손상 영역에 따른 실어증

**(1) 언어중추의 손상으로 인한 실어증**

① 전반실어증, 베르니케실어증, 브로카실어증

② 우세반구의 언어중심영역에 손상

③ 중대뇌동맥(MCA)의 앞쪽 가지(MCA Superior Division)가 막히면 브로카실어증, 뒤쪽 가지(MCA Inferior Division)가 막히면 베르니케실어증, 중대뇌동맥 줄기(MCA Stem)가 막히면 전반실어증이 나타난다고 주로 보고함

**(2) 연합섬유의 손상으로 인한 실어증**

① 연결피질운동실어증, 연결피질감각실어증, 전도실어증

② 브로카, 베르니케영역 사이의 연합섬유로 또는 두 영역으로부터 다른 영역을 연결하는 경로의 손상으로 발생

**Check! 챕터확인문제**

**1** 30개월 영유아의 뇌손상으로 인한 언어장애는 실어증이다. (O, X)

**2** 실어증은 손상된 위치와 정도에 따라 차이가 나며 특정 언어영역에 국한되어 문제가 나타난다. (O, X)

**정답**

**1** X (정상적으로 언어를 습득한 이후 뇌손상으로 인한 것)

**2** X (특정 언어영역에 국한되어 나타나지 않음)

③ 전도실어증의 경우는 브로카영역과 베르니케영역을 연결하는 통로에 손상

④ 연결피질실어증들은 외측대뇌열(Lateral Cerebral Fissure/실비우스열구, Sylvian Fissure) 주변 영역과 뇌의 다른 영역을 연결하는 통로에 손상

---

| 2절 | 평 가 |
|---|---|

---

## 1 선별검사

(1) **실어증-신경언어장애 선별검사(Screening Test for Aphasia & Neurologic communication Disorders, STAND)**

① 빠른 시간 내에 실어증의 유무 및 유형을 분류할 수 있음

② 그림설명하기, 청각적 이해력, 따라 말하기, 이름대기 수행점수의 총점으로 구어언어지수(Oral Language Index, OLI)를 산출

③ 구어언어지수(OLI)에 읽기, 쓰기 수행 점수를 더하여 전반적 언어지수(Global Language Index, GLI)를 산출

④ OLI와 GLI의 준거점수(Cut-Off Score)를 기준으로 실어증의 유무를 판단

⑤ 말영역 평가 항목이 포함되어 말장애를 동반한 환자들이 언어장애로 오진될 수 있는 상황을 선별할 수 있음

(2) **한국판 프렌차이 실어증 선별검사(Korean version of Frenchay Aphasia Screening Test, K-FAST)**

① 프렌차이 실어증 선별검사를 한국판으로 수정하여 표준화한 검사

② 준거점수(Cut-Off Score)를 기준으로 실어증의 유무를 판단

## 2 표준화 검사

(1) **웨스턴실어증검사 개정판(Western Aphasia Battery-Revised, WAB-R)**

① 분류학적 절차에 근거하여 전통적 실어증 분류(8유형)가 가능 : 전실어증, 혼합연결피질실어증, 브로카실어증, 연결피질운동실어증, 베르니케실어증, 연결피질감각실어증, 전도실어증, 명칭실어증

② WAB 검사를 통해 실어증지수(Aphasia Quotient, AQ), 언어지수(Language Quotient, LQ), 피질지수(Cortical Quotient, CQ)를 산출

- 실어증지수(AQ) : 스스로 말하기, 청각적 이해력(알아듣기), 따라말하기, 이름대기
- 언어지수(LQ) : 실어증지수 항목, 읽기, 쓰기
- 피질지수(CQ) : 언어지수 항목, 동작, 구성, 시−공간, 계산

**더 알아보기**

### K-WAB(Korean Version - Western Aphasia Battery)

| 하부검사 | | 총 점 | 하부검사 | | 총 점 |
|---|---|---|---|---|---|
| Ⅰ. 스스로 말하기 | 내용전달 | 10 | Ⅵ. 쓰 기 | 성명 및 주소 | 6 |
| | 유창성 | 10 | | 그림묘사 | 36 |
| AQ, LQ, CQ 산출용 : 합계 | | 20 | | 자모 및 숫자 | 22 |
| Ⅱ. 알아듣기 | 예−아니오 검사 | 60 | | 문장 받아쓰기 | 10 |
| | 청각적 낱말인지 | 60 | | 단어 받아쓰기 | 10 |
| | 명령이행 | 80 | | 음절/숫자 받아쓰기 | 6 |
| | 합 계 | 200 | | 문장 베껴쓰기 | 10 |
| AQ 산출용 : 합계 ÷ 20 | | 10 | | 합 계 | 100 |
| LQ, CQ 산출용 : 합계 ÷ 10 | | 20 | LQ 산출용 : 합계 ÷ 5 | | 20 |
| Ⅲ. 따라 말하기 | 합 계 | 100 | CQ 산출용 : 합계 ÷ 10 | | 10 |
| AQ, LQ, CQ 산출용 : 합계 ÷ 10 | | 10 | Ⅶ. 동 작 | 합 계 | 60 |
| Ⅳ. 이름대기 | 물건이름대기 | 60 | CQ 산출용 : 합계 ÷ 6 | | 10 |
| | 통제단어연상 | 20 | Ⅷ. 구 성 | 그림그리기 | 30 |
| | 문장완성 | 10 | | 토막짜기 | 9 |
| | 문장응답 | 10 | | 계 산 | 24 |
| | 합 계 | 100 | | RCPM | 37 |
| AQ, LQ, CQ 산출용 : 합계 ÷ 10 | | 10 | | 합 계 | 100 |
| Ⅴ. 읽 기 | 문장독해 | 52 | CQ 산출용 : 합계 ÷ 10 | | 10 |
| | 글명령 | 20 | | | |
| | 단어−실물 짝짓기 | 6 | | | |
| | 단어−그림 짝짓기 | 6 | | | |
| | 그림−단어 짝짓기 | 6 | | | |
| | 단어식별 | 4 | | | |
| | 자음+모음 식별 | 6 | | | |
| | 합 계 | 100 | | | |
| LQ 산출용 : 합계 ÷ 5 | | 20 | | | |
| CQ 산출용 : 합계 ÷ 10 | | 10 | | | |

**Check!** 챕터확인문제

**1** K-WAB의 AQ 지수는 유창성, (    ), 이름대기, (    )의 하위항목 평가로 인해 산출된다.

**정답**

**1** 따라 말하기, 청각적 이해력(알아듣기)

**Check!** 챕터확인문제

**1** K-WAB와 MTDDA는 실어증 유형까지 분류하는 검사이다. (O, X)

**2** PICA 검사는 정/오 판단에 의해 검사점수가 산출된다. (O, X)

(2) 미네소타 실어증 감별진단검사(Minnesota Test for Differential Diagnosis of Aphasia, MTDDA)

① 일곱 범주의 실어증으로 분류함

- 단순한 실어증
- 시각결함을 동반한 실어증
- 감각운동 결함을 동반한 실어증
- 광범위한 뇌손상을 동반한 실어증
- 회복이 어려운 실어증
- 소수 실어증 A(부분적인 청지각 결함을 동반한 실어증)
- 소수 실어증 B(지속적인 마비말장애를 동반한 실어증)

② 다섯가지 하위 검사

- 청 각
- 시각 및 읽기
- 구어 및 언어
- 시각운동 및 쓰기
- 수관계 및 산술처리

※ 한국 실어증 감별진단검사(Korean Test of Differential Diagnosis of Aphasia, KTDDA)

- 실어증 유형 및 중증도 진단
- 언어과정별 Z스코어 프로필을 제시

(3) Porch 의사소통능력 지표(Porch Index of Communication Ability, PICA)

① 3개 영역에 걸쳐 18개의 하위검사

② 16개 범주의 점수체계에 따라 점수화

| | |
|---|---|
| • 반응없음(1) | • 주의기울임(2) |
| • 최소반응(3) | • 불명료한 반응(4) |
| • 명료한 반응(5) | • 오류반응(6) |
| • 관련반응(7) | • 단서동반(8) |
| • 반복동반(9) | • 반응수정(10) |
| • 지연을 동반한 불완전한 반응(11) | • 불완전한 반응(12) |
| • 지연을 동반한 완전한 반응(13) | • 왜곡을 동반한 완전한 반응(14) |
| • 완전한 반응(15) | • 복잡한 반응(16) |

**정답**

**1** O

**2** X (PICA는 16개의 점수체계에 따라 점수가 산출됨)

(4) 보스턴 실어증 진단검사(Boston Diagnostic Aphasia Examination-3rd Edition, BDAE-3)

① 5개 영역에 걸쳐 27개의 하위검사 포함

② 언어뿐 아니라 언어 처리과정을 평가하는 포괄적 검사

③ 실어증 유무와 유형을 파악함

④ 뇌병변 위치와 결함이 있는 언어처리 과정, 환자의 책략 등을 추론 가능

(5) 보스턴 중증 실어증 평가(Boston Assessment of Severe Aphasia, BASA)

① 심한 실어증을 가진 환자의 보존된 언어능력을 평가하며 즉각적인 치료에 필요한 진단 정보를 제공함

② 61사지 항목으로 청각이해, 구강-얼굴 또는 사지능력, 제스처인식, 구두 및 제스처표현, 독해, 쓰기, 시각-공간 작업을 포함한 다양한 작업을 평가

③ 제스처 및 구두응답이 모두 점수화 되며 거부, 감정적 반응 및 고집하는 반응 역시 기록

## ③ 심화검사

(1) 보스턴 이름대기 검사(Boston Naming Test, BNT)

이름대기 수행력에 대한 심화검사, 60개의 흑백 선화를 보고 이름을 말하는 검사

(2) 토큰검사(Revised Token Test, RTT)

① 청각적 이해력에 대한 심화검사

② 5개 하위검사를 포함

## ④ 기타 검사

(1) 일상생활에서의 의사소통 활동(Communication Activities of Daily Living, CADL)

뇌손상 환자 및 정상 성인들의 기능적 의사소통 능력을 평가하는 도구

**Check! 챕터확인문제**

1 K-BNT와 RTT는 실어증의 심화검사로 같은 언어 영역을 검사한다. (O, X)

**정답**

1 X (K-BNT는 이름대기 심화검사이고, RTT는 청각적 이해력을 측정하는 검사임)

**1** 유창하나 내용이 없는 발화를 보이며 앵무새처럼 따라 말하는 것을 잘한다. 또한 질문에 엉뚱한 대답을 하는 실어증 유형은?

**2** 다른 사람의 말을 듣고 행동으로 수행은 잘 하나 스스로 말할 때 쉽게 말을 내뱉지 못한다. 또한 들은 것을 그대로 말하는 것에서도 어려움을 보이는 실어증 유형은?

## 3절 | 실어증 유형 및 특징

### 1 이분법적 실어증 유형

① 병소부위 : 전반구성과 후반구성
② 신경경로 : 감각성과 운동성
③ 언어측면 : 수용성과 표현성
④ 유창성 정도 : 유창성과 비유창성

### 2 보스턴 학파의 8가지 유형

#### (1) 전반실어증

① 중대뇌동맥(MCA)의 줄기(Stem)가 막힘으로써 혈액공급이 막혀 광범위하게 손상된 것이 주된 원인으로 보고됨
② 거의 대부분의 언어 기능에서 어려움을 보임(단어조차 이해하지 못하는 경우도 많음)
③ 무의미한 음절, 자동발화만 하는 경우도 있음

#### (2) 혼합연결피질실어증

① 고립실어증 또는 언어영역의 고립, 고립증후군이라고도 불림
② 비유창하며 이해도 못하고, 사물이름대기도 못하지만 검사자의 말을 따라함. 즉, 따라 말하기 능력만 유지됨
③ 반향어(Echolalia) 증상을 보이기도 함

#### (3) 브로카실어증

① 대표적인 비유창성 실어증으로 브로카영역의 손상에 의해 발생
② 표현성실어증, 운동실어증, 앞쪽 실어증이라고도 불림
③ 비유창하며 따라 말하기, 이름대기에도 어려움을 보이나 이해력은 좋은 편(이해력이 다른 능력에 비해 좋을 뿐, 복잡한 구조를 가진 문장을 이해하는 데는 어려움이 관찰되기도 함)
④ 종종 말운동장애를 동반하기도 함
⑤ 표현 : 발화가 짧음, 전보식 구어, 실문법증 등

#### (4) 연결피질운동실어증

브로카실어증과 비슷하지만 따라 말하기 능력이 브로카유형보다 좋음

### (5) 베르니케실어증

① 대표적인 유창성 실어증으로 언어 우세반구의 측두엽, 베르니케영역의 손상에 의해 발생

② 감각실어증, 수용성실어증, 뒤쪽실어증이라고도 불림

③ 말은 유창하나 이해력과 따라 말하기, 이름대기 모두에서 어려움을 보임

④ **표현** : 빈 구어(Empty Speech), 착어, 신조어, 탈문법증 등

### (6) 연결피질감각실어증

베르니케실어증과 비슷하지만 따라 말하기 능력이 베르니케유형보다 좋음

### (7) 전도실어증

구어표현 및 이해능력에 비해 구나 문장의 따라 말하기 능력이 떨어짐

### (8) 명칭실어증

① 가장 경미한 유형의 실어증

② 단어의 인출이 다른 능력에 비해 떨어짐

③ 모든 실어증 유형은 이름대기에 어려움을 보이며 실어증이 호전되어도 이름대기의 어려움 문제가 끝까지 남음

---

**더 알아보기**

언어적 유형(유창성, 이해력, 따라 말하기, 이름대기)에 따라 실어증 유형이 나뉘었지만 각각의 유형 안에서도 심도(Severity)에 따라 경한(Mild) 브로카실어증, 심한(Severe) 브로카실어증 등 으로 나뉠 수 있다.

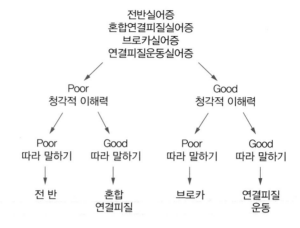

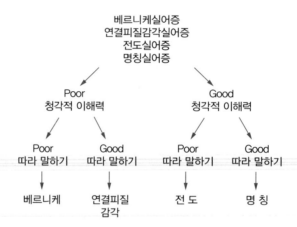

**실어증 유형 구분도식**

## ③ 유형분류의 문제점

① 분류된 실어증 환자들이 유형별 특징을 모두 포함하지 않을 수 있음

② 분류가 되지 않거나 예외적인 환자들이 있음

③ 실어증 유형과 병소에 차이를 보일 수 있음

## 4절 | 실어증 치료

**Check! 챕터확인문제**

1 전실어증 환자를 대상으로 하는 치료기법으로는 VAT가 대표적이다. (O, X)

2 MIT는 (언어반구/비언어반구)를 활용하여 말산출을 돕는 치료법이다.

### 1 시각 동작 치료법(Visual Action Therapy, VAT)

인지적 처리 모델 중 하나로, 치료 시 구어를 절대 사용하지 않으며 언어자극 대신 동작을 사용하여 치료한다.

### 2 멜로디 억양 치료법(Melodic Intonation Therapy, MIT)

비우세반구 중재 모델 중 하나로, 비우세반구에서 통제하는 비언어적 기능(예 음도)을 사용하여 치료한다. 멜로디를 단어에 접목하여 노래하듯이 발화를 유도한다.

### 3 통제유발치료(Constraint Induced Therapy, CIT 또는 Constraint Induced Language Therapy, CILT)

통제유발치료는 신경가소성의 원리에 기반한 실어증 중재방법으로, 다양한 의사소통 전략(제스처, 쓰기, 구어 등)들 중 구어, 말산출에 집중할 수 있도록 구조적으로 제한을 둔 중재프로토콜이다. 즉, 비유창성 실어증 환자들이 의사소통을 하는 동안 제스처나 쓰기 사용을 통제함으로써 구어로 산출하는 훈련을 집중적으로 하는 치료법이다.

### 4 의미자질 분석(Semantic Feature Analysis, SFA)

언어학적 치료 모델 중 어휘 및 의미적 측면 치료로, 명칭실어증과 같은 이름대기에 어려움을 보이는 실어증 유형에게 적합하다. 비전형적(예 새 범주 : 펭귄)인 어휘로 훈련을 할 경우 전형적(예 새 범주 : 참새)인 어휘로 일반화가 이루어지는 것을 관찰한다.

### 5 HELPSS(Helm Elicited Program for Syntax Simulation)

언어학적 치료 모델 중 통사적 측면 치료로, 언어발달 문법 구조 습득이론을 기초로 하여 11개의 난이도별 문장 유형에 따라 치료한다.

**정답**

1 O

2 비언어반구

**Check!** **챕터확인문제**

1 청각적 이해력 치료는 단어
부터 시작하여야 한다.
(O, X)

## 6 실어증 문장 산출 프로그램(Sentence Production Program for Aphasia, SPPA)

언어학적 치료 모델 중 통사적 측면 치료로, 다양한 문형의 문장을 산출시
키는 훈련이다. 복잡성 가설에 따라 복잡한 문장을 훈련하며 덜 복잡한 문
장으로의 일반화를 목표로 하기도 한다.

## 7 실어증 의사소통 효과 증진법(Promoting Aphasic's Communicative Effectiveness, PACE)

기능적 의사소통 모델 중 하나로, 의사소통의 효율성을 증가시키기 위한
목적으로 치료한다. 환자와 치료사는 동등하게 메시지를 주고받으며 참여
한다.

## 8 베르니케실어증 치료법(Treatment for Wernicke's Aphasia, TWA)

청각적 이해력 증진을 위한 치료법 중 하나로, 청각적 이해력에 어려움을
보이는 실어증 유형에게 적합하다. 단어(글자카드)와 그림 짝짓기, 단어를
큰 소리로 읽기, 그림보고 이름대기, 듣고 고르기 등 일련의 과정을 통해
훈련한다.

**정답**

1 X (환자의 수행력에 따라
다름)

---

| 1절 | 의 의 |
|---|---|

## ① 마비말장애의 정의

① 마비말장애(Dysarthria)는 신경의 손상으로 인해 말산출을 위한 근육의 통제가 어려워짐으로써 발생하는 말장애를 통칭

② 근육의 마비, 약화, 불협응으로 인하여 말산출에 영향을 주는데, 이는 프로그래밍의 문제인 말실행증과 차이가 있음

---

| 2절 | 평 가 |
|---|---|

## ① 마비말장애 환자에 대한 평가목적

① 비정상적인 말인지 아닌지 판별하기 위해

② 비정상적인 말의 특징을 알아보기 위해

③ 비정상적인 말의 중증도를 판별하기 위해

④ 치료 방향을 찾아보기 위해

⑤ 치료의 개입이 적정한지를 알아보기 위해

## ② 마비말장애 평가구성

### (1) 호 흡

① 호흡 시 과도한 힘이 들어가는지, 소리가 나는지 확인한다.

② 호흡이 규칙적인지 확인한다.

### (2) 발 성

발성 시에는 전반적인 음도, 음질, 강도 등을 관찰하여야 한다. 또한 최대 발성시간(Maximum Phonation Time, MPT)을 평가한다.

**Check!** 챕터확인문제

**1** 마비말장애는 근육의 약화, 마비, 불협응을 동반한다.
(O, X)

**2** 마비말장애는 중추신경계의 손상에 의한 것으로 한정한다.
(O, X)

**3** 마비말장애 환자의 말평가의 목적은?

**정 답**

**1** O

**2** X (중추신경계와 말초신경계 모두 포함)

**3** 정상인지 아닌지 판단, 말 특성과 중증도 평가, 치료 방향 결정 등

**Check!** 챕터확인문제

**1** 이완형의 경우, 과대비성이 산출되며 DDK가 점차 느려진다. (O, X)

**2** 마비말장애 평가에는 명료도 평가가 반드시 포함되어야 한다. (O, X)

**3** (   ) 마비말장애 환자의 경우 쥐어짜는 목소리가 난다.

**4** (근육의 부분 수축/비강누출)은 이완형 환자에게서 관찰되는 시각적 특징 중 하나이다.

(3) 공 명

과대비성과 과소비성의 유무를 확인한다. 이는 연인두 기능과 관련이 깊다.

(4) 조음 및 명료도

자-모음정확도뿐 아니라 말운동인 교호운동(Diadochokinetic), 명료도 평가를 하여야 한다.

---

### 3절 | 마비말장애의 유형과 치료

#### 1 마비말장애 유형 및 특징

(1) Spastic Dysarthria
① 양측 상부운동신경의 손상
② 말 특징 : 부정확한 자음, 쥐어짜는 목소리, 느린 말속도

(2) Flaccid Dysarthria
① 일측 또는 양측 하부운동신경의 손상(구어를 담당하는 근육에 연결된 뇌신경)
※ 구어 담당 뇌신경 : CN V, CN VII, CN IX, CN X, CN XII
② 한쪽 얼굴의 약화가 나타남(입벌림, 침흘림 등)
③ 말 특징
• 부정확한 자음, 과다비성 및 비누출, 기식음, 흡기소리
• 단조로운 음색

(3) Ataxic Dysarthria
① 소뇌의 손상 : 뇌기저동맥(Basilar Artery, 뇌저동맥, 뇌바닥동맥)의 손상으로 소뇌의 손상이 올 수 있음
② 소뇌 또는 소뇌제어회로의 손상은 운동협응에 장애를 초래하며 근긴장 상실이 동반됨
③ 말 특징
• 비일관적인 자음오류 및 불규칙적 조음 붕괴, 말속도 및 음성크기의 과도한 변동
• 거친 음질, 음소 간 간격 연장
• 술에 취한 듯한 불분명한 발음(Slurred Speech)

**정답**

1 O
2 O
3 Spastic
4 근육의 부분 수축

(4) Unilateral Upper Motor Neuron Dysarthria

① 일측 상부운동신경의 손상

② 말 특징

- 경도의 부정확한 조음, 정상적이나 간혹 느린 말속도, 쥐어짜는 목소리
- 간헐적 조음 붕괴 및 과다비성

(5) Hyperkinetic

① 추체외로(기저핵)의 손상

② 불수의적이고 통제가 불가능한 움직임

③ 빠른 과다운동형(무도병)과 느린 과다운동형(근긴장 이상증)이 있음

| 빠른 과다운동형 | • 말 특징 : 비정상적 쉼, 말속도 및 말소리 크기 변화, 음소사이 간격 연장, 모음 왜곡<br>• 부정확한 자음, 과다비성, 쥐어짜고 거친 음질, 발성 중단 및 갑작스런 흡·호기 |
|---|---|
| 느린 과다운동형 | • 말 특징 : 비정상적 쉼, 음소사이 간격 연장, 불규칙적 조음 붕괴, 지나친 음성크기 변동<br>• 느린 속도, 쥐어짜는 목소리, 발성 중단 |

(6) Hypokinetic Dysarthria

① 추체외로의 손상 : 퇴행성 질환인 파킨슨병으로 인해 발생하는 경우가 빈번

② 느리고 움직임의 시작이 어려움, 근육의 위축, 떨림 등이 나타남

③ 말 특징

- 단조로운 음도, 부정확한 자음, 짧고 빠른 말속도(속도조절에 어려움)
- 경상성언어(Mirror Speech)

(7) Mixed Dysarthria

두 개 이상의 마비말장애 유형이 나타남

**더 알아보기**

**경직 vs 강직**

현재 많은 서적에서 경직과 강직을 혼용하여 사용하고 있습니다. Spasticity를 네이버 의학사전에서는 경직, 대한의사협회에서는 강직, 대한의사협회 의학용어사전에서는 강직, 경직 모두 표기되어 있습니다. 이에 마비말장애(Dysarthria) 유형은 모두 영어원어 그대로 암기해야 합니다.

**Check! 챕터확인문제**

1 실조형 마비말장애는 (   )나 (   )제어회로 등의 손상으로 인해 유발된다.

2 실조형 환자에게는 박자에 맞추어 음절별로 끊어 읽는 방법이 유용하다.  (O, X)

3 ① 기저핵과 연관회로 – 과소운동형
② 하위운동 신경 및 근육 손상 – (   )
③ (   )과 연관회로 – 과다운동형
④ 우뇌 상부운동 신경 – 편측상부운동신경세포형

**정답**

1 소 뇌
2 O
3 ② 이완형, ③ 기저핵

## ② 마비말장애 치료

### (1) 치료 원리

① 치료는 반드시 매일 지속적으로 실시

② 복합적인 감각단어를 사용

③ 치료에 운율적인 요소를 항상 포함시켜야 함

④ 정확하고 구체적인 피드백을 제공

⑤ 치료 프로그램은 구체적이어야 하며 체계적이어야 함

⑥ 말소리, 낱말 수준에서 반복 훈련이 잘 이루어졌다면 점진적으로 과제에 변화를 주어 이를 유지하고 일반화시킴

⑦ 훈련이 진행되어감에 따라 반응의 정확성이 증진되면 점진적으로 속도를 증가시킴

⑧ 치료 시 말을 산출하는데 있어서 몸의 자세가 중요하다는 것을 기억

⑨ 치료의 목표는 자연스러우며 효율적인 의사소통에 두어야 함

⑩ 필요한 경우에는 보완대체 의사소통을 사용

⑪ 구어 실행증의 치료는 자동구어를 활용하여 수의적인 구어사용을 극대화 시키는 것에 초점을 맞추고, 학습 난이도를 점진적으로 증가시키는 것에 중점을 두어야 함

### (2) 직접치료

① 발성 : 호흡 지지가 부족하거나 잘못된 발성을 하는 환자들에게 적용

• 최적의 호흡그룹(Optimal Breath Groups) : 한 호흡에 편안하게 말할 수 있는 음절 수를 찾는 것

• 음성치료기법 활용

  예 Spastic 환자의 경우 하품-한숨 기법을 사용

  예 Hypokinetic 환자의 경우, LSVT 기법을 사용

② 공명 : 과다비성과 과소비성이 있음

• 듣기 훈련(Ear Training) : 본인의 과다/과소비성을 인지하도록 훈련

• 밀기와 힘주기 훈련 : 연인구 근육을 긴장시키고 수축시키기 위한 훈련

• 구개거상 보철기 : 행동중재 듣기 훈련, 밀기와 힘주기 훈련으로 시행하기 힘든 환자들에게 사용하는 장치

  - 연인두 폐쇄의 어려움을 보이나 행동중재로 효과가 없는 환자

  - 연구개와 연인두 근육에 경직을 보이지 않는 환자

  - 보철기를 붙일 수 있을 정도의 건강한 치아를 보유한 환자

  - 조음 및 발성 상태가 양호한 환자

  - 삼킴에 어려움이 없는 환자

③ 조음 : 조음중재는 마비말장애 치료 중 가장 핵심
- 조음 유도법 : 환자가 조음 가능한 소리에서 하지 못하는 소리로 유도
- 조음점 지시법 : 조음점과 조음자의 위치를 직접 알려줌

④ 운율
- 속도조절판 사용
- 손가락 또는 손바닥 두드리기
- 쉼 표시가 있는 문장읽기
- 대조 강세 연습(Contrastive Stress Drill)
  - 발성의 크기를 의도적으로 조절(예 123456)
- 음도 범위(Vocal Pitch Range)
  - 이완형 마비말장애 환자들에게 많이 사용
  - 음도의 범위를 확장시켜줌
    ⓐ 음도를 낮추거나 높이면서 발성
    ⓑ 음도를 낮추거나 높이면서 숫자세기/가나다외우기/요일말하기/연속적으로 단어 말하기
    ⓒ 대조강세연습
    ⓓ 과장된 억양으로 말하기(예 질문 끝 과도하게 올리기) : Ataxic 환자의 경우 일정한 음도를 유지하는 것이 목표

## (3) 간접치료

① 감각자극
- 조음자(Articulators) 및 조음점 등 구강구조에 대한 감각의 민감성을 높여 조음 시 통제력을 향상시켜주는 방법
- 입술, 혀, 인두, 연구개 등에 자극 – 솔질, 두드리기, 진동, 온도자극 등

② 근육강화 : 약화된 근육의 근력을 향상시키는 방법
- 이완형 마비말장애 환자들에게 근육강화 훈련이 주로 사용됨
- 실조형의 경우 과한 움직임을 보이는 마비말장애 환자들의 경우에도 명료도가 떨어지므로 실조형과 같은 마비말장애의 경우 동적인 근력강화 운동보다 정적인 근저항력을 기르는 훈련이 효과적

③ 근긴장도 : 근육의 긴장은 명료도를 저해함

| 고긴장성 환자<br>(경직성/경축성-파킨슨) | • 점진적 이완법(Progressive Relaxation)<br>• 흔들기와 씹기(Shaking And Chewing)<br>• 자가모니터링(Self-monitoring) |
|---|---|
| 저긴장성 환자<br>(이완성) | 밀기-당기기(Pull And Pushing) |

**Check! 챕터확인문제**

1 마비말장애 치료 시 호흡부터 시작하여 ( ㉠ ), ( ㉡ ) 순으로 치료를 실시한다.

2 밀기-당기기 기법은 이완형 마비말장애 환자에게 유용하나 ( ) 마비말장애 환자에게는 적절하지 않다.

**정답**

1 ㉠ 공명, ㉡ 조음

2 경직형

## (4) 특정 치료기법

① The Eight-step Continuum Treatment - 8단계 치료법(Resenbek et al., 1973) : 환자가 치료사와 함께 목표 음소를 반복하는 것부터 환자가 역할을 바꾼 상황에서 독립적으로 발화하는 것까지 구조화된 활동들로 구성된 8단계의 순서로 구성

- 1단계 : 환자가 보고 듣는 앞에서 치료사가 목표발화를 말해준다. 그 후, 치료사와 환자가 함께 목표발화를 말한다.
- 2단계 : 환자가 보고 듣는 앞에서 치료사가 목표발화를 말해준다. 환자는 곧바로 그 말을 따라 한다. 환자가 말하는 동안 치료사는 말소리는 내지 않고 입 모양만 보여준다.
- 3단계 : 환자가 보고 듣는 앞에서 치료사가 목표발화를 말해주면 환자는 즉시 그 말을 따라 한다. 이때 치료사는 아무런 단서도 제공하지 않는다.
- 4단계 : 환자가 보고 듣는 앞에서 치료사가 목표발화를 말하고 나면 환자가 그 말을 여러 번 반복한다.
- 5단계 : 말할 내용을 글로 써서 보여주면 환자가 소리 내어 읽는다. 이때 치료사는 아무런 단서도 제공하지 않는다.
- 6단계 : 말할 내용을 글로 써서 보여주고 나서 덮으면 환자가 본 내용을 말한다.
- 7단계 : 질문으로 목표발화를 유도한다.
- 8단계 : 역할놀이 상황에서 목표발화를 유도한다.

② Initiating Speech Activities(Darley, 1975)

- /a/연장, 이것이 안 되면 수의적으로 기침을 유도하여 연장된 호기나 한숨으로 유도, 성공하지 않으면 허밍, 자동적, Openended 구절 완성 예 글씨를 _____.
- 음성 산출이 가능해지면 연장시간이나 강도를 달리하여 음소반복, 모음 → 동일 모음 반복
- /m/모방, 거울로 수의적인 양순 폐쇄를 촉진 → 음절에서 발화
- 개방성 모음과 폐쇄성 모음의 교호운동

③ Automatic Response(Aronson)

- 1~10까지 세기
- 요일이나 달을 암송
- 일상적 표현(인사말)
- 주기도문, 광고문과 같은 자료를 사용
- 친숙한 노래 부르기

④ Phonemic Drill

- /m/과 같은 쉬운 음소로 허밍(임상가의 시범)
- /m/에 모음의 연속을 첨가, 각 단어를 10~20회 각각 반복
- CV 단어를 2번씩 각각 10~20회 반복
- CV 단어 끝에 /m/을 첨가
- 실제 단어 시작
- /m/으로 시작하는 단어 구절(예 My Mom)
- /m/으로 끝나는 두 단어 구절(예 Come Home)
- 두 단어 구절에서 첫 단어는 /m/이 어두에 위치한 단어, 두 번째 단어는 /m/이 끝에 위치한 단어로 구성
- 다중음절 단어를 포함한 더 긴 구절(예 Moment by Moment)

⑤ 멜로디 억양 치료법(Melodic Intonation Therapy, MIT) : 노래와 그 변형에 초점을 둔 것으로 반복하기가 그 핵심이라고 할 수 있고 손으로 가볍게 두드리며 리듬 맞추기를 따라하는 것으로 시작하여 언어재활사와 함께 허밍하기, 점차 언어재활사의 모델을 줄여나가기로 진행함. 이 과정이 확립되면 이미 있는 말을 첨가

⑥ 구강근육음소 재구성을 위한 촉진치료(Prompts for Oral Muscular Phonemic Therapy, PROMPT) : 얼굴을 만지거나 조음점을 손으로 지도하는 등의 "Hands On" 단서들을 조음점에 접촉, 턱의 벌림 정도, 유무성, 음절의 시간, 조음방식, 동시 조음에 대한 감각적인 정도를 환자에게 제공하도록 고안

⑦ 불수의적 발화를 의도적으로 통제하기(Voluntary Control of Involuntary Utterences, VCIU)

- CIU는 원래 중간 정도의 보존된 이해력을 보이고 비유창한 말을 보이면서 통합자극법이나 MIT에는 반응을 보이지 않는 실어증 환자들의 말을 변형하기 위한 방법으로 사용
- IPT가 청각적인 언어자극에 의존했다면 VCIU는 시각적인 언어자극에 의존하는 방법

⑧ 다중 자극 음소 치료법(Multiple Input Phoneme Therapy, MIPT)

- 수의적으로 말하려는 환자의 노력을 없애도록 하고 가장 높게 나타나는 상투어 발화들을 확인시키는 것을 치료의 첫 목표로 함
- 임상가는 목표를 8번 또는 10번 느리게 첫 음소를 강조하여 산출하고, 환자는 임상가를 관찰함

- 임상가의 반복 동안 환자는 몇 번을 동참하여 반복히고 점점 임상가의 목소리는 없어지나 조음은 계속 하게 됨. 이 과정이 완성되면 상투어의 첫 음소에서 비롯된 다른 단어로 전환됨

⑨ 구어 운동 연습(Speech Motor Exercise)
- 운동 훈련은 초당 1음절의 매우 느린 속도에서 초당 2음절, 초당 3음절로 진행
- 훈련에 포함된 모음과 단어들은 자연스럽고 쉽게 산출되는 것을 선택한 다음 그림 카드에 있는 두 단어를 쉼 없이 한 단어처럼 다음조의 구어 패턴으로 연습(느린 속도와 과장된 입 모양, 2~5분간)
- 연장된 발성과 부드러운 구어 흐름에 중점을 두기 때문에 명료도는 신경 쓰지 않으며 점점 그림 카드를 늘이고(2~4개) 정상적 구어 속도에 근접할 때까지 속도를 조절하며 연습
- 환자의 구어비율 활동을 조절하면서 치료사가 환자의 조음을 개선하거나 치료 단계 중에 자연히 개선되기도 함

**더 알아보기**

- 마비말장애 환자의 궁극적인 치료목표는 조음정확도 향상이다.
- 마비가 심하여 조음의 정확도가 진전되지 못할 경우, 말명료도 향상을 목표로 할 수 있다.

## 1절 | 특 징

### 1 아동 마비말장애의 원인

아동 마비말장애는 뇌성마비로 인한 것이 가장 흔한 원인임. 뇌성마비는 출생 전(약물 오·남용, 유전 등), 출생 중, 출생 후(외상성 뇌손상, 뇌염 등)에서 모두 발생할 수 있음

### 2 아동 마비말장애 유형

아동 마비말장애 유형은 성인 마비말장애 유형처럼 완전하게 연구되지 않아 성인 분류체계를 참고하여 사용하기도 함

(1) **뇌성마비의 운동 신경학적 분류** : Spastic, 무정위형, 실조형, 진전형, 혼합형

① Spastic : 가장 흔한 유형으로 추체로의 손상으로 근육의 긴장도가 높아 운동범위가 제한되고 조음, 공명, 발성 등에서 비정상적인 움직임이 나타남. 강직 때문에 막힘 증상같이 말이 자주 끊기고 쥐어짜는 긴장된 발성이 나타남

② 무정위형(Athetoid) : 기저핵 병변으로 불수의적 움직임이 나타나 구어 산출이 급작스럽거나 조절이 힘듦

③ 실조형(Ataxic) : 소뇌 병변으로 운동감각 및 평형감각의 불협응이 나타남

④ 진전형(Tremor) : 스스로 억제할 수 없는 규칙척인 불수의적인 떨림이 일어나 심하게 말을 더듬기도 하고 조절할 수 없는 심한 떨림으로 인해 근육의 긴장이 지속됨

⑤ 혼합형(Mixed) : 두 개 이상의 유형이 함께 나타남

---

**더 알아보기**

**Spastic 강직? 경직?**

현재 많은 서적과 임상에서 Spastic을 강직과 경직을 혼용하여 사용하고 있습니다. 이에 영어 원어 그대로 암기해야 합니다.

---

**Check! 챕터확인문제**

1 아동 마비말장애는 출생 후 뇌병변으로 인한 말장애를 의미한다. (O, X)

2 소뇌의 병변으로 인하여 발생하는 마비말장애의 유형은?

**정답**

1 X

2 실조형 마비말장애

**2절 | 아동 마비말장애 평가 및 치료**

## 1 아동 마비말장애 평가

말평가는 성인 마비말장애와 마찬가지로 호흡, 발성, 공명, 조음 및 명료도
등으로 영역을 세분화 하여 평가함

## 2 아동 마비말장애 치료 시 주의점

자세(앉기)가 제일 먼저 유지되어야 함. 올바른 발성 및 조음운동을 위해서
는 바른 자세로 앉아 있는 것이 치료의 기본임. 따라서 혼자 앉기 어렵거나
유지하기 힘들 경우는 보조기구를 사용하여야 함

**더 알아보기**

| 단마비(Monoplegia) | 편마비(Hemiplegia) | 양지마비(Diplegia) |
|---|---|---|
| 사지 중 하나만 마비,<br>주로 팔 | 몸의 한쪽 면이 마비,<br>팔이 다리보다 더 심함 | 사지 모두 마비,<br>특히 다리가 더 심함 |

| 삼지마비(Triplegia) | 사지마비(Quadriplegia) |
|---|---|
| 사지 중 삼지가 마비,<br>주로 양팔과 다리 한쪽 | 모든 사지가 마비 |

---

| 1절 | **말실행증의 정의와 평가** |
|---|---|

## 1 정 의

① 말실행증(Apraxia of Speech, AOS)은 말운동을 위한 프로그래밍의 장애임

② 말실행증은 거의 대부분 언어우세반구 중 프로그래밍에 참여하는 뇌 구조의 손상과 관련됨

## 2 평 가

### (1) 말실행증 평가 시 포함되어야 하는 사항

① 비구어 구강 운동산출 능력

② 말산출

③ 음운 복잡성 증가에 따른 단어산출

④ 음운 복잡성 증가에 따른 문장산출

---

| 2절 | **말실행증의 특징과 치료** |
|---|---|

## 1 특 징

### (1) 말 특징

조음점을 찾는 탐색적 조음행동(Groping)을 보이며, 느리고 힘겹게 말을 산출한다. 또한 변동이 매우 심한 조음 오류를 보임

### (2) 조음오류

① 대치오류가 빈번

② 조음 위치오류가 가장 많음

③ 자음군에서의 오류가 더 많음

④ 구강의 후방에서 발음되는 소리에 오류가 더 많음

**Check!** 챕터확인문제

**1** 말실행증 환자의 조음오류 중 가장 빈번한 것은 대치이다.
(O, X)

**2** 말실행증 환자는 AMR 과제보다 SMR 과제에서 어려움을 더 보인다. (O, X)

정답

**1** O

**2** O

1 말실행증 환자의 조음오류는 일관적이며 탐색적 조음행동을 보인다.         (O, X)

2 말실행증 환자가 오류를 더 많이 보이는 조건
 • 짧은 단어 < 긴 단어
 • 전방 소리 ( ㉠ ) 후방 소리
 • 단자음 ( ㉡ ) 자음군
 • 고 친숙어 ( ㉢ ) 저 친숙어

(3) 일관성

 ① 조음의 비일관성

 ② 자연스러운 상황에서 조음능력이 좋음

## 2 말실행증 치료

### (1) 경도 말실행증 치료

 ① 경도의 말 실행증을 보이는 환자들의 경우 대부분 자발 회복을 보임

 ② 치료

  • 조음반복훈련 : 구, 문장, 발화 등 다양한 수준에서 연습

  • 말문제로 인한 문제 시 대처 방법 지도

### (2) 중도 말실행증 치료

 ① 중도의 말실행증 환자들은 어느 정도 의도적 발화산출이 가능하므로 치료는 음절, 단어, 구 수준에서 시작

 ② 치료

  • 강세대조훈련(초기단계) : 질문의 답이 되는 단어를 강조하여 들려주고 강조한 단어가 답이 될 수 있는 문제를 제시하여 대답할 수 있도록 유도

   예 어제 왔었어요. → "언제 왔었어요?"

  • 음독훈련(후기단계) : 입모양을 읽을 수 있게 훈련

### (3) 심도 말실행증 치료

 ① 심도 말실행증 환자들은 자신의 의도대로 말을 거의 할 수 없을 뿐만 아니라 발성조차 어려움. 또한 구강안면실행증과 사지실행증을 동반함

 ② 치료

  • 조음점 지시법

   – 조음유도 : 새로운 말소리 유도

   – 점진적 접근 : 환자가 낼 수 있는 말소리로부터 다른 새로운 말소리를 유도

  • 음소대조법

   – 한 가지 음운 자질에 차이가 나는 단어를 연습시킴

    예 감 – 밤 – 남

   – 모방반복은 효과적이지 못함

- 수의적 통제법(Voluntary Control of Involuntary Utterances, VCIU)
  - 불수의적 발화를 가지고 수의적으로 통제하여 산출할 수 있게 도와줌
  - 환자가 올바르게 읽은 단어카드를 모아 그 단어를 말해야 하는 적절한 상황에서 단서로 제공하여 환자가 말산출을 할 수 있게 도와줌

### (4) 동반장애

① 신체마비/약화

② 철자장애

③ 구강실행증/안면실행증/사지실행증

④ 발성실행증

⑤ 실어증

⑥ 마비말장애

---

**더 알아보기**

**말실행증 치료의 원칙**

- 장기간의 집중인 치료 : 오랜 시간동안 집중적으로 치료가 필요
- 반복학습 : 안정적이고 자동적인 구어표현을 위해서는 반복이 필요
- 중립위치에서의 시작과 휴지 : 조음 전 모든 조음자(Articulators)는 중립의 위치에 있어야 하며 활동과 활동 사이에 휴지기간이 필요
- 체계적인 난이도 진행 : 실생활에 유용한 기능적 단어 또는 쉬운 단어부터 시작
- 운율치료 병행
- 치료를 통한 긍정적 경험

---

**Check!** 챕터확인문제

1 말실행증 환자는 마비말장애를 동반하지 않는다. (O, X)

2 말실행증은 단기간 집중적인 치료가 필요하다. (O, X)

3 말실행증 환자는 말운동 프로그래밍의 문제로 운율 치료는 목표에서 제외된다. (O, X)

4 말실행증 치료 시 운율치료는 배제된다. (O, X)

**정답**

1 X (동반할 수 있다)

2 X (장기적)

3 X (운율치료도 포함)

4 X (운율치료 병행)

**Check!** **챕터확인문제**

**1** 아동기 말실행증은 선천적 문제가 아닌 아동기에 신경학적 문제로 인하여 발생한다. (O, X)

**2** 성인 말실행증과 아동기 말실행증은 발생 원인이 다를 수 있다. (O, X)

| 1절 | 아동기 말실행증의 정의와 평가 |

## 1 정의

① 아동기 말실행증(Childhood Apraxia of Speech, CAS)은 태어날 때부터 선천적으로 나타나거나, 아동기에 발생하는 말장애를 말함

② 말을 하기 위한 운동을 계획하는데 문제가 생겨 조음의 정확성과 일관성이 떨어지게 되어 조음장애를 일으킴

③ 아동기 말실행증의 경우, 발현 시기가 언어발달과정이 완벽하게 이루어지지 않은 상태라 성인 말실행증과 구별되지만, 조음음운장애와는 구별하기 어려움

**더 알아보기**

**성인 말실행증 vs 아동기 말실행증**

• 성인의 경우 주로 신경계 손상이 있지만 아동의 경우 신경계 손상(뇌염, 외상성뇌손상, 자궁 내 뇌졸중 등), 신경행동적 장애의 증상 중 하나로 발생하기도 하고 원인 미상일 경우도 있다.
  * 원인미상의 아동 말실행증의 경우, 특발성 말실행증(Idiopathic AOS)이라 한다.
• 성인 말실행증은 간혹 실어증과 동반되기도 한다. 아동기 말실행증의 경우, 감각장애, 언어장애 등이 동반된다.

## 2 평가

### (1) 아동기 말실행증 평가 시에 포함되어야 하는 사항

① 아동의 발달력

② 구강실행증의 유무

③ 조음, 음운 평가

④ 비구어적 의사소통 평가

⑤ 말운동능력 평가

**정답**

1 X

1 O

**더 알아보기**

**구강 실행증이란?**

명령에 따라 안면-구강운동을 수행하거나 모방하는 능력으로 예를 들어 "혀를 내밀어 보자, 메롱", "뽀뽀해 보세요, 뽀뽀~", "침 삼켜 보세요, 꿀꺽" 등과 같은 안면-구강의 움직임을 지시에 따라 수행하거나 모방하는지를 평가해 보았을 때, 어려움을 보이는 경우를 말한다.

### (2) 평가 및 해석 시 주의점

다른 동반장애가 아동의 말운동장애에 영향을 끼치는지를 확인해 보아야 하며 동반장애들과의 치료 우선순위를 판단해야 함. 또한 한 가지 증상에 국한되어 평가하는 것이 아니라 아동의 전반적인 능력을 평가해야 함

---

**2절 | 아동기 말실행증의 특징과 치료**

## 1 특징

① 언어발달에 지연

② 정상적인 음질, 음도 보임

③ 말속도, 리듬, 강세 등으로 운율에 문제를 보임

④ 안면-구강구조에 마비는 없음

⑤ 협응에 문제를 보여 교호운동이 느림

⑥ 비일관적인 조음오류를 보이며 모색현상(Groping)이 관찰됨

⑦ 자동발화에 비하여 명제발화에서 어려움을 보이며 발화길이가 증가할수록 오류도 증가함

## 2 치료

### (1) 치료 회기

아동기 말실행증 치료는 집중적이고 반복적인 개별 치료가 필요함. 따라서 기존 언어발달 치료와 달리 주에 3~5회의 치료 회기가 권고됨(Skinder-Meredith, 2001)

**Check!** 챕터확인문제

1 아동기 말실행증은 구어장애는 보이나 언어장애는 보이지 않는다. (O, X)

2 아동기 말실행증 치료의 경우, 장기간으로 생각해야 하기 때문에 집중적으로 하기보다는 주 1~2회 정도로 꾸준히 해야 한다. (O, X)

**정답**

1 X (언어장애 특히, 통사발달 문제, 읽기 문제 등이 나타날 수 있다)

2 X

### (2) 치료 방법

성인 말실행증의 치료와 유사하게 진행

① 조음자(입술, 혀)의 모방훈련

② 단음절 구조에서의 소리 모방훈련

③ 단어, 구에서의 훈련

④ 느린 속도에서의 훈련

⑤ 구강감각인식과 다른 단서기법 훈련

⑥ 반복훈련

⑦ 심각도가 높을수록 기능적 어휘(필수어휘) 위주로 훈련

⑧ 명료도가 낮을 경우, AAC 활용을 위한 훈련

---

**더 알아보기**

**운동학습치료의 원칙**

• 연습 분산(Practice Distribution) : 목적에 따라 집중적으로 연습을 하거나 분산적으로 연습을 수행
• 연습 변이성(Practice Variability)과 일정(Schedule) : 여러 가지의 형태로 연습하는 것을 말함. 말속도, 운율 등을 변화시켜 연습하고 목표활동을 순서대로 하거나 무작위로 연습
• 피드백의 종류(Feedback Type)와 횟수
• 말속도(Speech Rate)를 변화시켜 운동계획에 적응시킴

# CHAPTER 07 우뇌손상증후군

## 1절 우뇌손상증후군의 의의

### 1 정의

① 우뇌손상증후군(Right Hemisphere Brain Damage, RHD)은 우뇌(주로 비우세반구 또는 비언어반구)에 손상을 입은 후 지각 · 인지 · 언어적으로 문제가 발생함

② 우뇌손상 환자의 절반 이상은 심각한 의사소통장애를 보임

### 2 특징

(1) 의사소통장애

① 운율장애

- 느린 말속도와 함께 단어 사이, 쉼 간격이 같아서 로봇의 말처럼 들림
- 구 또는 문장에서 강세가 줄어듦
- 억양이 제한되어 질문(질문 끝을 올림)과 주장(문장의 끝을 내림) 등의 구별이 어려움

② 발화의 내용 및 구성 이상

- 다시 말하기 또는 설명하기 과제에서 뚜렷한 문제를 보임
- 과도하고(Excessive), 장황하며(Rambling), 반복적임(Repetition)
- 비효율적인 발화를 보이며 주제에서 벗어나거나 관계없는 이야기를 표현하기도 함

③ 이해장애

- 담화와 대화에서 이해에 어려움이 나타남
- 이야기나 대화에서의 숨은 의미, 함축적 의미 파악에 어려움을 보임
- 비유 및 은유, 관용적 표현을 문자 그대로의 의미로 파악함

Check! 챕터확인문제

1 우뇌손상 환자들은 인지의 결함보다는 언어 문제로 인하여 인지에 결함이 있는 것처럼 보인다. (O, X)

2 비정상적인 구문구조 또는 문법형태소를 사용한다. (O, X)

정답

1 X (인지의 결함으로 인해 언어문제가 있는 것처럼 보이기도 함)

2 X (구문구조는 대체로 손상이 없음)

**Check!** **챕터확인문제**

**1** 우뇌손상 환자들은 화용부
  분에서 비정상적인 모습이
  관찰된다.          (O, X)

**2** 우뇌손상 환자의 (표현/이
  해) 검사와 그 설명
  • 은유 읽기 검사 : 은유적
    표현을 보고 3개의 문장
    중 은유의 의미를 표현한
    문장을 선택하는 과제
  • 유추 의미 검사 : 짧은 이
    야기를 읽고 함축하고 있
    는 의미를 선택하는 과제
  • 은유 그림 검사 : 은유적
    표현을 듣고 그림을 고르
    는 과제
  • 어휘 의미 검사 : 들은 단
    어와 그림을 연결하는 과제

**3** 무시증은 (화용/읽기)능력에
  가장 많은 영향을 미친다.

④ 화용장애

  • 급작스러운 대화 개시와 종결을 보임

  • 눈 맞춤, 차례 지키기, 주제유지 등에 어려움을 보임

  • 사회적 관례에 어려움을 보임(대화나 이야기 도중 끼어들기)

### (2) 행동 및 인지적 장애

① 지각장애

  • 무시(Neglect) : 일측 공간 무시 증상이 나타나는데, 주로 좌측 무시
    가 나타남

  • 질병인식불능증(Anosognosia) : 본인의 질병을 부인함. 때로는 장애
    를 인정하지만 장애에 대해 무관심함

  • 구성장애 : 복잡하거나 다면적인 그림을 따라 그리게 하였을 때 어려
    움을 보임

  • 지형장애 : 외적 공간에 대한 위치파악에 어려움을 보임

② 주의력 장애

  • 우뇌손상 환자뿐 아니라 전반적 뇌손상 환자들에게서 흔히 관찰됨

  • 치료에 집중하거나 치료를 유지하는 데 어려움을 보임

---

| 2절 | **우뇌손상증후군의 평가와 치료** |
|---|---|

### 1 평가

### (1) 표준화 검사

① RHLB-2(Right Hemisphere Language Battery-2nd Edition, Bryam,
  1995)

  • 은유 그림(Metaphor Picture) 검사

  • 은유 읽기(Written Metaphor) 검사

  • 유추 의미 이해(Comprehension of Inferred Meaning) 검사

  • 유머 이해(Appreciation of Humor) 검사

  • 어휘 의미(Lexical Semantic) 검사

  • 강조 강세산출(Production of Emphatic Stress) 검사

  • 담화 분석(Discourse Analysis Rating) 검사

**정답**

**1** O

**2** 이 해

**3** 읽 기

② MIRBI-2(Mini Inventory of Right Brain Injury-2nd Edition, Pimental & Knight, 2000)
- 시각탐색
- 인식보전
- 무시를 포함한 신체 이미지 보전
- 읽기와 쓰기
- 연속 7빼기
- 시계그리기
- 정서적 언어
- 유머, 부적합성, 비합리성, 은유적 언어이해
- 유사성
- 정 서

③ RICE-R(Rehabilitation Institute of Chicago Evaluation of Communicative Problems in Right Hemisphere Dysfunction-Revised, Halper, Cherney, Burns, & Mogil, 1996)
- 환자와의 면담
- 환자와 가족들, 병원 직원들과의 상호작용
- 주의력, 눈 맞춤, 질병에 대한 인식, 지남력(시간, 사람, 장소)
- 대화 시 얼굴표현, 억양, 주제유지에 대한 평가
- 시각 탐색과 시각 트래킹(Tracking)
- 쓰기평가
- 화용적 의사소통 기술평가를 위한 척도
- 이야기 다시 말하기
- 은유적 언어 검사

## (2) 비표준화 검사

① ENH-RHS(Evanston Northwestern Healthcare-Right Hemisphere Screen, Schneider, Buth, Eisenberg와 동료들, 1999)
- 우뇌손상 환자들의 경우, 짧은 대화나 익숙한 과제일 경우에는 의사소통 문제가 드러나지 않기 때문에 의사소통 문제를 지나칠 수 있음

**Check!** 챕터확인문제

1 우뇌손상 환자들의 경우, 짧은 대화나 익숙한 과제일 경우에는 의사소통 문제가 드러나지 않는다. (O, X)

점답
1 O

## ❷ 우뇌손상 환자의 치료

### (1) 의사소통장애

① 운율장애

- 모방치료(Imitative Treatment)
  - 치료사가 목표 감정을 실어 문장을 읽고 그 문장을 환자가 모방하도록 하는 치료법. 이때 환자가 감정까지 모방할 수 있도록 유도하여야 함
  - 회기가 지날수록 점점 모델링을 줄여주고 환자 스스로 할 수 있도록 하여야 함
- 인지-언어치료(Cognitive-linguistic Treatment) : 감정카드와 함께 감정의 이름, 목소리 특징 등을 알려주고 정보를 바탕으로 감정을 표현하도록 훈련함

② 화용장애

- 비디오 테이프 피드백 : 환자와의 상황을 비디오 테이프에 녹화하여 비디오 테이프를 보면서 피드백을 제공
- 의사소통촉진법(Promoting Aphasics' Communication Effectiveness, PACE) : 실어증 환자의 성공적인 의사소통을 위한 PACE 치료법이 유용하게 사용될 수 있음

# CHAPTER
# 08  외상성 뇌손상

## 1절 | 정의 및 분류

### 1 정의

① 외상성 뇌손상(Traumatic Brain Injury, TBI)은 두개골과 뇌에 큰 충격이 가해지면서 생긴 결과

② 두개골이 골절 또는 관통, 뇌수막이 찢어지는 '관통(Penetrating) 뇌손상 또는 개방형(Opened) 뇌손상'과 그렇지 않은 '비관통(Nonpenetrating) 뇌손상 또는 폐쇄(Closed) 뇌손상'으로 구분

### 2 외상성 뇌손상 분류

**(1) 관통(개방형) 뇌손상**

관통 뇌손상의 생존자는 거의 신체, 인지, 언어장애를 갖게 됨

**(2) 비관통(폐쇄) 뇌손상**

① 비가속 손상[고정머리 외상(Fixed Head Trauma)] : 고정된 머리에 어떠한 움직이는 물체가 부딪혀 머리에 손상을 줌

② 가속 손상[운동머리 외상(Moving Head Trauma)] : 움직이는 머리에 어떠한 움직이는 물체가 부딪혔거나 머리가 움직이다 가만히 있는 물체에 부딪혀 발생함

---

**더 알아보기**

비관통(폐쇄형) 뇌손상이 관통(개방형) 뇌손상보다 더 빈번하게 발생한다.

---

**Check!** 챕터확인문제

**1** 개방형 뇌손상이 폐쇄형 뇌손상보다 더 빈번하다.
(O, X)

**정답**

**1** X (폐쇄형이 더 빈번)

**Check!** 챕터확민문제

**1** 뇌손상의 일차적, 이차적 결과를 구별하는 기준은 생명과 관련하여 중요도에 따라 나뉜다. (O, X)

**2** 초기 혼수상태의 기간이 앞으로 치료 예후를 결정하는 데 중요하다. (O, X)

**3** 각성상태에서는 언어검사를 할 수가 없다. (O, X)

**4** 외상성 뇌손상의 일차적 결과로는 (대뇌부종/찰과상)을, 이차적 결과로는 (대뇌부종/찰과상)을 갖는다.

**2절** | **외상성 뇌손상의 결과와 예후인자, 의사소통 문제**

## 1 외상성 뇌손상 결과

### (1) 일차적 결과
출혈(Hemorrhage), 혈종(Hematoma) 등 뇌에 가해진 힘에 의해 생긴 것
* 혈종 : 장기나 조직 속에서 출혈이 일어나 그곳에 혈액이 고인 상태

### (2) 외상성 뇌손상 이차적 결과
① 대뇌부종 : 뇌에 외상, 감염 등으로 인하여 수분(액체) 함량이 비정상적으로 증가하여 뇌조직의 용적이 증가한 상태로, 두개골 내 압력을 증가시키는 원인 중 하나
② 외상 수두증 : 뇌조직의 부종이 뇌척수액이 순환하는 통로를 압박하면서 뇌척수액이 쌓여 뇌실이 팽창
③ 뇌압 상승 : 대뇌부종, 외상 수두증, 출혈 등으로 인하여 두개골 내부의 압력이 증가하고 뇌조직을 압박하거나 위치를 이탈시킴
④ 허혈 뇌손상 : 두개 내 압력이 뇌혈관을 압박하여 뇌로 가는 혈액의 양을 감소시켜 허혈 뇌손상을 입히기도 함
⑤ 혈액-뇌장벽의 변형 : 혈액-뇌장벽은 혈액으로부터 뇌조직에 여러 물질들을 이동 및 관리하는데, 뇌손상은 이러한 관리능력을 떨어뜨려 차단되어야 할 물질들이 뇌 조직으로 이동하여 또 다른 문제를 일으킴

## 2 외상성 뇌손상 예후인자

### (1) 혼수상태기간(Duration of Coma)
① 깊고 오랜 기간 동안 지속되는 혼수상태는 일반적으로 예후가 좋지 않음
② 글래스고우혼수척도(Glasgow Coma Scale, GCS)
   • 글래스고우혼수척도는 환자의 의식상태를 평가함
   • 기면상태로 간주되는 GCS 13점부터 언어평가 및 치료의뢰됨

**정답**

1 X (일차적 결과는 손상에 대한 직접적 피해, 이차적 손상은 부차적 문제)

2 O

3 X (할 수 있다)

4 찰과상, 대뇌부종

더 알아보기

**글래스고우혼수척도(Glasgow Coma Scale, GCS)**
• 눈뜨기(1, 2, 3, 4)
• 운동반응(1, 2, 3, 4, 5, 6)
• 구어반응(1, 2, 3, 4, 5)
  – 최저점 3점, 최고점 15점, 언어평가나 치료는 GCS13(기면)부터 가능

**의식상태**
혼수 → 준혼수/혼미 → 둔감 → 기면 → 각성

Check! 챕터확인문제

1 글래스고우혼수척도(Glas
  –gow Coma Scale, GCS)
  결과 E4V5M6의 경우 GCS
  (    )점이다.

2 외상 전 기억을 잃는 것을
  (전향/후향)기억장애라고
  한다.

3 어떠한 문제로 인하여 다음
  과 같은 언어문제를 야기시
  키는가?
  • 시각적, 청각적 정보에 대
    한 이해력 저하
  • 세부 내용 및 정보에 대한
    정보 놓침
  • 일관성 없는 담화, 화용
    문제(차례를 놓치거나 끼
    어들기 등의 문제)

(2) **외상 후 기억상실 기간(Duration of Post-traumatic Amnesia) : 기억상실 유형**
　① 후향기억장애(Retrograde Amnesia, 역행성 기억장애) : 외상 이전 기억
　　을 잃음 = 외상 전 기억상실
　② 전향기억장애(Antrograde Amnesia, 순행성 기억장애) : 외상 이후 기억
　　을 잃음 = 외상 후 기억상실

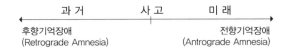

과 거　　　　　사 고　　　　미 래
후향기억장애　　　　　　　　　전향기억장애
(Retrograde Amnesia)　　　　(Antrograde Amnesia)

(3) **환자관련 변수(Patient Related Variables)**
　① 연령은 환자관련 변수 중 예후 예측에 가장 중요한 요소임
　② 교육정도, 지능, 사회경제적 위치 등은 일부 예후에 영향을 미치기는 하
　　나 매우 약함

## 3 언어와 의사소통 문제

주의력, 집행기능, 기억력 등의 인지적 문제로 언어, 의사소통 능력에 저하
를 보인다.

(1) **주의력 문제로 인한 언어문제**
　① 시각적 · 청각적 정보에 대한 이해력 저하
　② 세부 내용 및 정보에 대한 놓침
　③ 일관성 없는 담화
　④ 화용 문제(차례를 놓치거나 끼어들기 등의 문제)

정답

1 15
2 후 향
3 주의력

(2) 기억력 문제로 인한 언어문제

　① 주제유지의 어려움

　② 지속적으로 반복하여 설명

　③ 치료 시 반영해야 하는 책략 및 교수법을 유지하지 못함

(3) 사고력 및 추상적 사고 문제로 인한 언어문제

　① 간접적으로 언급된 정보를 인식하지 못함

　② 다른 관점을 인식하지 못함

---

| 3절 | 외상성 뇌손상의 평가와 치료 |
|---|---|

## 1 환자의 평가

(1) BTHI(Brief Test of Head Injury, Helm−Estabrooks & Hotz, 1991)

　① 외상성뇌손상으로 인한 심한 장애가 있는 성인 대상의 선별검사

　② 언어 구성, 독해, 이름대기, 지남력, 주의력, 지시 따르기, 기억 등

(2) RIPA−2(Ross Information Processing Assesment−2nd Edition, Ross, 1996)

　기억(즉각, 장기, 단기), 문제해결과 사고력, 청각적 이해력, 지남력(공간, 환경) 등

## 2 환자의 치료

여러 인지적 문제 때문에 의사소통에 어려움을 겪으므로 언어만 치료할 수는 없다.

(1) 보상훈련

　환자에게 남은 어려움(불가능한 활동)에 대한 보상책략을 제공하여 극복할 수 있도록 함

　예 뇌손상으로 인하여 강의 필기가 어려울 경우, 녹음을 하게 하는 전략

　① 외부적 보상은 장애를 인식하지 못하는 환자에게 적합

　② 상황적 보상은 장애는 인식하였지만 문제가 발생되었는지를 알지 못하는 환자에게 적합

③ 인지적 보상은 자신의 장애뿐 아니라 문제 발생도 인식하였으나 문제를 미리 예측하지 못하는 환자에게 적합

④ 예측 보상은 문제가 발생하기 전에 미리 문제를 예측할 수 있는 환자에게 적합

- 시간압박 관리(Time Pressure Management, TPM) : 뇌손상으로 인한 주의산만 등으로 인하여 과제에 느린 반응을 보이는 환자들에게 도움을 주는 책략
- 기억책략, 외부 기억보조기구
  - 기억력을 보상하는 책략으로는 기억책략과 외부 기억보조기구 사용이 있음
  - 기억책략

| 단어 연쇄 책략 | • 환자가 기억해야 할 항목(Item)을 다시 기억하기 쉽게 짧은 문장이나 이야기로 만들어서 기억할 수 있도록 하는 책략<br>• 예를 들어 내일 준비물이 가위, 낙엽, 풀, 색종이라면, '가위로 낙엽을 잘라 풀로 색종이에 붙였다'라고 기억하게 함 |
|---|---|
| 첫 글자 연상 책략 | • 기억해야 할 항목의 첫 글자를 배열하여 암기하게 함<br>• 외부 기억보조기구<br>　- 미래기억(앞으로 기억해야하는 것들) 활성화에 적합<br>　- 달력, 일정표, 체크리스트, 기억 노트 등을 이용하여 앞으로의 계획, 일련의 활동을 적어 놓고 확인함 |

  - 외부 기억보조기구 : 전자계획표, 기억책·수첩, 체크리스트 등

**Check! 챕터확인문제**

1 자신의 문제를 파악하고 알아차릴 수 있지만 그것을 미리 예측하지는 못하는 자에게 적합한 보상전략은?

**정답**

1 인지보상(Recognition Compensation)

| 1절 | 인지장애와 치매의 정의 |
|---|---|

## 1 인지장애

인지장애(Cognitive Disorder)는 정상, 주관적 기억장애, 경도인지장애,
치매로 나뉜다.

### (1) 주관적 기억장애(Subjective Memory Impairment, SMI)

확실한 기능장애가 없고 건강염려증 정도이나 정상군보다는 치매로 진전할
확률이 높음

### (2) 경도인지장애(Mild Cognitive Impairment, MCI)

사회생활이나 일상생활(ADL)은 문제없이 유지되나 기억장애가 다른 문제
보다 두드러지게 저하된 경우

### (3) 치매(Dementia)

인지기능장애로 인하여 일상생활 또는 사회생활에 문제를 일으킴. 하지만
섬망(Delirium) 등과 같은 각성장애가 없어야 함

* 치매는 65세 이상의 노인인구에서 발생하는 노인성치매(Senile De-
mentia)만 있는 것이 아니라 65세 이전에 발생하는 초로성치매(Prese-
nile)도 있음

---

**더 알아보기**

**「정신장애의 진단 및 통계 지침서, DSM-IV」의 정의에 따르면 치매는 다음 사항을 보
여야 함(American Psychiatric Association, 1994)**

- 단기기억(Short-term Memory) 장애
- 장기기억(Long-term Memory) 장애
- 아래 내용 중 최소 한 가지 이상 포함
  - 추상적 사고(Abstract Thinking) 장애
  - 언어장애
  - 성격의 변화
  - 실행증
  - 판단장애
  - 시각재인(Visual Recognition) 장애
  - 구성능력(Constructional Ability) 장애

**더 알아보기**

치매를 일으키는 원인질환은 매우 다양하나 원인질환을 치료함으로써 치매가 호전되는 가역성(Reversible)치매와 치료가 불가능한 비가역성(Irreversible)치매로 나뉠 수 있다.
가역성(Reversible)치매 – 대사성 질환, 결핍성 질환, 수두증 등
* 가역성치매는 100% 완치가 아니라 치료로 증상이 호전되는 것을 의미함

**Check! 챕터확인문제**

1 알츠하이머성 치매의 초기 환자는 이름대기에 어려움을 보인다. (O, X)
2 감염성치매질환은 (신경매독/픽병)이다.
3 모든 치매는 호전이 불가능하다. (O, X)

## ② 치매의 유형 및 특징

주로 노인들에게 발생하는 중추신경계의 퇴행성 질환으로, 대부분 기억 · 인지 · 지능 · 언어에 장애를 보이며, 크게 3가지 범주로 구분된다.

### (1) 피질치매(Cortical Dementia)

① 알츠하이머병(Alzheimer's Disease)

- 알츠하이머병은 치매의 가장 많은 비중을 차지함(모든 치매의 약 70%)
- 의사소통 : 초기에는 언어가 가장 영향을 덜 받지만(지능, 기억, 인지 등에 비해) 치매가 진행함에 따라 언어와 의사소통에 문제를 보임

| 구 분 | 초 기 | 중 기 | 말 기 |
|---|---|---|---|
| 보 존 | • 구문, 구조<br>• 조음, 음운<br>• 음성의 질<br>• 화 용<br> – 눈 맞추기<br> – 차례 지키기<br>• 이야기 표현 | • 음성의 질<br>• 화용 : 차례 지키기 | |
| 손 상 | • 단어인출 : 착어<br>• 경미한 이해장애<br> – 읽기/듣기<br> – 비유/은유<br> – 간접표현<br>• 이야기 내용<br> – 주제 벗어남<br> – 불필요한 내용<br> – 부적절한 말 | • 단어인출(빈번)<br>• 구문, 구조<br> – 미완성 문장<br> – 비문법적 문장<br>• 읽 기<br>• 대 화<br> – 상호작용 부재<br> – 수동적 상대자<br>• 이해 장애 : 친숙한 주제 | • 단어인출<br>• 대 화<br>• 화 용<br>• 함묵증<br>• 반향어증<br>• 동어반복증<br>• 지남력<br>• 이해장애<br>• 구문구조<br>• 이야기 |

② 전두엽치매/픽병(Frontal Lobe Dementia / Pick's Disease)

- 전두엽의 병리적 변화로 인한 치매
- 의사소통 : 언어장애가 초기부터 나타나도 중 · 후기에 두드러짐

**정답**

1 O
2 신경매독
3 X (호전이 가능한 치매도 있다)

1 알츠하이머와 픽병의 감별
특징은?

2 치매는 읽기와 쓰기장애를
동반하지 않는다.    (O, X)

3 초기 알츠하이머와 원발성
진행성 실어증을 구분할 수
있는 과제는 (이름대기/기억
력)과제이다.

| 구 분 | 초 기 | 중 기 | 말 기 |
|---|---|---|---|
| 보 존 | 초기부터 언어장애가 두드러짐 | | |
| 손 상 | • 단어인출<br>　– 에둘러 표현<br>　– 대용어 사용<br>• 반향어<br>• 동어반복증 | 읽기/듣기 이해 | 함묵증 |

**더 알아보기**

**알츠하이머와 전두엽치매(픽병)의 구별**

1. Mendez와 그의 동료(1993)
   • 픽병의 증상은 65세 이전에 시작
   • 픽병 환자들은 초기에 성격변화가 나타남
   • 픽병 환자들은 과도하게 입에 넣거나 많이 먹는 과잉구강증을 보임
   • 픽병 환자들은 초기부터 배회하고 헤매는 증상을 보임
2. Kertesz와 Munoz(2000)
   • 픽병 환자들의 초기에는 성격변화와 언어문제가 더 많이 나타남
   • 알츠하이머병 환자들의 초기에는 기억장애가 더 많이 나타남
   • 픽병 환자들은 일상생활활동(Activities of Daily Living, ADL)에 더 어려움을 보임

③ 원발성 진행성 실어증(Primary Progressive Aphasia, PPA)

　• 다른 치매들처럼 신경퇴행으로 인하여 언어능력이 서서히 저하되는
　　퇴행성 언어장애

　• 의사소통 : 언어장애가 특히 두드러지게 나타남(기억, 인지 등에 비해)

**[원발성 진행성 실어증 유형 및 특징]**

비유창형(Progressive NonFluent Aphasia, PNFA)

　• 보존 : 단단어 이해력
　• 손상 : 비유창한 발화　　　　　　　　이름대기 → 명칭실어증
　　　　　음소착어★　　　　　　　　　　따라 말하기(단단어~문장)
　　　　　비문법적 구조(전보식 형태)　　문장이해력(복잡한 통사 구조)
　　　　　실독/실서(무의미단어)　　　　말실행증(O)

의미형(Sementic)

　• 보존 : 유창성　　　　　　　　　　　따라 말하기(단단어~문장)
　　　　　통사구조　　　　　　　　　　실행증(X)
　• 손상 : 보속증　　　　　　　　　　　이름대기
　　　　　의미착어★　　　　　　　　　이해력(단단어~문장)
　　　　　화 용　　　　　　　　　　　　실독/실서(불규칙단어)

발화부족형(Logopenic)

　• 보존 : 단단어 이해력　　　　　　　따라 말하기(단단어)
　　　　　통사구조(초기)　　　　　　　실행증(X)
　• 손상 : 발화수가 적음　　　　　　　이름대기 → 명칭실어증
　　　　　음소착어★　　　　　　　　　따라 말하기(긴문장)
　　　　　문장 이해력　　　　　　　　　실독/실서(무의미단어)

## (2) 피질하치매(Subcortical Dementia)

피질하치매의 대부분은 추체외로의 질환이 지속된 결과로, 불수의적 운동의 문제가 나타난다.

예 파킨슨병의 근육 경축, 떨림, 느린 움직임/헌팅턴병의 무도증 움직임/PSP의 마비증상

① 파킨슨병(Parkinson's Disease / Parkinsonism)
- 도파민을 생성하는 신경세포의 퇴화로 인하여 발생
- 떨림, 근육의 강직(Rigidity), 운동느림증, 균형장애
- 의사소통

| 구 분 | 초 기 | 중 기 | 말 기 |
|---|---|---|---|
| 보 존 | • 어 휘<br>• 구문, 구조 | | |
| 손 상 | • 음성 약화<br>• 미세글씨증 | • 말속도 증가<br>• 조음 불명료<br>• 음절, 단어, 구 반복 | 이 해 |

② 진행핵상마비(Progressive Supranuclear Palsy, PSP)
- 파킨슨병과 비슷하지만 떨림이 없고 목과 몸통에서 경직이 관찰됨
- 의사소통 : 언어능력은 보통 말기까지 잘 유지

| 구 분 | 초 기 | 중 기 | 말 기 |
|---|---|---|---|
| 보 존 | 언어능력 | | |
| 손 상 | • 마비말장애(중도~심도)<br>• 말속도(느림)<br>• 구어 반복<br>• 음성 약화 | | 함묵증 |

③ 헌팅턴병(Huntington's Disease)
- 유전적 퇴행성 신경질환
- 의사소통 : 언어능력은 보통 말기까지 잘 유지

| 구 분 | 초 기 | 중 기 | 말 기 |
|---|---|---|---|
| 보 존 | 언어능력(판단, 주의집중, 기억능력은 어려움) | | |
| 손 상 | • 마비말장애 : 조음, 호흡<br>• 음성 : 불규칙적 끊김 | | 함묵증 |

Check! 챕터확인문제

1 피질하치매의 종류는 무엇인가?

정답

1 파킨슨병, 후천성 면역결핍증후군, 진행핵상마비, 헌팅턴병

④ 후천성 면역결핍증후군(Acquired Immunodeficiency Syndrome, AIDS)

- 인간면역결핍바이러스(Human Immunodeficiency Virus, HIV) 감염이 원인
- 의사소통

| 구 분 | 초 기 | 중 기 | 말 기 |
|---|---|---|---|
| 보 존 | • 말<br>• 언어(대부분) | | |
| 손 상 | 간 혹<br>• 경한 단어인출<br>• 경한 이해 | • 운동계 영향<br>　– 마비말장애<br>　– 느린 말속도<br>　– 노력형 발화<br>• 대화(요점찾기)<br>• 이해 : 읽기/듣기 | • 짧은 자발화<br>• 이해장애 : 고(高)친숙어/고(高)사용어에 대해서만 이해 가능 |

### (3) 혼합치매(Mixed Dementia)

① 혈관성 치매(Vascular Dementia)

- 알츠하이머 다음으로 높은 치매
- 신경병리학적 손상 위치에 따라 보이는 증상이 조금씩 다름
- 갑작스런 발병을 보임
- 계단식(단계적) 악화
- 의사소통
  - 알츠하이머와 비슷한 언어장애를 보이나 알츠하이머에 비해 발화 수가 적고 구문구조 면에서 장애를 보임
  - 마비말장애가 관찰되고 억양, 조음, 말속도에도 어려움을 보임

② 전(두)측두치매(Frontotemporal Dementia)

- 전두엽과 측두엽의 병리적 변화 후 나타나는 퇴행성 치매
- 의사소통

| 구 분 | 초 기 | 중 기 | 말 기 |
|---|---|---|---|
| 보 존 | 이해(표현 비해) | | |
| 손 상 | • 유창성 저하 : 반향어/보속<br>• 이름대기<br>• 음성개시<br>• 실행증 | | 함구증 |

③ 루이소체치매(Lewy Body Dementia)
- 알츠하이머, 혈관성 치매 다음으로 높은 치매
- 의사소통 : 기억력이 상대적으로 좋음(언어, 주의, 시공간, 집행기능에 비해)

### (4) 가성치매(Pseudodementia)

의욕상실, 식욕상실, 인지장애, 불면증, 무관심 등 우울증상은 치매의 증상과 비슷하여 가성치매라고 부른다(Pseudo + Dementia = 가짜 + 치매 = 가성치매).

> **더 알아보기**
>
> **가성(가짜)치매와 진짜치매 변별**
> - 진짜치매는 천천히 진행되면서 점진적으로 증상이 뚜렷해지나 가성치매는 빠른 진행을 보임
> - 진짜치매 환자는 자신에게 문제가 없다는 것을 증명하기 위해 노력을 보이지만 가성치매는 노력을 보이지 않음
> - 진짜치매 환자는 같은 검사를 다른 환경에서 여러 번 검사하여도 비슷한 수행력을 보이지만 가성치매는 가변성이 매우 높음

## ③ 치매의 기타 원인

### (1) 수두증

① 뇌척수액이 뇌실, 척수로부터 재흡수되는 것이 방해되면서 생기는 것
② 이에 뇌척수액을 흉부로 빠져나가게 하는 션팅(Shunting)이라는 의학적 처지를 하는데, 대부분의 환자들은 저절로 회복하나 일부는 경도~중등도의 치매수준을 보임. 하지만 소수의 환자는 함묵증, 전반적 인지기능장애를 보이기도 함

### (2) 크로이츠펠트-야콥병

① 빠르게 진행하는 치매이며 매우 드물지만 치명적 질환
② 프리온(Prions)이라는 단백질의 전염성 입자가 중추신경계에 침범하여 발생
③ 크로이츠펠트-야콥병의 증상은 다양하나 치매는 항상 나타남

---

**Check!** **챕터확인문제**

**1** 가성치매의 대표적인 원인은 우울증이다. (O, X)

**정답**

□ **1** O

## 2절 | 인지장애와 치매의 평가

### 1 정신상태 평가

(1) 서울신경심리검사(Seoul Neuropyschological Screening Battery, SNSB)

한국에서 표준화된 신경심리학적 검사, 소검사로 ① K-MMSE(Mini Mental State Examination) ② SVLT(Seoul Verbal Learning Test) ③ Praxis ④ Calculation ⑤ Stroop Test ⑥ COWAT(Controlled Oral Word Association Test) ⑦ KBNT ⑧ GDS ⑨ Barthel-ADL 등이 포함

(2) 간이정신상태검사(Mini Mental State Examination, MMSE)

단시간 내에 노인에게 간단하게 인지기능과 치매여부를 평가하기 위한 표준화된 검사도구

---

**더 알아보기**

**MMSE 검사지**

| 대분류 | 점 수 | 소분류 | 문 항 | 점 수 |
|---|---|---|---|---|
| 지남력 | 1 | 시 간 | "오늘은 몇 년 입니까?" | |
| | 1 | | 몇 월 | |
| | 1 | | 며 칠 | |
| | 1 | | 무슨 요일 | |
| | 1 | | "요즈음은 어떤 계절입니까?" | |
| | 1 | 장 소 | "당신은 무슨 도시에 살고 있습니까?" | |
| | 1 | | 무슨 구 | |
| | 1 | | 무슨 동 | |
| | 1 | | "여기가 어디입니까?"<br>(예 학교, 시장, 병원, 집) | |
| | 1 | | "여기가 무엇을 하는 곳 입니까?"<br>(예 마당, 안방, 화장실, 치료실 등) | |
| 기억력 | 3 | 기억<br>등록 | 세 가지 단어 즉시 따라 하기<br>(예 나무, 자동차, 모자) | |
| | 3 | 기억<br>회상 | 5분 후 "아까 말한 단어 3개를 생각해서 말해주세요." | |
| 주의<br>집중<br>및 계산 | 5 | 수리력 | "100에서 7씩 계속해서 뺄셈을 하세요."<br>100-7= -7= -7= -7= -7= | |
| | | | "'삼천리강산'을 거꾸로 말해보세요." | |

| 언어<br>기능 | 2 | 이름<br>맞추기 | "이것을 무엇이라고 합니까?"<br>(예 연필, 시계) | |
|---|---|---|---|---|
| | 3 | 3단계<br>명령 | • "제가 지금 말씀드리는 것을 잘 들으시고 말씀드린<br>대로 해보세요."<br>• "오른손으로 종이를 집(들)어서, 반으로 접어, 무릎<br>위에 올려놓으세요." | |
| | 1 | 복 사 | 오각형 2개 겹쳐 그리기 | |
| | 1 | 반 복 | '간장 공장 공장장' 따라 하기 | |
| 이해<br>및<br>판단 | 1 | 이 해 | "왜 옷은 빨아서 입습니까?" | |
| | 1 | 판 단 | "길에서 주민등록증을 주웠을 때 어떻게 하면 쉽게<br>주인에게 돌려줄 수 있습니까?" | |
| 의식수준 : Alert, Drowsy, Stupor, Coma | | | | 총 점 |

### 더 알아보기

**치매등급**

치매등급은 전반적 퇴화 척도(Global Deterioration Scale, GDS)와 임상치매 평가척도(Clinical Dementia Scale, CDR)를 주로 사용한다.
• GDS : 1, 2, 3(경도인지장애), 4(중증도의 인지장애), 5(초기 중증의 인지장애), 6(중증의 인지장애), 7(후기 중증의 인지장애)
• CDR : 0, 0.5(경도인지장애), 1(경증), 2, 3(증증), 4, 5(말기)

## 2 주의력 평가

### (1) 지속적 주의검사(Substained Attention Test)

일정 시간 동안 주의를 유지할 수 있는 능력을 검사

① 문자소거과제(Letter Cancellation Task)

▲ 'ㄷ' 소거과제

② 기호소거과제(Symbol Cancellation Task)

▲ '☆' 소거과제

### (2) 선택적 주의검사(Selective Attention)

여러 가지 자극 중에서 방해요소를 소거하고 본인이 선택한 요소에만 집중할 수 있는 능력을 검사

* 스트룹검사(Stroop Test)

노랑

▲ 글자를 읽는 것이 아니라 색상을 읽어야 하는 과제

즉, 방해요소는 글자인 노랑이고 집중해야 하는 요소는 글자의 색상임

### (3) 교대적 주의검사(Alternating Attention)

두 개 이상의 서로 다른 인지적 활동이 필요한 과제들 사이를 오고가며 과제를 수행하는 능력을 검사

* 기호잇기검사(Tail Making Test)

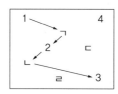

▲ 숫자 – 자음을 순서대로 번갈아 가면서 기호를 잇는 검사

(1 → ㄱ → 2 → ㄴ → 3 → ㄷ → 4 → ㄹ)

### (4) 배분적 주의검사(Divided Attention)

여러 종류의 과제를 한꺼번에 수행할 수 있는 능력을 검사. 예를 들어 스트룹검사를 하다가 노래가 들릴 때마다 박수를 치게 하는 과제를 동시에 수행하게 함

**Check!** **챕터확인문제**

1 간격-회상 훈련은 (의사소통/기억)을 강화하는 훈련이다.

| 3절 | 치매 언어치료 |
|---|---|

## 1 초기단계

### (1) 기 억

① 간격-회상 훈련(Spaced-retrieval Training, SRT) : 기억강화 훈련

- 훈련과 회상의 간격을 점점 늘려가는 것으로 처음에는 즉각적으로 따라하게 하다가 점점 시간을 늘려 긴 간격을 두고 기억하게 함
- SRT는 치매로 인하여 서술기억[외현기억-에피소드, 의미요소(단어, 개념 등)]에 어려움을 보이며 경중도의 치매환자들에게 사용됨. 또한 치료는 반복적으로 자주 수행하여야 함
  - 단서-행동연합(Cue-behavior Association) : 비/구어적 단서에 따라 행동을 수행하게 함
  - 얼굴/사물연합(Face/object Association) : 자극을 들려주고 얼굴/사물을 선택하게 함
  - 오류 없는 학습(Errorless Learning)
    - ⓐ 오류반응을 반복하면 기억력이 강화될 수 있으므로 이에 사용하는 훈련법
    - ⓑ 보조기구 : 전자 계획표, 기억책/수첩 → 미래기억에 대한 어려움을 도와줄 수 있도록 고안

### (2) 의사소통

① 촉진책략(Facilitative Strategies)

- 의사소통 시 겪는 어려움에서 빠져나오기 위한 전략
- 돌려 말하기, 의미/음소 단서 활용

② 적응책략(Adaptive Strategies)

- 의사소통이 어려울 때 다시 조절하는 전략
- 대화 시 상대방에게 물어봄으로써 도움을 요청

  예 이해 문제 - 다시 물어보기

  단어인출문제 - 시간 요청하기

③ 인생-경험책략(Life-experience Strategies)

- 추상적 표현에 어려움을 보이는 환자에게 사용
- 자신의 경험을 바탕으로 설명

  예 무섭다 - 난 어렸을 때 옆집 큰 개가 날 막 쫓아왔었어. 그때 내 주위엔 아무도 없었고 난 도망갈 수밖에 없었지. 날 깨물고 아프게 할 것 같았거든

**정답**

1 기억

**Check!** **챕터확민문제**

1 말기 치매환자의 경우 환자와의 직접치료보다 보호자들로 하여금 상황을 변화하는 치료를 한다. (O, X)

④ 스크립트 책략(Script Strategies) : 초기 치매 환자들의 이야기 주제 및 결속성을 유지하기 위함

---

**더 알아보기**

**초기 치매 그룹치료의 목적**

- 자기표현을 격려
- 사회적 상호작용을 증진
- 자신의 긍지를 높임
- 인지처리과정을 자극

## 2 중기단계

어려움이 증가하면서 보호자(감독인)의 역할이 중요해지며 환자 독립성은 줄어듦. 초기단계에 사용했던 의사소통 책략을 잊기 시작하고 상호작용 및 의사소통 능력이 점점 감소하면서 고립됨 → 치매환자의 의사소통 상대자로서 의사소통 행동을 촉진시킬 수 있는 보호자의 역할을 부여함

① 환자의 말을 해석하지 말고 문자 그대로 받아들여라.
② 환자의 이해수준을 고려하여 말을 해라.
③ 환자의 의견을 묻거나 쉬운 질문 등을 통해 대화에 참여시켜라.
④ 환자를 존중하고 환자와 적극적으로 의사소통하여라.
⑤ 비의도적 표현(의도적으로 내뱉은 말이 아닌 무의식적으로 "배고프네", "너무 이쁘다" 등)을 무시하지 마라.

---

**더 알아보기**

**중기 치매 그룹치료의 목적**

- 지남력 보존
- 인지처리과정 자극
- 의사소통 능력의 보존
- 대인행동의 강화

## 3 말기단계

① 말기 환자들은 집 또는 시설에서 격리 조치되기 쉬운 경향이 있음
② 말기단계에서는 의사소통적인 면보다는 일상적 행동 중재에 중점을 둠
③ 보호자로 하여금 상황에 맞는 의사소통법을 독려하는 중재를 실시

**정답**

1 O

## 1절 실독증의 정의

### 1 정의

실독증(Alexia)이란 시력의 손상이 아닌 언어적 처리과정 또는 언어외적 처리능력의 손상으로 인해 읽는 것에 어려움을 보이는 것

**더 알아보기**

**읽기 프로세스**

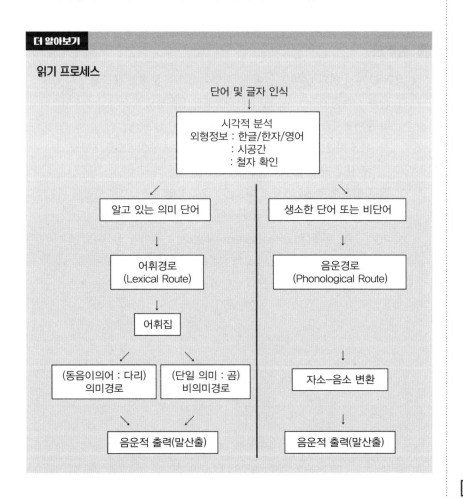

Check! 챕터확인문제

**1** 읽기과정 시 어휘경로에서 단어의 철자를 확인한다.
(O, X)

**정답**

**1** X (어휘경로 전 시각적 분석 에서 이루어짐)

**Check!** 챕터확인문제

1 중추형 실독증은 시각처리 뿐 아니라 좀 더 상위단계의 문제와 복합적으로 생겨난 읽기장애이다.　(O, X)

2 심층 실독증은 비단어, 의미 단어 읽기 모두에 어려움을 보이며 특히 의미단어에서 는 의미오류를 보인다.
　(O, X)

3 비단어와 의미단어 모두 읽 기 오류를 보이는 실독증은?

## ② 읽기평가

### (1) 문자자극 요소

① 어휘성(Lexicality) : 의미단어인지 비단어인지 여부

② 규칙성(Regularity) : 자소, 음소의 일치 여부

③ 애매성(Ambiguity) : 단어가 갖는 의미가 한 개 이상인지 아닌지의 여부

④ 구체성(Concreteness) : 구체적 사물인지 추상적인 개념인지의 여부

⑤ 친숙성(Familiarity) : 대상자가 많이 접한 정도의 여부

⑥ 길이(Length) : 제시 단어의 음절 수 여부

---

### 2절 | 실독증의 유형 및 특징

## ① 중추형

상위 단계의 읽기 문제로 언어적 문제와 시각적 문제가 복합됨

① 심층 실독증(Deep Alexia) : 어휘경로와 음운경로 모두가 손상되었으나 손 상된 어휘경로를 통하여 읽음

→ 이에 비단어 읽기가 어려우며 의미단어에서는 의미오류가 발생

예 신발 → 구두

② 음운 실독증(Phonological Alexia) : 음운경로의 손상으로 인하여 어휘경로 에 의존하여 읽음 → 이에 비단어 읽기에 어려움을 보임

③ 어휘[표층] 실독증(Lexical[surface] Alexia) : 철자가 인식되었으나 어휘경 로의 결함으로 인하여 음운경로에 의존하여 읽음

→ 이에 불규칙(자소음소불일치)단어 읽기에 어려움을 보임

정답

1 O

2 O

3 심층 실독증

## ❷ 말초형

시각적 처리능력의 손상으로 문제를 보임

① 순수(실서증 없는) 실독증(Pure Alexia)

- 시력에는 문제가 없으나 시각적 자극 처리에 어려움을 보여 전혀 읽지 못하거나 일부 조금씩 읽기도 함
- 스스로 쓰는 것에는 문제를 보이지 않음
- 낱글자 읽기를 보임

② 무시 실독증(Neglect Alexia) : 무시 증후군(Neglect Syndrome)으로 인하여 병소의 대측 시야를 무시하는 것으로, 예를 들어 왼쪽을 무시하는 사람은 오른쪽 부분의 글씨만을 읽음

　예 새빨간 거짓말 → 거짓말

③ 주의력 실독증(Attention Alexia) : 시각적 주의력 결손으로 인하여 단단어를 읽을 때는 어려움이 없으나 주의력을 요하는 긴 문장수준에서 읽기에 어려움을 보임

**Check!** 챕터확인문제

1 말초형 실독증은 시각처리와 함께 시력의 문제로 인한 읽기장애이다.　(O, X)

2 무시 실독증은 좌반구 손상 환자에게서 주로 발생한다.　(O, X)

3 낱글자 읽기(Letter by Letter Reading)를 보이는 실독증은?

**정답**

1 X (시력문제로 인한 읽기장애가 아님)

2 X (좌반구 → 우반구)

3 순수 실독증

**Check!** 챕터확인문제

**1** 심층 실서증과 음운 실서증
의 차이는 의미단어 쓰기의
유무이다.         (O, X)

**2** 중추형 실서증의 종류는?

## 1절 | 실서증의 정의

### 1 정의

실서증(Agraphia)은 다양한 병리로 인하여 후천적으로 발생하는 쓰기장애
를 의미함

### 2 실서증 유형과 특징

**(1) 중추형**

단어를 쓰기 위해 여러 인지정보를 사용하는 단계에서 결함이 있는 경우

① 심층 실서증(Deep Agraphia) : 음운 경로와 어휘 경로 모두가 손상되었
으나 손상된 어휘경로를 통하여 쓰기 수행

→ 이에 비단어 쓰기가 어려우며 의미단어에서는 의미오류가 발생

② 음운 실서증(Phonological Agraphia) : 음운경로의 손상으로 인하여 어휘
경로에 의존하여 쓰기 수행

→ 이에 어휘집에 있는 단어의 경우 쓰기 문제를 보이지 않으나 어휘집
에 없는 생소한 단어 또는 비단어의 경우 쓰기에 어려움 보임

③ 어휘(표층) 실서증(Lexical[surface] Agraphia) : 어휘경로의 결함으로 인
하여 음운경로에 의존하여 쓰기 수행

→ 이에 비단어 쓰기에는 문제가 없으나 불규칙(자소음소불일치)단어 쓰
기 시 음운적 적절 오류가 발생

예 할아버지 → 하라버지, 신라 → 실라

④ 의미 실서증(Semantic Agraphia) : 의미 체계의 결함으로 동음이자(Ho-
mophone) 받아쓰기 시 나타남

**정답**

**1** O

**2** 심층 실서증, 음운 실서증,
어휘 실서증, 의미 실서증,
자소–완충기 장애, 보속 실
서증

⑤ 자소-완충기 장애(Graphemic Buffer Impairment) : 작업기억의 손상과 관련이 있으며 임시 저장되는 단계에서 단어의 표상이 사라져 쓰기에 오류를 보임

→ 치환, 생략, 대치 등의 오류를 보이며 단어의 길이가 길수록 문제는 더 빈번하게 관찰됨

⑥ 보속 실서증(Perseveration Agraphia) : 같은 단어를 되풀이해서 쓰는 현상

## (2) 말초형

철자 표상을 손의 움직임 등을 조절하여 물리적으로 산출하는 단계에 결함이 있는 경우

① 이서장애(Peripheral Agraphia) : 글자의 외형에 대한 표상의 손상으로 인하여 쓰기에 오류를 보임

→ 대문자와 소문자를 섞어서 쓰는 오류 등을 보임

② 실행 실서증(Apraxia Agraphia) : 글자를 쓸 때 필요한 팔, 손의 움직임에 대한 표상이 손상되어 쓰기에 오류를 보임

→ 부적절하게 획을 긋거나 같은 곳에 획을 여러 번 긋는 등의 오류를 보임

③ 실행증이 아닌 운동장애(Non-apraxia Disorders of Motor Execution) : 글자를 쓸 때 필요한 움직임에 대한 표상은 있으나 힘, 속도, 강도 등 운동학적인 부분의 통제에 어려움으로 인해 쓰기에 오류를 보임

→ 소자증, 대자증, 부적절한 움직임 등이 나타남

④ 무시(구심) 실서증(Neglect[afferent] Agraphia) : 쓰기 시 감각적인 피드백이 저하되거나 운동감각의 문제로 인하여 발생

→ 용지에서 글자의 위치가 한쪽으로 쏠리거나 글자와 글자 사이 공간, 줄의 방향 등에 문제가 관찰됨

**Check!** 챕터확인문제

1 보속 실서증은 자신의 의도와 상관없이 지속적으로 같은 단어를 쓰는 것이다.
(O, X)

2 말초형 실서증은 물리적으로 산출하는 단계에 결함으로 인한 장애이다. (O, X)

정답

1 O
2 O

| 1절 | 삼킴장애의 정의 |

### 1 삼킴의 정의와 주요 용어

① 음식을 입에서부터 위장까지 옮기는 일의 어려움으로 인한 문제

② 삼킴단계

- 구강준비단계(Oral Preparatory Stage)
  - 구강에 음식물이 들어가 이를 삼키기 좋은 형태의 질감과 덩어리로 만들어 구강 뒤로 움직이기 전 단계
- 구강단계/구강운반단계(Oral/Transport Stage)
  - 구강준비단계를 통해 만들어진 음식덩어리를 구강의 뒤쪽으로 이동하는 시점의 단계
  - 음식 덩어리가 구강의 뒤쪽으로 이동하여 전구개궁(Anterior Faucial Pillar)에 닿아 연하반사가 일어나기까지 약 1~1.5초의 시간이 걸림
- 인두단계(Pharyngeal Stage)
  - 구강기(Oral Phase)가 끝나는 시점부터 삼킴반응(Swallowing Reflex)이 일어나는 단계
  - 상부식도괄약근(UES)이 열림 시 인두단계 종료, 1초 정도의 시간이 걸림
  - 음식물 덩어리의 기도유입 방지를 위한 중요한 단계임
- 식도단계(Esophageal Stage)
  - 삼킴의 마지막 단계
  - 음식물 덩어리가 상부식도괄약근(UES)부터 유입되어 하부식도괄약근(LES)까지 이동하는 단계
  - 식도의 연동작용이 일어나 음식물 덩어리가 식도를 통과하여 위로 들어감
  - 불수의적 단계로 8~20초 소요

③ 삼킴장애(Dysphagia)는 뇌혈관 질환과 같은 급성기에 갑자기 나타날 수도 있고, 시간이 지남에 따라 나타나는 퇴행성 질환과 함께 나타나 악화되기도 함

④ 삼킴단계별 삼킴문제
- 구강준비단계
  - 입술 폐쇄의 어려움
  - 혀 모양 형성 및 운동의 어려움
  - 입술 및 볼 근육 근력 저하
- 구강(운반)단계
  - 삼킴실행증
  - 혀 내밀기
  - 입술 및 볼 근육 근력 저하
  - 혀 운동범위 및 강도 저하
- 인두단계
  - 연인두 폐쇄의 저하
  - (전체 후두절제 환자)유사후두덮개
  - 경추 뼈돌기(Cervical Osteophytes)
  - 인두벽의 약화 및 수축 저하
  - 혀 기저부의 운동 저하
  - 후두상승 저하
  - 기도 입구/후두폐쇄 저하
- 식도단계
  - 기관식도 누공
  - 위식도 역류장애

## ② 삼킴장애 용어

① 흡인(Aspiration) : 음식물이 기도로 넘어가 진성대를 통과하여 아래까지 내려감
② 침습(Penetration) : 음식물이 후두 안으로 들어갔으나 진성대 아래까지는 내려가지 않음
③ 잔여물(Residue) : 삼킴 후, 입안 또는 인두 등에 남아있는 음식물
④ 환류(Backflow) : '식도 → 인두' 또는 '인두 → 비강'으로 음식이 넘어옴

**Check! 챕터확인문제**

1 삼킴장애는 뇌혈관 질환으로 인하여 급작스럽게 발생한다. (O, X)

**정답**

1 X (퇴행성 질환도 있음)

**Check!** 챕터확인문제

1 침(분비물)의 통제 어려움은 삼킴장애에 포함되지 않는다.
(O, X)

2 액체류를 마실 때 ( ) 은/는 흡인의 신호이다.

3 삼킴반사는 안면신경에서 관장한다. (O, X)

**더 알아보기**

• 삼킴 전 흡인 : 음식물을 삼키기도 전에 입안의 분비물 또는 소량의 음식물이 흡인된 경우
• 삼킴 중 흡인 : 음식물을 삼키는 도중에 흡인이 일어난 경우
• 삼킴 후 흡인 : 음식을 잘 삼켰지만 구강 또는 인두 등에 남아있던 잔여물 또는 분비물이 남아 있다 흡인되는 경우

### ③ 삼킴장애 증상

① 음식물을 인식하지 못함

② 입 안으로 음식물을 넣지 못함

③ 입속에서 음식물 또는 침을 조절하지 못함

④ 삼킴 전 · 중 · 후에 기침 동반

⑤ 인후두 부근의 분비물 증가

⑥ 갸르릉거리는 음성(Gurgly Voice)

⑦ 폐 렴

⑧ 이유를 알 수 없는 체중 감소

⑨ 삼키기 어렵다는 환자의 호소

| 2절 | 삼킴해부와 평가 및 치료 |
|---|---|

### ① 삼킴해부

**(1) 후두개곡(Epiglottic Vallecula)**

① 혀 아랫 부분과 후두개 사이의 좌우 대칭공간

② 혀 기저부의 뒤쪽 움직임 감소 → 후두계곡에 잔여물이 남음

**(2) 조롱박굴(Pyriform Sinus)**

① 혀의 아랫부분에서부터 후두의 바깥 양쪽에 위치하며, 인두벽으로 둘러 싸여있는 좌우 대칭적 공간

② 상부식도괄약근 기능 감소 → 조롱박굴에 잔여물이 남음

**정답**

1 X (포함된다)

2 기침(사례)

3 X (5, 7, 9, 10, 12번 뇌신경)

**Check!** 챕터확인문제

**1** 비디오 내시경(Videoendo-scopy)의 경우, 삼킴 중 흡인을 관찰할 수 있다.

(O, X)

**더 알아보기**

**삼킴 관련 뇌신경**

- CN Ⅴ 삼차신경(Trigeminal Nerve) : 얼굴과 구강 감각, 저작에 중요한 근육의 운동 담당
- CN Ⅶ 안면신경(Facial Nerve) : 입술 움직임, 얼굴 근육, 혀 앞 2/3 부분의 맛
- CN Ⅸ 설인신경(Glossopharyngeal Nerve) : 혀 뒤 1/3 부분의 맛, 인두 영역 감각, 미주신경과 함께 삼킴반사
- CN Ⅹ 미주신경(Vagus Nerve) : 삼킴반사, 발성, 후두의 움직임
- CN ⅩⅡ 설하신경(Hypoglossal Nerve) : 혀의 운동

## ② 삼킴 침상 선별검사

① 침상 선별검사는 임상 증상을 통한 연하장애 환자의 빠른 선별 및 비디오투시연하검사의 제한점을 보완해줄 수 있으므로 급성기 환자를 대상으로 그 중요성 부각

② 환자의 구강 구조, 기능, 감각 등에 대한 검사를 먼저 한 후, 대상자에게 물을 컵에 담아 주고 마시게 한 후, 물을 마시는 중에 혹은 다 마신 후 1분 이내에 반사성 기침을 하거나 물을 마신 후 젖은 음성이 관찰되면 비정상으로 채점

## ③ 삼킴평가

### (1) 영상검사

① 초음파(Ultrasound)
- 혀의 기능과 구강통과시간 측정
- 삼킴 동안 혀 기능에 대한 바이오 피드백으로 응용
- 인두는 볼 수 없음

② 비디오 내시경(Videoendoscopy)
- 위에서 본 해부구조
- 코로 삽입하여 연구개 위에 위치 → 연인두 폐쇄 관찰가능
- 인두 삼킴 전·후 관찰가능 → 삼키는 동안은 인두가 내시경을 감싸 관찰 불가

③ 비디오투시조영(Videofluroscopic Swallowing Study, VFSS)/수정된 바륨검사(MBS)
- 가장 많이 사용
- 비교적 적은 양의 방사선 사용
- 흡인의 원인을 알 수 있음

**정답**

**1** X (삼키는 동안 주변 근육들이 렌즈를 감싸 볼 수 없음)

- 가장 적합한 식사 책략을 세우기 위해 고안
- 어떤 음식이든 이용할 수 있음
- 삼킴 동안에 형성되는 압력을 측정할 수 없음

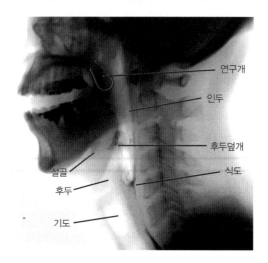

출처 : Automatic Detection of the Pharyngeal Phase in Raw Videos for the Videofluoro-scopic Swallowing Study Using Efficient Data Collection and 3D Convolutional Networks, by Jong Taek Lee, Eunhee Park and Tae-Du Jung, Sensors 2019, 19(18), 3873

**더 알아보기**

### 비디오투시조영 검사

1. 목 적
   - 환자의 증상을 초래한 해부 및 생리적인 이상을 밝히는 것
   - 환자에게 안전하고 효과적으로 먹을 수(삼킬 수) 있는 치료법을 찾아내는 것
2. 방 법
   - 아기 – 우유병, 주사기/성인 – 숟가락
   - 음식의 종류와 양
   - 최소한 3가지 농도의 음식사용 : 적은 양에서 많은 양으로 증가
     - Thin liquid 3, 6, 9cc
     - Thick liquid 3, 6, 9cc
     - Semi-solid 3, 6, 9cc
     - Solid
     - Solid + liquid
3. 주의점
   - 흡인을 보이지 않으면 계속 양을 증가시킴
   - 흡인이 일어나면 원인을 밝히고 흡인을 제거하기 위한 치료방법을 도입
   - 일반적으로 Trial Therapy에는 자세변경, 감각입력의 강화, 식사방법의 변경과 같은 보상 책략이 우선적으로 시도되고, 그 다음에 삼킴기법과 같은 치료방법이 사용
   - 액체부터 시작되는 이유
     - 만약 흡인이 되더라도 이물질이 기도를 막지 않기 때문
     - 흡인이 되었을 때, 폐렴이 적게 유발
   - 검사시간은 10분 내외로 환자가 직접 Radiation에 노출되는 시간은 5분을 넘지 않게 함

4. 측정 View
- Lateral View(측면)
  - 구강 통과시간/인두 통과시간/식도 통과시간
  - 흡인의 해부학적 혹은 생리학적인 원인
  - 입술, 턱, 혀 운동의 패턴
  - 삼킴 후, 대략적인 잔여물의 양과 위치
  - 음식덩이마다 대략적으로 흡인된 양
  - 인두 삼킴의 유발과 관련된 흡인의 시기
- A-P View(정면)
  - 구강의 좌우, 위로는 굳은 입천장, 밑으로는 성대 포함
  - 기능의 비대칭성 관찰
  - 후두계곡과 조롱박굴의 음식 잔여물
  - /아/지속 발성, /이/빠르게 반복 → 성대 움직임

④ 섬광조영검사(Scintigraphy)
- 방사선 물질을 주고 삼키게 하여 그 양을 측정하는 핵의학 검사방법
- 흡인 양과 삼킴 후 구강과 인두에 남아 있는 잔여물의 양을 측정
- 식도 측면, 특히 위식도 역류에 대한 진단에 사용
  - 15~30분 간격으로 환자를 다시 스캔
  - 다시 스캔 후, 기도나 폐에서 이물질이 보인다면 흡인의 원인이 역류질환일 수 있음

⑤ 광섬유 내시경(Flexible Endoscopic Evaluation)
- 침습적(Invasive) 방법
- 녹화가능하며 후두덮개, 기도 입구, 후두계곡, 조롱박굴 등 해부구조에 대해 위쪽에서 본 영상을 제공 → 삼키는 동안은 인두가 내시경을 감싸 관찰 불가

## (2) 비영상 검사

삼킴에 관한 다양한 종류의 정보를 제공하며, 삼킴과정이나 삼킨 음식에 대한 영상자료는 얻을 수 없음

① 근전도 검사(EMG)
- 삼킴 동안 특정 근육이 수축하는 시점과 상대적 수축에너지에 대한 정보를 제공
- 치료에서의 바이오 피드백 기술로도 제공

② 성문전도 검사(EGG)
- 발성할 때 성대가 열리고 닫히는 움직임의 임피던스 변화에 대한 기록을 통해 성대의 움직임을 추적
- 후두상승의 추적에 이용

- 후두삼킴의 시작과 끝나는 점을 알려주고, 후두상승의 범위와 지속시
간을 향상시킬 수 있도록 바이오 피드백 제공

③ 경부청진
  - 삼키는 소리 또는 호흡소리
  - 삼키는 소리의 경우, 작은 마이크나 청진기를 환자 목위에 부착하여
삼킬 때 들리는 소리로 판단
  - 경부청진의 경우, 소리의 근원, 정상과 환자의 차이, 정상적인 소리와
비정상적인 소리 간의 차이를 숙지해야 함
  - 경부청진의 경우, 검사자의 능력에 따라 결과가 다를수 있으므로 숙달
된 검사자가 수행하는 것이 바람직함

④ **검압법/인두계측(Manometry)**
  - 고체압력감지기를 코로 집어 넣어서 인두 삼킴 동안에 빠르게 변화하
는 압력을 측정
  - 비디오투시조영 검사를 동시에 시행하여 압력변화의 원인을 파악
  - 상부 수축의 압력이 떨어지는 것을 통해 간접적으로 반지인두근의 이
완 조사

⑤ **네 손가락법** : 삼킴 시도 중 환자의 턱 밑에 손을 대고 삼킬 때 구조물들
의 움직임을 관찰할 수 있음
  - 둘째손가락 : 아래턱 밑
  - 셋째손가락 : 설골 위
  - 넷째손가락 : 갑상연골에 가장 튀어나온 부분
  - 새끼손가락 : 갑상연골 아랫부분

## ❸ 삼킴치료

삼킴치료에 앞서 평가 시 Trial Therapy를 실시할 수 있음. 일반적으로
Trial Therapy에는 자세변경, 감각입력의 강화, 그리고 식사방법의 변경과
같은 보상책략이 우선적으로 시도됨. 이러한 재활치료에는 직접치료와 간
접치료의 형식이 있음

### (1) 보상기법

음식물이 구강과 인두 등을 이동하는 방법을 달리하는 것으로 환자의 자세,
음식의 점도, 음식의 양을 변경함. 진단과정에서 가장 먼저 도입하는 기법
① **자세변화(인두의 면적을 변화시키거나 음식이 내려가는 방향을 변화시킴)**
  - 앉은 자세 : 의자나 침대에 90°로 앉는 것이 좋음(환자 등 뒤에 베개를
반치거나 수건을 댐)

- 누운 자세
  - 바로 누운 자세는 양측 인두벽 수축력이 저하된 환자나 후두 상승이 약화된 환자에게 유용
  - 바로 누운 자세에서 식사를 한 경우에는 앉기 전에 남아 있는 잔여물을 제거하기 위해 반드시 기침을 하도록 함
  - 위식도 역류가 있을 경우 상체를 15~30°로 높여 음식물이 식도 위로 역류하는 것을 방지해야 함
- 정상측으로 돌아누운 자세
  - 구강암 환자에게 주로 적용
  - 한쪽 인두 약화로 인두 수축력이 감소되거나 후두상승의 감소로 삼킴 후에 인두벽에 잔여물이 남아 흡인 위험이 있는 환자에게 적용
- 턱 내리기/고개 숙이기
  - 삼킴반사(Swallowing Reflex)가 지연된 환자에게 유용
  - 후두계곡의 공간을 넓혀주고 음식물이 기관이나 조롱박굴로 흘러내리지 않도록 도와줌
  - 기도를 숙여주어 기도로 흡인되는 것을 막아줌(등은 90°로 유지한 상태에서 고개만 가슴쪽으로 숙임)
- 마비측으로 머리 돌리기
  - 손상이 있는 쪽의 인두를 막아서 음식이 좀 더 건강한 쪽으로 내려가게 함
  - 한쪽 성대의 약화를 보일 때 사용되기도 함
- 고개를 숙인 채, 마비측으로 돌리기 : 편측 인두 약화증상과 지연삼킴반사가 동시에 보일 때
- 비마비측으로 머리 기울이기
  - 편측 구강과 인두에 손상이 있는 환자에게 유용
  - 양호한 쪽으로 머리를 기울여 음식물이 중력에 의해 마비가 덜한 쪽으로 흘러 내려감
- 턱 올리기/고개 뒤로 젖히기
  - 혀 기능 저하로 인해 음식물을 뒤로 이동시키기 어려운 환자들에게 유용
  - 중력을 이용하여 음식물을 구강에서 인두로 이동시킴
  - 인두 기능 저하 환자나 흡인, 삼킴유발이 지연된 환자에게는 적용하지 않음

**Check!** 챕터확인문제

**1** 오른쪽 마비환자의 경우, 머리 돌리기 기법은 (오른쪽/왼쪽)으로 돌리고, 머리 기울이기 기법은 (오른쪽/왼쪽)으로 기울인다.

정답

**1** 오른쪽, 왼쪽

- 볼 누르기
  - 손상된 쪽 볼에 압력을 가하는 방법. 약화된 구강 내 기능을 강화
  - 음식물이 볼이나 이 사이에 끼는 것을 감소시켜주며, 혀 운동 기능을 촉진시킴
- 입술과 턱 지지 : 손가락을 턱이나 아랫입술 밑에 놓아줌으로써 입술의 폐쇄를 유지할 수 있음

② 감각 입력의 향상

삼키기 전 구강감각에 대한 인식을 향상시키기 위한 기법으로 삼킴실행증, 음식에 대한 촉각 실인증, 구강 삼킴 시작의 지연, 구강감각 저하 혹은 인두삼킴 유발이 지연된 환자에게 사용함

- 입안에 음식을 넣을 때, 숟가락으로 혀에 대한 압력을 증가시키는 것
- 신맛이 나는 음식덩이를 제공하는 것
- 찬 음식을 제공하는 것
- 씹기를 필요로 하는 음식을 제공하는 것
- 많은 양의 음식덩이를 제공하는 것
- 온도−촉각 자극법 : 구강자극을 높이고 대뇌와 뇌간으로의 감각 자극을 일깨워 환자가 삼킴의 구강단계를 시작할 때, 인두삼킴이 좀 더 빨리 유발될 수 있도록 하기 위해 고안된 것

③ 제공하는 음식의 양과 속도의 변화

- 음식덩이 조절
  - 안전한 삼킴을 위해 일반직으로는 직은 양이 추천됨. 일정 양에서 안전하면 양을 늘려감
  - 인두삼킴의 유발이 지연된 일부 환자의 경우, 많은 양의 음식덩이가 유발을 촉진
- 반복삼킴
  - 삼킴 후에 구강이나 인두강에 잔여물이 남는 경우, 이를 제거하기 위해 재빨리 다시 삼킴
  - 음식물을 삼킨 후에 즉시 2~3회 정도의 마른 삼킴을 실시
- 교대삼킴
  - 서로 다른 성질의 음식물을 번갈아 삼킴으로써 인두 잔여물을 제거
  - 쿠키를 먹고 액체류를 마심

④ 음식의 농도 혹은 점도의 변화

- 삼킴반사가 지연되는 환자의 경우 점증제(Thickner)를 사용하여 농도를 조정

- 후두의 불완전한 폐쇄를 나타내는 환자에게는 걸쭉한 음식을 사용
- 인두의 연동 운동의 저하와 같은 경우에는 된 음식보다는 오히려 묽은 음식을 권하기도 함

⑤ 구강 내 보철
- 혀 조직에 25% 이상의 심한 손실이 있는 환자나 운동장애가 있는 구강암 환자, 양측 혀 밑 신경마비를 보이는 신경학적 환자, 그리고 연인두 손상을 보이는 환자의 삼킴을 향상시키기 위한 보상적 방법
- 구개거상보철기의 경우 연인두 폐쇄에 어려움을 보이는 과대비성 환자에게 적용

### (2) 재활치료기법
① **직접치료** : 음식물을 사용하여 환자에게 특별한 지시에 따라 삼키게 하는 방법
② **간접치료** : 음식물을 사용하지 않고 구강 및 인두 근육의 강화를 통해 삼키는 기능을 향상시키는 방법

**더 알아보기**

#### 삼킴기법(인두구조 운동치료기법)
- 발살바 메뉴버(Valsalva Maneuver)
  - 성대접촉을 촉진(호흡 멈추기)
  - 삼키는 동안 힘을 아래로 강하게 누르라고 지시(무거운 물건을 들 때, 또는 힘을 주어 꾹 참을 때처럼)
- 마사코 메뉴버(Masako Maneuver)
  - 후인두벽을 앞쪽으로 움직이게 하여 혀의 뒷부분이 만날 수 있도록, 후인두벽의 앞쪽 운동을 증가
  - 삼키기를 하는 동안 환자에게 혀를 밖으로 약 3/4인치 정도 내밀게 하여 치아 사이에 혀를 두게 함. 그리고 이러한 상태에서 힘껏 삼킴을 하도록 하여 환자에게 목의 뒤쪽이 강하게 앞으로 당겨지는 것을 느끼게 함
  - 후두계곡 잔여물이 흡인되는 것을 감소시킴
- 멘델슨 메뉴버(Mendelsohn Maneuver)
  - 삼킴 후, 잔여물이 흘러내려 흡인을 일으키는 환자에게 실시
  - 후두 상승을 최대한으로 높은 점에서 지속적으로 유지시켜서 음식물이 조롱박굴로 흘러내리는 것을 감소
  - 후두부에 손가락을 댄 상태에서 음식을 삼키게 하고 후두 상승이 최대로 이루어진 시점에서 2초 정도 유지하도록 함
- 성문위 삼킴(Supraglottic Swallow)
  - 성대폐쇄가 감소되었거나 지연된 환자, 인두삼킴이 지연된 환자에게 실시
  - 숨을 크게 들이마시고 숨을 참은 상태에서 삼키게 한 뒤, 삼키자마자 바로 기침을 하게 함

**Check!** 챕터확인문제

1 후두계곡 잔여물을 없애기 위한 방법으로 마사코 메뉴버를 사용한다. (O, X)
2 후두계곡 잔여물이 흡인되는 것을 막기 위한 메뉴버는?

**정답**
1 O
2 마사코 메뉴버

- 최대성문위 삼킴(Super-supraglottic Swallow)
  - 기도 입구 폐쇄가 저하된 환자에게 실시
  - 삼키는 동안 피열연골이 후두덮개의 기저를 향해 기울어지게 하고 가성대를 강하게 닫게 함으로서 기도입구를 막도록 고안됨
  - 숨을 들이 쉰 다음 숨을 참고 힘을 주어 압력을 주게 함. 그렇게 압력을 주게 한 상태에서 삼킴을 시도하고 삼킴 후 바로 기침을 하게 함
  - 후두절제술(Supraglottic Laryngectomy)환자에게 주로 사용
- 노력삼킴(Effortul Swallow)
  - 혀의 기저부분의 운동성이 저하되어 후두계곡에 잔여물이 있는 환자에게 실시
  - 삼킬 때 모든 목 근육(후두, 인두 근육)을 쥐어짜듯이 세게 삼키도록 함
- 샤케어 운동
  상부 식도 조임근 기능저하되어 상부 식도입구가 잘 안열리거나 후두 상승이 감소되어 삼킨 후 흡인이 발생하는 환자에게 효과적
  - 〈등척성 운동〉
    ⓐ 평평한 바닥이나 침대에 눕히기
    ⓑ 바닥에서 고개를 들어 1분간 자신의 발가락을 바라보기(어깨를 함께 들지 못하게 함)
    ⓒ 1분동안 이완한 후 총 3차례 수행
  - 〈등속성 운동〉
    ⓐ 평평한 바닥이나 침대에 눕히기
    ⓑ 바닥에서 고개를 들었다 내리면서 자신의 발가락 보기를 30회 시행
    ⓒ 일정한 속도를 유지하며 고개를 들고 어깨가 들어올려지지 않도록 주의

# 확인문제

**01** 다음을 보고 빈칸에 알맞은 엽(Lobe)과 브로드만 숫자(Brodmann Number)를 적으시오. ⭐

| 구 분 | 엽(Lobe) | 브로드만 숫자 |
|---|---|---|
| ① 브로카영역 | | |
| ② 일차청각영역 | | |
| ③ 중심전회(Precentral) | | |
| ④ 베르니케영역 | | |
| ⑤ 읽기, 쓰기 | | |

▶ 정답과 해설 ◀

| 구 분 | 엽(Lobe) | 브로드만 숫자 |
|---|---|---|
| ① 브로카영역 | 전두엽 | 44, 45 |
| ② 일차청각영역 | 측두엽 | 41 |
| ③ 중심전회(Precentral) | 전두엽 | 6 |
| ④ 베르니케영역 | 측두엽 | 22 |
| ⑤ 읽기, 쓰기 | 두정엽 | 39, 40 |

**02** 다음 섬유회로의 종류를 모두 쓰시오. ★

(1) 투사섬유

① _____ ② _____ ③ _____

(2) 교련섬유

① _____ ② _____ ③ _____

(3) 연합섬유

① _____ ② _____ ③ _____

---

**정답과 해설**

(1) 투사섬유
　① 운동회로, ② 감각회로, ③ 반사궁
(2) 교련섬유
　① 뇌량, ② 전교련, ③ 해마교련
(3) 연합섬유
　① 구상속, ② 대상속, ③ 궁상속

**03** 조음과 관련된 뇌신경 번호와 이름을 쓰시오. ★★★

① _____

② _____

③ _____

④ _____

---

**정답과 해설**

① CN Ⅴ(5) 삼차신경
② CN Ⅶ(7) 안면신경
③ CN Ⅸ(9) 설인신경
④ CN Ⅻ(12) 설하신경

**04** 다음은 뇌졸중에 관한 설명이다. 다음 설명을 보고 괄호 안을 채워 넣으시오. ★★★

뇌졸중은 허혈성과 ( ㄱ )이 있는데 허혈성 뇌졸중의 발생비율이 더 높다. 허혈성 뇌졸중은 폐색성 뇌졸중이라고도 불리는데 혈관이 막혀 혈류의 공급이 이루어지지 않아 뇌조직에 괴사가 일어난다. 혈관이 막히는 방법에 따라 명칭이 달라지는데 이물질이 혈관 벽에 쌓여 서서히 좁혀 막히는 것을 ( ㄴ ) 뇌졸중, 혈액 속에 있던 이물질 덩어리가 좁은 혈관을 막아 생기는 것을 ( ㄷ ) 뇌졸중이라고 한다.

ㄱ. _____     ㄴ. _____     ㄷ. _____

**정답과 해설**

ㄱ. 출혈성, ㄴ. 혈전성, ㄷ. 색전성

**05** 뇌출혈 외 언어장애를 유발하는 신경학적 원인으로 옳은 것을 모두 고르시오. ★★

ㄱ. 종 양
ㄴ. 감 염
ㄷ. 탈 수
ㄹ. 영양장애
ㅁ. 대사장애
ㅂ. 수두증
ㅅ. 독소혈증

답 _____

**정답과 해설**

ㄱ. 종양, ㄴ. 감염, ㄹ. 영양장애, ㅁ. 대사장애, ㅂ. 수두증, ㅅ. 독소혈증

## 06 실어증에 대한 설명으로 옳은 것을 모두 고르시오.

① 언어습득 이후에 뇌 또는 중추신경계의 손상으로 인한 것이다.

② 퇴행성 질환으로 인한 중추신경계 손상도 실어증으로 포함된다.

③ 듣기, 말하기뿐 아니라 읽기, 쓰기까지 여러 언어영역에 어려움을 보인다.

④ 실어증은 인지능력과 상관관계가 있다.

⑤ 크게 8가지 유형으로 나뉘며 유형별로 같은 치료법을 적용한다.

⑥ 환자의 나이, 교육력, 성별, 성격, 소득 등이 실어증 치료 예후에 영향을 미친다.

⑦ 실어증은 병명이 아닌 증세이다.

▶ 정답과 해설

①, ③, ⑦

## 07 다음 평가를 목적에 맞게 구별하시오.

| K-WAB | STAND | BDAE | MTDDA | K-BNT | K-FAST | PICA | RTT |
| --- | --- | --- | --- | --- | --- | --- | --- |

① 선별검사 :

② 진단검사 :

③ 심화검사 :

▶ 정답과 해설

① 선별검사 : STAND, K-FAST
② 진단검사 : K-WAB, BDAE, MTDDA, PICA
③ 심화검사 : K-BNT, RTT

**08** 다음 K-WAB 결과표를 보고 물음에 답하시오. ★★★

| 하부검사 | | 총 점 | | 하부검사 | | 총 점 |
|---|---|---|---|---|---|---|
| I. 스스로 말하기 | 내용전달(10) | 4 | VI. 쓰 기 | 성명 및 주소(6) | 6 | |
| | 유창성(10) | 4 | | 그림묘사(36) | 34 | |
| AQ, LQ, CQ 산출용 : 합계 | | | | 자모 및 숫자(22) | 22 | |
| II. 알아듣기 | 예-아니오 검사(60) | 60 | | 문장 받아쓰기(10) | 10 | |
| | 청각적 낱말인지(60) | 60 | | 단어 받아쓰기(10) | 10 | |
| | 명령이행(80) | 68 | | 음절/숫자 받아쓰기(6) | 6 | |
| | 합계(200) | 188 | | 문장 베껴쓰기(10) | 10 | |
| | | | | 합계(100) | 98 | |
| AQ 산출용 : 합계 ÷ 20 LQ, CQ 산출용 : 합계 ÷ 10 | | | LQ 산출용 : 합계 ÷ 5 CQ 산출용 : 합계 ÷ 10 | | | |
| III. 따라 말하기 | 합계(100) | 32 | VII. 동 작 | 합 계 | 60 | |
| AQ, LQ, CQ 산출용 : 합계 ÷ 10 | | | CQ 산출용 : 합계 ÷ 6 | | | |
| IV. 이름대기 | 물건이름대기(60) | 40 | VIII. 구 성 | 그림그리기(30) | 30 | |
| | 통제단어연상(20) | 3 | | 토막짜기(9) | 9 | |
| | 문장완성(10) | 2 | | 계산(24) | 24 | |
| | 문장응답(10) | 2 | | RCPM(37) | 37 | |
| | 합계(100) | 47 | | 합계(100) | 100 | |
| AQ, LQ, CQ 산출용 : 합계 ÷ 10 | | | CQ 산출용 : 합계 ÷ 10 | | | |
| V. 읽 기 | 문장독해(52) | 52 | | | | |
| | 글명령(20) | 20 | | | | |
| | 단어-실물 짝짓기(6) | 6 | | | | |
| | 단어-그림 짝짓기(6) | 6 | | | | |
| | 그림-단어 짝짓기(6) | 6 | | | | |
| | 단어식별(4) | 4 | | | | |
| | 자음+모음 식별(6) | 6 | | | | |
| | 합계(100) | 100 | | | | |
| LQ 산출용 : 합계 ÷ 5 CQ 산출용 : 합계 ÷ 10 | | | | | | |

① AQ 점수를 구하고 유형을 쓰시오.

② LQ 점수를 구하시오.

③ CQ 점수를 구하시오.

**정답과 해설**

① AQ = 50.6점, 브로카실어증(Broca's Aphasia)
② LQ = 74.3점
③ CQ = 74.5점

**09** 다음은 착어에 대한 설명이다. 알맞은 것끼리 선으로 연결하시오. ★★

① 음소착어 •　　　　　• 단어 내 음소를 다른 음소로 대치 •　　　　　• 장화 → 잡화

② 의미착어 •　　　　　• 목표 단어를 사전에 없는 비단어로 표현 •　　　　　• 젓가락 → 숟가락

③ 형식착어 •　　　　　• 음소대치로 인하여 의미 있는 단어로 변한 경우 •　　　　　• 장화 → 갑화

④ 신조착어 •　　　　　• 단어 대신 의미적 으로 관련된 다른 단어로 표현 •　　　　　• 고양이 → 골자티

정답과 해설

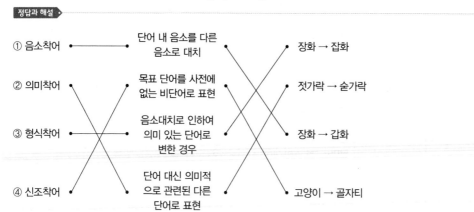

**10** 다음 실어증 분류기준에 맞추어 기준에 맞는 실어증 유형을 쓰시오. ★★★

(1) 비유창성 실어증 : _____, _____, _____, _____

　　① 비유창성 실어증 중 청각적 이해력이 높은 실어증 : _____, _____

　　② 비유창성 실어증 중 따라 말하기 능력이 높은 실어증 : _____, _____

(2) 유창성 실어증 : _____, _____, _____, _____

　　① 유창성 실어증 중 청각적 이해력이 낮은 실어증 : _____, _____

　　② 유창성 실어증 중 따라 말하기 능력이 낮은 실어증 : _____, _____

**정답과 해설**

(1) 전반, 혼합연결피질, 브로카, 연결피질운동실어증
　　① 브로카, 연결피질운동실어증
　　② 혼합연결피질, 연결피질운동실어증
(2) 베르니케, 연결피질감각, 전도, 명칭실어증
　　① 베르니케, 연결피질감각실어증
　　② 베르니케, 전도실어증

**11** 다음 실어증 치료법을 모델에 맞게 분류하시오. ★★

| VAT　　PACE　　SFA　　MIT　　HELPSS　　CIT　　SPPA |
| --- |

① 언어학적 모델 :

② 열성반구 모델 :

③ 인지적 모델 :

④ 기능적 의사소통 모델 :

**정답과 해설**

① 언어학적 모델 : SFA, HELPSS, SPPA
② 열성반구 모델 : MIT, CIT
③ 인지적 모델 : VAT
④ 기능적 의사소통 모델 : PACE

**12** 다음은 Spastic Dysarthria의 특징이다. 특징으로 옳지 않은 것은 무엇인가?

① 호흡이 짧아 발화길이가 짧다.

② 단음도, 단음량을 보인다.

③ 지속적인 과다비성이 나타난다.

④ SMR 시 느리고 규칙적인 움직임을 보인다.

⑤ 항진된 반사(Hyperflexion)를 보인다.

> **정답과 해설** ▶

③ Spastic Dysarthria는 과비성이 나타나나 비성유출은 일반적이지 않고 지속적으로 나타나지 않는다.

**13** 마비말장애 환자에 대한 평가의 목적으로 옳은 것을 모두 고르시오.

① 비정상적인 말인지 아닌지 판별하기 위해

② 비정상적인 말의 특징을 알아보기 위해

③ 비정상적인 말의 중증도를 판별하기 위해

④ 치료 방향을 찾아보기 위해

⑤ 치료의 개입이 적정한지를 알아보기 위해

> **정답과 해설** ▶

모두 정답

**14** 다음은 마비말장애 환자의 (    )을 치료하기 위한 치료방법들이다. 괄호 안에 들어갈 말은 무엇인가? ★★

> 듣기 훈련, 밀기와 힘주기 훈련, 구개 거상 보철기

답 _____

정답과 해설 ▶

공 명

**15** 괄호 안에 알맞은 것을 순서대로 쓰시오. ★★

> 마비말장애 치료 시 호흡부터 시작하여 ( ㄱ ), ( ㄴ )순으로 치료를 실시한다.

ㄱ. _____   ㄴ. _____

정답과 해설 ▶

ㄱ. 공명, ㄴ. 조음

**16** 말실행증 조음오류의 특징을 모두 쓰시오. ★ ★ ★

① _____

② _____

③ _____

④ _____

⑤ _____

정답과 해설 ▶

① 대치오류가 빈번하다.
② 조음 위치오류가 가장 많다.
③ 자음군에서의 오류가 더 많다.
④ 구강의 후방에서 발음되는 소리에 오류가 더 많다.
⑤ 조음에 비일관성이 나타난다.

**17** 말실행증 환자가 오류를 더 많이 보이는 조건을 >, <로 표시하시오. ★ ★ ★

- 짧은 단어 < 긴 단어
- 전방 소리 ( ㄱ ) 후방 소리
- 단자음 ( ㄴ ) 자음군
- 고친숙어 ( ㄷ ) 저친숙어

정답과 해설 ▶

ㄱ : <
ㄴ : <
ㄷ : <

**18** 아동기 말실행증 평가 중 아래와 같은 평가 문항은 어느 영역을 보기 위함인가? ★★★

> • 입술, 턱, 혀는 잘 움직이는가?
> • 안면에 긴장이 동반되는가?
> • 안면 부위 중 과민 또는 과소반응을 보이는 곳이 있는가?

① 조음평가

② 구강감각 및 운동기능 검사

③ 음운평가

④ 의사소통 평가

⑤ 아동의 발달력 평가

**정답과 해설**

② 구강감각 및 운동기능 검사

**19** 아동기 말실행증과 아동 마비말장애의 설명 중 옳은 것은? ★★★

① 모두 신경학적 문제가 원인일 수 있다.

② 모두 언어발달에 지연을 초래한다.

③ 모두 약화, 마비 증상을 보인다.

④ 모두 비일관적인 조음 오류가 나타난다.

⑤ 모두 모색현상이 나타난다.

**정답과 해설**

① 모두 신경학적 문제가 원인일 수 있다.

**20** 다음 단어 중 읽기 경로가 다른 단어는?  ★

① 다 리

② 눈

③ 밤

④ 곰

⑤ 배

정답과 해설 ▶

④ 곰

**21** 우뇌손상 환자들이 이해하기 힘든 표현을 모두 고르시오.  ★ ★

① 선생님 안녕하세요.

② 웃음은 가장 비싼 화장품이다.

③ 김 선생님 오늘 저기압이에요.

④ 성시경이 뜨거운 감자를 먹었다.

⑤ 공무원 성차별이 사회의 뜨거운 감자이다.

정답과 해설 ▶

②, ③, ⑤ 우반구 손상 환자는 은유/비유 이해, 표현 이해에 어려움을 보임(비싼 화장품, 저기압, 뜨거운 감자)

**22** 다음 우뇌손상 환자의 평가 중 목적이 다른 하위검사를 모두 고르시오.  ★

① 단어의 이중적 의미

② 숫자 외우기

③ 속담 설명하기

④ 유사점과 차이점

⑤ 원인과 결과

정답과 해설 ▶

② 자동구어 검사
①, ③, ④, ⑤ 자발적 표현과 관련된 검사

**23** 다음은 외상성 뇌손상에 관한 설명이다. 다음 설명을 보고 괄호 안을 채워 넣으시오. ★★

> 외상성 뇌손상은 두개골과 뇌에 큰 충격이 가해지면서 생긴 결과이다. 외상성 뇌손상은 두개골의
> 골절 및 뇌수막이 찢기는 ( ㄱ ) 뇌손상과 ( ㄴ ) 뇌손상 또는 폐쇄 뇌손상으로 나뉜다. ( ㄷ ) 뇌손
> 상이 ( ㄹ ) 뇌손상보다 더 빈번하게 발생한다.

ㄱ. _____ ㄴ. _____ ㄷ. _____ ㄹ. _____

**정답과 해설**

ㄱ. 관통, ㄴ. 비관통, ㄷ. 비관통, ㄹ. 관통

**24** 외상성 뇌손상 환자의 예후인자를 모두 쓰시오. ★★

① _____

② _____

③ _____

**정답과 해설**

① 혼수상태기간
② 외상 후 기억상실 기간
③ 환자관련 변수(연령, 교육정도, 지능 등)

**25** 다음 도식을 보고 빈칸에 알맞은 용어를 쓰시오. ★

| | 과 거 | 사 고 | 미 래 | |
|---|---|---|---|---|
| ← | 사고 전 기억을 잃음 | | 사고 후 기억을 잃음 | → |

( ㄱ ) = 외상 전 기억장애                    ( ㄴ ) = 외상 후 기억장애

ㄱ. _____                    ㄴ. _____

**정답과 해설** ▶

ㄱ. 후향기억장애, ㄴ. 전향기억장애

**26** 다음은 치매의 종류를 분류한 것이다. 분류기준에 따라 해당하는 치매를 적으시오. ★★★

(1) 피질치매 : ① _____    ② _____    ③ _____

(2) 피질하치매 : ① _____    ② _____    ③ _____    ④ _____

(3) 혼합치매 : ① _____    ② _____    ③ _____

**정답과 해설** ▶

(1) 피질치매 : ① 알츠하이머, ② 전두엽치매, ③ 원발성 진행성 실어증
(2) 피질하치매 : ① 파킨슨병, ② 진행핵상마비, ③ 헌팅턴병, ④ 후천성 면역결핍 증후군
(3) 혼합치매 : ① 혈관성 치매, ② 전(두)측두 치매, ③ 루이소체 치매

**27** 알츠하이머 치매에 대한 설명으로 옳은 것을 모두 고르시오. ★★★

① 치매의 가장 많은 비중을 차지한다.

② 초기부터 이름대기의 문제를 보인다.

③ 브로카실어증과 비슷한 양상을 보인다.

④ 중기부터 함구증이 나타난다.

⑤ 초기에는 통사, 음운론적 처리과정이 잘 보존된다.

⑥ 65세 이전에 발생하기도 한다.

⑦ 소자증이 대표적인 증상이다.

**정답과 해설**

①, ②, ⑤, ⑥

**28** 빈칸에 알맞은 치매 유형을 쓰시오. ★★★

| ( ㄱ ) 치매 | ( ㄴ ) 치매 |
|---|---|
| 피질치매 | 혼합치매 |
| 점진적 악화 | 계단식(단계적) 악화 |
| 서서히 전조증상이 나타남 | 갑작스러운 발병 |

ㄱ. _____    ㄴ. _____

**정답과 해설**

ㄱ. 알츠하이머, ㄴ. 혈관성

**29** 다음은 원발성 진행성 실어증을 분류한 것이다. 각각의 유형이 보이는 착어의 종류를 쓰시오. ★★

① 비유창형 :

② 의미형 :

③ 발화부족형 :

정답과 해설

① 음소착어, ② 의미착어, ③ 음소착어

**30** 가성치매의 원인질환은 무엇인가? ★★

답 _____

정답과 해설

우울증

**31** 다음 중 말초형 실독증에서 보이는 읽기 오류와 실독증 명칭은 무엇인가? ★★

① 그리고 → 그런데

② apple[æpl] → A-P-P-L-E

③ 햄버거 → 핫도그

④ 곤당 → 무당

⑤ 값어치 → 갑서치

정답과 해설

② 순수 실독증(또는 실서증 없는 실독증)

**32** 다음은 실서증에 대한 설명이다. 설명이 옳으면 ○, 틀리면 ×표 하시오. ★★

① 중추형 실서증에는 심층 실서증, 음운 실서증, 어휘 실서증, 의미 실서증, 자소–완충기 장애, 보속 실서증 등이 있다. (　　)

② 구심 실서증은 글쓰기 수행에 필요한 운동 감각의 저하에 의해 발생한다. (　　)

③ 전두엽 손상으로 인하여 자극어를 되풀이해서 쓰게 되는 현상을 보속 실서증이라고 한다. (　　)

④ 실행 실서증은 글자를 쓰는 움직임에 대한 손상은 없으나 어휘 경로의 손상으로 인하여 어려움을 보인다. (　　)

⑤ 이서장애는 글자의 외형에 대한 표상이 손상되어 쓰기에 어려움을 보인다. (　　)

**정답과 해설**

① ○
② ○
③ ○
④ ×
⑤ ○

**33** 중추형 실서증의 종류를 모두 쓰시오. ★★

① _____

② _____

③ _____

④ _____

⑤ _____

**정답과 해설**

① 심층 실서증, ② 음운 실서증, ③ 어휘 실서증, ④ 의미 실서증, ⑤ 자소–완충기 장애, ⑥ 보속 실서증

**34** 삼킴 시 일련의 과정을 4단계로 쓰시오. ★★

구강준비단계 → _____ → _____ → _____

---
**정답과 해설**

구강준비단계 → 구강단계/구강운반단계 → 인두단계 → 식도단계

**35** 삼킴과 관련된 뇌신경 번호와 이름을 쓰시오. ★★

① _____

② _____

③ _____

④ _____

⑤ _____

---
**정답과 해설**

① CN Ⅴ 삼차신경
② CN Ⅶ 안면신경
③ CN Ⅸ 설인신경
④ CN Ⅹ 미주신경
⑤ CN Ⅻ 설하신경

**36** 다음 중 삼킴에 문제가 있다는 신호로 보기 어려운 것을 모두 고르시오. ★★★

① 음식물을 인식하지 못함

② 입 안으로 음식물을 넣지 못함

③ 침을 조절하지 못함

④ 삼킴 전·중·후에 기침 동반

⑤ 인후두 부근의 분비물 증가

⑥ 갸르릉거리는 음성(Gurgly Voice)

⑦ 폐 렴

⑧ 이유를 알 수 없는 체중 감소

⑨ 삼키기 어렵다는 환자의 호소

▶ 정답과 해설 ◀

정답 없음

**37** 다음 삼킴장애 용어에 알맞은 설명을 선으로 연결하시오. ★★★

(1) 삼킴 전 흡인 •

      • 음식을 잘 삼켰지만 구강 또는 인두 등에 남아있던 잔여물 또는 분비물이 흡인되는 경우

(2) 삼킴 중 흡인 •

      • 음식물을 삼키기도 전에 입안의 분비물 또는 소량의 음식물이 흡인된 경우

(3) 삼킴 후 흡인 •

      • 음식물을 삼키는 도중에 흡인이 일어난 경우

▶ 정답과 해설 ◀

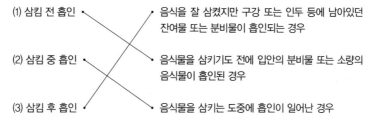

(1) 삼킴 전 흡인 — 음식을 잘 삼켰지만 구강 또는 인두 등에 남아있던 잔여물 또는 분비물이 흡인되는 경우

(2) 삼킴 중 흡인 — 음식물을 삼키기도 전에 입안의 분비물 또는 소량의 음식물이 흡인된 경우

(3) 삼킴 후 흡인 — 음식물을 삼키는 도중에 흡인이 일어난 경우

**38** 다음은 삼킴장애 치료에 대한 설명이다. 다음 설명을 보고 괄호 안을 채워 넣으시오. ★★

> 삼킴장애는 ( ㄱ )기법과 ( ㄴ )기법이 있다.
> (1) ( ㄱ )기법
>   ① 자세변화, ② 감각입력 향상, ③ 음식물 양 및 속도, ④ 음식 농도변화, ⑤ 구강 내 보철 등
>   의 방법이 있다.
> (2) ( ㄴ )기법
>   ( ㄴ )기법은 직접치료와 간접치료로 나뉜다. 직접치료는 음식물을 사용하여 환자에게 특별한
>   지시에 따라 삼키게 하는 방법이고 간접치료는 음식물을 사용하지 않고 구강 및 인두 근육 등
>   을 강화시켜 삼키는 기능을 강화시키는 방법이다.

ㄱ. _____    ㄴ. _____

**정답과 해설**

ㄱ. 보상, ㄴ. 재활치료

**39** 삼킴장애 치료 시 '머리 돌리기' 기법과 '머리 기울이기' 기법이 있다. 두 기법의 차이점은 무엇인지 쓰시오. ★★

**정답과 해설**

머리 돌리기 기법은 마비가 있는 쪽으로 머리를 돌려 마비가 있는 쪽 인두를 막아 음식이 마비가 없는 쪽으로 내려가게 하는 기법이고, 머리 기울이기 기법은 마비가 없는 쪽으로 머리를 기울여 음식물이 중력에 의해 마비가 없는 쪽으로 흘러 내려가게 하는 방법이다. 또한 머리 기울이기 기법은 인두뿐 아니라 편측 구강에 마비가 있을 시에도 사용한다.

# PART 2

# 유창성장애

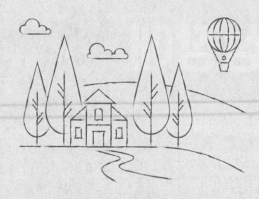

꿈을 꾸기에 인생은 빛난다.

– 모차르트 –

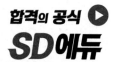

자격증 · 공무원 · 금융/보험 · 면허증 · 언어/외국어 · 검정고시/독학사 · 기업체/취업
이 시대의 모든 합격! SD에듀에서 합격하세요!
www.youtube.com ➜ SD에듀 ➜ 구독

# 01 유창성장애

## 1절 | 유창성장애의 정의 및 종류

유창성장애(Fluency Disorders)는 자연스럽지 않은 말의 흐름으로 의사소통의 어려움이 있는 장애를 말한다.

### 1 종류

#### (1) 말더듬(Stuttering)

① 말의 흐름이 비정상적으로 자주 끊기거나, 말속도가 불규칙하거나, 말을 할 때 불필요한 노력이 들어가는 것을 뜻함

② 소리나 음절의 반복(Repetition), 소리의 연장(Prolongation), 소리의 막힘(Block/Blockage) 등으로 말의 흐름이 순조롭지 않은 현상

③ 말더듬이 점차 심화되면 부수행동(탈출/회피)이 나타남

#### (2) 말빠름증

말을 하는 도중에 점차 말의 속도가 빨라지고 급기야는 말이 너무 빨라서 제대로 조음되지 않아 잠시 가성이 나오다가 말이 멈추기도 하는 현상

---

**더 알아보기**

**DSM-5의 아동기 발병형 유창성장애(말더듬)**
**(Childhood-Onset Fluency Disorder)(Stuttering)**

• 개인의 연령과 언어기술에 부적절한 말을 만드는 정상적인 유창성과 시간상의 방해가 시간이 경과해도 지속되고, 다음과 같은 증상이 자주 뚜렷하게 발생한다.
  – 소리와 음절 반복
  – 모음뿐 아니라 자음의 긴 소리
  – 분절된 단어(예 한 단어 내에서 멈춤)
  – 청각적 혹은 무성 방해(말에서의 길거나 혹은 짧은 멈춤)
  – 단어 대치(문제 단어를 회피하기 위해 단어 대치)
  – 과도한 신체 긴장과 함께 단어 생성
  – 단음절의 전체단어 반복(예 나, 나, 나는 그를 안다)
• 이런 문제가 말하기에 불안을 일으키거나 효과적인 의사소통, 사회참여, 학업 혹은 작업수행 등을 방해한다.

Check! 챕터확인문제

**1** 반복에서 고려할 사항으로 무엇이 있는가?

**2** 말소리 별로 각각의 반복한 수를 반복횟수라고 한다.
(O, X)

**3** 말더듬의 핵심행동 중 연장은 0.5초 이상 길게 이어진 상태를 말한다. (O, X)

**4** 말더듬의 연장은 주로 마찰음과 단모음에서 일어난다. (O, X)

**5** 말더듬의 막힘은 주로 파열음과 파찰음에서 주로 나타난다. (O, X)

**6** '나 나 나 나는, ㅈ ㅈ ㅈ 주말, 노 노 노 노 놀이동산, 솜사탕 솜사탕 솜사탕을'에서 반복횟수는 4회다. (O, X)

**7** 말더듬의 핵심행동은 반복, ( ), ( )으로 나눌 수 있고, 부수행동은 ( ), ( )으로 나눌 수 있다.

정답

**1** 반복의 속도, 반복의 규칙성, 긴장, 단위반복수

**2** X (단위반복수)

**3** O

**4** O

**5** O

**6** O

**7** 연장, 막힘, 탈출행동, 회피행동

- 증상들이 초기 발달기에 나타난다.
- 말-운동 결함, 신경학적 손상(뇌졸중, 종양, 외상 등)을 수반한 유창성장애나 다른 의학적 상태에 기인하지 않아야 하며 또 다른 정신장애로 설명되지 않는다.

### 세계보건기구(WHO)에서 정의한 말더듬

- 정서적 요소(Affective Component) : 불안, 공포
- 행동적 요소(Behavior Component) : 반복, 연장
- 인지적 요소(Cognitive Component) : 부정적인 의사소통 태도

## 2 말더듬에서 나타나는 특징

| | | |
|---|---|---|
| 핵심행동 | 반복 | • 개별말소리, 음절, 1음절 낱말, 다음절 낱말의 일부, 다음절 낱말, 구, 절 등을 스스로 멈추지 못하고 여러 번 되풀이 하는 상태<br>• 반복에서 고려할 사항 : 반복의 속도, 반복의 균일성/규칙성, 반복에서의 긴장도, 단위반복수<br>• 반복 횟수(Number of Repetition) vs 단위반복수(Units of Repetition)<br>  – 반복횟수 : 반복한 전체의 수<br>  – 단위반복수 : 말소리 별로 각각의 반복한 수, 즉 정상적 말소리가 나오기 직전까지 반복한 수를 셈<br>    예 '나 나 나 나는 ㅈ ㅈ ㅈ 주말에 노 노 노 노 놀이동산에서 솜사탕 솜사탕 솜사탕을 먹었어'<br>      → 반복 횟수 : 4개(나 나 나 나는, ㅈ ㅈ ㅈ 주말, 노 노 노 노 놀이동산, 솜사탕 솜사탕 솜사탕을)<br>      → 단위반복수 : '나'– 3개, 'ㅈ'– 3개, '노'– 4개, '솜사탕'– 2개 |
| | 연장 | • 말소리가 0.5초 이상 길게 이어져 계속되는 상태<br>• 연장되는 소리 : 마찰음과 단모음 |
| | 막힘 | • 말소리가 정지되어 소리 낼 수 없고 말소리와 관련된 기관들이 멈춘 상태. 이로 인해 더 이상 말을 전혀 이어나갈 수 없는 상태<br>• 막힘이 주로 나타나는 소리 : 파열음과 파찰음 |
| 부수행동 (= 이차행동) | 탈출행동 | 반복, 연장, 막힘의 말더듬이 시작되면 빠져나오기 위해 하는 행동<br>예 고개 끄덕이기, 숨을 들이키기, 자리에서 일어나기, 콧구멍 벌렁거리기 등 |
| | 회피행동 | • 말을 더듬을 가능성이 있어 두려움과 공포의 대상이 되는 말소리, 낱말, 대상, 상황 등을 피하려는 행동<br>• 종류 : 거부행동, 바꾸어 말하기<br>• 바꾸어 말하기<br>  – 동의어나 다른 낱말로 대치하기<br>  – 에두르기<br>  – 순서 바꾸어 말하기<br>  – 전보식 표현 : 내용(용건)만 말하기<br>  – 대용어 사용<br>  – 기타 특이한 방법 : 노래, 속삭임<br>  – 연기책 |
| 정서 및 태도 | | 의사소통 실패와 어려움으로 느끼는 정서 및 태도<br>예 놀람, 당황, 좌절, 무력감, 공포, 두려움, 수치심, 자기비하, 자기학대, 자기증오, 죄의식 등 |

| 말/단어공포 및 상황공포 | • 말/단어공포 : 특정 말/단어를 자주 더듬게 되어 그 말/단어사용에 공포심이 생기게 됨<br>• 상황공포 : 말더듬으로 특정한 환경에 대한 두려움, 공포를 느끼게 됨<br>예 전화하기, 특정 주제로 대화하기, 특정 장소 등 |
|---|---|

※ 핵심행동을 반복이나 연장(유성연장(Audible Prolongation, AP), 무성연장 (Inaudible Prolongation, IP))으로 나누기도 함

[참 고]

| 개별말소리 반복 | ㅈ ㅈ ㅈ 주말에 |
|---|---|
| 음절 반복 | 노 노 노 노 놀이동산에 |
| 1음절 낱말 반복 | 방 방 방 방 방에 |
| 다음절 낱말 일부 반복 | 솜사 솜사 솜사탕을 |
| 다음절 낱말 반복 | 솜사탕 솜사탕 솜사탕을 먹었어 |
| 구/절 반복 | • 솜사탕을 솜사탕을 솜사탕을 먹었어<br>• 솜사탕을 먹었어, 솜사탕을 먹었어 |

**더 알아보기**

### 회피행동의 종류

| 거부하기 | | 말을 해야 하는 상황에서 거부 및 회피하는 행동<br>예 '몰라요'라는 표현을 쓰기, 말할 내용을 종이에 쓰기, 듣지 못하는 사람처럼 행동하기 등 |
|---|---|---|
| 바꾸어<br>말하기 | 동의어<br>대치 | 더듬을 수 있다고 생각되는 낱말을 비슷한 언어로 바꾸어 표현<br>예 '주방'을 더듬을 것 같다면 '부엌'으로 바꿈 |
| | 에두르기 | 더듬을 것 같은 말을 돌려서 표현<br>예 '주방'을 더듬을 것 같다면 '설거지하는 곳'으로 돌려 표현 |
| | 순서<br>바꾸기 | 더듬을 것 같은 말을 맨 뒤로 옮겨 표현<br>예 '주방'을 더듬을 것 같다면 '가위 가져와, 주방에서'로 표현 |
| | 전보식<br>표현 | 길게 말해야 하는데 짧게 내용어만을 표현<br>예 '주방에서 김치찌개를 만들었는데 1시간 요리했어'를 '주방 김치찌개 1시간 요리'라고 표현 |
| | 대용어<br>사용 | 더듬을 것 같은 말을 대용어로 바꾸어 표현<br>예 '주방에서 김치찌개를 만들었어'에서 '주방'을 더듬을 것 같다면 '거기서 김치찌개를 만들었어'라고 표현 |
| | 특이한<br>방법 | 더듬을 것 같은 말이 나타날 때, 정상적인 말하기 표현이 아닌 노래 부르기, 속삭이기 등 특이한 방법으로 말을 바꾸어 표현 |
| | 연기책 | 더듬을 것 같은 말에서 시간을 벌기 위해 쓰는 표현이나 행동들을 말하며, 연기책은 다양한 형태로 나타남<br>예 '김치찌개 주방에서 만들었어'라고 말할 때, '주방'이라는 낱말에서 더듬을 것 같다면 '김치찌개 음.. 그러니까(머뭇거림) 주방에서 만들었어'라고 표현 |

1 다음은 회피행동의 예이다. 무엇에 대한 설명인지 써보시오.
  ㉠ 말을 더듬을 것 같은 단어에서 '몰라요'라고 대답했다.
  ㉡ 말을 더듬을 것 같은 단어 '슈퍼'를 '마트'라고 바꿔 말했다.
  ㉢ 말을 더듬을 것 같은 단어 '슈퍼'를 '거기'라고 바꿔 말했다.
  ㉣ 말을 더듬을 것 같은 단어 '슈퍼'에서 '물건 파는 곳'이라고 말했다.
  ㉤ 말을 더듬을 것 같은 단어 '슈퍼'를 말하기 힘들어 갑자기 단어가 생각이 나지 않는 척 했다.

2 '오 오 오 오 오늘 ㅅ--시험 봤어. 시험 시험 시험이 너무 (2초 발성 없이 입모양 유지) 어려웠어. 너 너 너 너 너 너무 (갑자기 자리에서 일어남) 휴.. 속상해'

위 내용을 보고 반복횟수, 단위반복수, 말더듬형태, 부수행동에 대해 설명하시오.

**정 답**

1 ㉠ 거부하기
  ㉡ 동의어 대치
  ㉢ 대용어 대치
  ㉣ 에둘러 말하기
  ㉤ 연기책

2 • 반복횟수 : '오늘, 시험, 너무' 총 3개의 단어에서 더듬음
  • 단위반복수 : 오늘-4회, 시험-2회, 너무-5회로 나타나 총 11회임
  • 말더듬형태 : '반복, 연장, 막힘'
  • 부수행동 : '갑자기 자리에서 일어남' → 탈출행동

**Check!** 챕터확인문제

**1** P-FAⅡ에서 병리적 비유창의 반복은 몇 회 이상인가?

**2** 대화 시, 질적 양상이 동반되지 않는 1~2회 간투사를 보였다. 이 간투사는 비정상적 비유창성에 속한 것이다 (P-FAⅡ 기준).　　(O, X)

**3** P-FAⅡ에서 연장, 막힘을 분류하여 평가한다.　(O, X)

**4** P-FAⅡ에서 정의한 정상적인 비유창성의 종류에는 주저 (H), (　　), (　　), (　　)이 있다.

## ③ 정상적 비유창 vs 병리적 비유창

### (1) P-FAⅡ

| 유 형 | 기 호 | 정 의 |
|---|---|---|
| 정상적인 비유창성 (ND) | 주저 (H) | 발화 중간이나 발화 간에 나타나는 1~3초 정도의 침묵으로 별다른 질적 양상이 동반되지 않은 경우를 말한다. |
| | 간투사 (I) | 의미전달내용과 관계없는 낱말이나 구를 말하는 것으로 별다른 질적 양상이 동반되지 않은 경우를 말한다. |
| | 미완성 또는/그리고 수정(UR) | 발화나 낱말을 끝맺지 않은 경우, 그리고/또는 이미 산출한 말의 발음, 낱말, 통사구조 등을 바꾸어 다시 말하는 경우를 말한다. |
| | 반복1 (R1) | 다음절 낱말이나 구, 어절 등을 1~2회 반복하되, 별다른 질적 양상이 동반되지 않은 경우를 말한다. |
| 병리적인 비유창성 (AD) | 주저-비정상적 (Ha) | 주저함이 3초 이상 지속되거나 시각적 긴장과 같은 질적 양상이 동반되는 경우를 말한다. |
| | 간투사-비정상적 (Ia) | 간투사를 3회 이상 반복하거나 간투사를 말할 때 시각적 긴장과 같은 질적 양상이 동반되는 경우를 말한다. |
| | 미완성 또는/그리고 수정-비정상적(URa) | 미완성 그리고/또는 수정이 연속적으로 일어나거나, 시각적 긴장과 같은 질적 양상이 동반되는 경우를 말한다. |
| | 반복1-비정상적 (R1a) | 다음절 낱말, 구, 어절 등이 3회 이상 반복되거나 긴장 등을 동반하여 나타나는 경우를 말한다. |
| | 반복2 (R2) | 낱말보다 작은 단위에서 일어나는 모든 반복을 포함한다. 음소, 음절부분, 음절, 낱말부분, 일음절 낱말의 반복이 이에 속한다. |
| | 비운율적 발성 (DP) | 연장(소리와 공기의 흐름은 유지되나 조음기관의 운동이 멈추는 것), 막힘(공기 또는 목소리의 흐름 및 조음기관의 움직임이 멈추는 것으로 특히 후두의 부적절한 근육 움직임이 동반), 깨진 낱말(낱말 내에서 나타나는 멈춤)을 포함한다. |

출처 : 심현섭 · 신문자 · 이은주(2004). 파라다이스-유창성검사Ⅱ (P-FA(Paradise-Fluency AssessmentⅡ)

**정답**

**1** 3회 이상

**2** X (정상적 유창성)

**3** X

**4** 간투사(I), 미완성 또는/그리고 수정(UR), 반복1(R1)

## (2) Van Riper 병리적 비유창 vs 정상적 비유창 비교

| | 행 동 | 병리적인 비유창성 | 정상적인 비유창성 |
|---|---|---|---|
| 음절반복 | 1. 낱말 당 빈도 | 3회 이상 | 2회 이하 |
| | 2. 100낱말 당 빈도 | 3회 이상 | 2회 이하 |
| | 3. 속 도 | 정상보다 빠름 | 정상 속도 |
| | 4. 규칙성 | 불규칙적 | 규칙적 |
| | 5. 중설모음 | 종종 나타남 | 없거나 드묾 |
| | 6. 공기흐름 | 종종 방해 받음 | 거의 방해받지 않음 |
| | 7. 긴 장 | 종종 드러남 | 없 음 |
| 연 장 | 8. 지속시간 | 1초 이상 | 1초 이하 |
| | 9. 빈 도 | 100낱말 당 1회 이상 | 100낱말 당 1회 이하 |
| | 10. 규칙성 | 불규칙적이거나 방해됨 | 자연스러움 |
| | 11. 긴 장 | 나타나면 중요함 | 없 음 |
| | 12. 유성음일 때 | 음도가 높아질 수 있음 | 음도 상승 없음 |
| | 13. 무성음일 때 | 공기 흐름이 막힘 | 공기 흐름이 유지됨 |
| | 14. 끝맺음 | 갑작스러움 | 점진적임 |
| 멈 춤 | 15. 한 낱말일 때 | 나타날 수 있음 | 없 음 |
| | 16. 말을 시작하기 전에 | 비정상적으로 긺 | 보이지 않음 |
| | 17. 비유창성이 나타난 후 | 나타날 수 있음 | 없 음 |
| 발 성 | 18. 억 양 | 제한되고 단조로움 | 정상적 |
| | 19. 발성제동 | 나타날 수 있음 | 없 음 |
| | 20. Vocal Fry | 나타날 수 있음 | 보통 없음 |
| 조음자세 | 21. 적절성 | 부적절할 수 있음 | 적절함 |
| 스트레스에 대한 반응 | 22. 형 태 | 깨진 낱말이 많음 | 정상적 비유창성 |
| 자각의 증거 | 23. 음소적 일관성 | 나타날 수 있음 | 없 음 |
| | 24. 좌 절 | 나타날 수 있음 | 없 음 |
| | 25. 연 장 (Postponements) | 나타날 수 있음 | 없 음 |
| | 26. 눈 맞춤 | 흔들림 | 정상적임 |

출처 : 심현섭 · 신문자 · 이은주 · 이경재 옮김(2013). Dr.Manning의 유창성장애. CengageLearning. 43p. 참고

## 학자별 비유창의 분류

| 연구자 | 비유창 형태 | |
|---|---|---|
| Ryan | 병리적 비유창성 | 정상적 비유창성 |
| Ryan | • 단어 전체 반복<br>• 단어 부분 반복<br>• 연 장<br>• 투 쟁 | • 삽 입<br>• 수 정<br>• 미완성 구<br>• 구 반복<br>• 쉼 |
| Yairi, Ambrose &<br>Niermann(1993) | 진성말더듬(진성비유창성) | 기타(가성)비유창성 |
| Yairi, Ambrose &<br>Niermann(1993) | • 단어 부분 반복<br>• 일음절 단어 반복<br>• 비운율적 발성<br>• 긴장된 쉼 | • 다음절 단어 반복<br>• 구 반복<br>• 삽 입<br>• 수정-미완성 구 |
| Conture(1982) | 단어 내 비유창성 | 단어 간 비유창성 |
| Conture(1982) | • 단음절 단어 전체 반복<br>• 음/음절 반복<br>• 들을 수 있는 연장<br>• 들을 수 없는 연장 | • 구 반복<br>• 다음절 단어 전체 반복<br>• 삽 입<br>• 수 정 |
| Meyers(1986) | 말더듬 형태의 비유창성 | 정상 형태의 비유창성 |
| Meyers(1986) | • 단어 부분 반복<br>• 연 장<br>• 깨진 단어<br>• 긴장된 쉼 | • 단어 전체 반복<br>• 구 반복<br>• 수 정<br>• 미완성 구<br>• 삽 입 |
| Campbell &<br>Hill(1987) | 덜 전형적인 비유창성 | 더 전형적인 비유창성 |
| Campbell &<br>Hill(1987) | • 단음절 단어 반복(3회 이상 반복)<br>• 단어 부분·음절 반복(3회 이상 반복)<br>• 음 반복<br>• 연 장<br>• 폐 쇄 | • 머뭇거림<br>• 삽 입<br>• 수 정<br>• 구 반복<br>• 단음절 단어 반복(2회 이하 반복 : 긴장 없음)<br>• 단어 부분·음절 반복(2회 이하 반복 : 긴장 없음) |

출처 : 권도하 외 8명 공저 옮김(2012). 유창성장애. 86P. 참고

## 진성비유창성과 가성비유창성

| 범 주 | 비유창성 유형 | 정의 및 예 |
|---|---|---|
| SLD (= 진성비유창성, 말더듬) | 부분낱말 반복(Rp) | 낱말의 일부인 음소나 음절을 반복하는 것이다. 3음절 이상의 낱말에서 2음절 이상 반복한 것도 포함한다(예 ㅁ멍멍이가 씽씽카를 타). |
| | 단음절 낱말반복 (Rs) | 1음절로 이루어진 낱말을 반복하는 것이다(예 산산산산산산을 만들어요.). |
| | 운율이 깨진 발성 (DP) | 연장(Prolongation), 막힘(Block), 깨진 낱말(Broken Word)을 포함한다.<br>① 연장 : 소리와 공기의 흐름은 유지되나 조음기관의 운동이 멈추는 것으로 낱말내의 음소나 음절을 길게 늘이는 것이다(예 친─구가 끈을 잡고 있어요.).<br>② 막힘 : 공기 또는 목소리의 흐름 및 조음기관의 운동이 멈추는 것으로, 호흡, 후두, 조음 등 어떤 말 기제 수준에서도 나타날 수 있으나 특히 후두의 부적절한 근육 움직임이 동반된다. 기류나 발성의 연결이 부드럽게 연결되지 못하고 순간적으로 막힘으로써 말의 흐름이 부적절하게 단절되는 것이다(예 원숭이가˘퍼즐 맞춰.).<br>③ 깨진 낱말 : 낱말이 중간에서 끊겨버린 것으로 한 낱말을 말할 때 낱말 내 음절과 음절 사이에 짧은 휴지가 있어 낱말이 끊겼다가 들리는 것이다(예 친구˘가 바닷가에 갔어). |
| OD (= 가성비유창성) | 간투사(I) | 목표어 사이에 의미 전달 내용에 관계없는 낱말이나 음절을 삽입하는 것이다(예 어, 책 보려고 그런다.). |
| | 수정/미완성 발화 (Rv/U) | 수정은 이미 산출한 말의 발음, 어휘, 문법구조, 내용 등을 바꾸는 것이다. 수정은 대개 끝맺지 못한 발화와 함께 나타난다(예 사슴 선생님은 동화가 동화를 읽어줘요.). |
| | 다음절낱말/ 구반복 (Ra/Rph) | 2음절 이상의 다음절 낱말, 어절 및 구를 반복하는 것이다(예 숨어서 숨어서 하는 거). |

출처 : 변재원, 이은주, 심현섭(2004). 초기 말더듬아동의 비유창성 특성 연구. 언어청각장애연구. 2004, 제9권, 제1호, 1~14p.

1 살아오면서 말을 더듬은 경
험이 있었던 사람의 비율을
출현율이라고 한다.  (O, X)

2 발생률과 출현율의 차이는
자연회복 때문에 발생한다.
(O, X)

## 4 말더듬 발생률 및 출현율

### (1) 발생률(= 발병률, Incidence)

① 살아오면서 말을 더듬은 경험이 있었던 사람들의 비율

② 6개월 이상 더듬은 경우 4.5~5%

### (2) 출현율(= 유병률, Prevalence)

특정 시기에 특정 연령대, 대상 등에서 말을 더듬고 있는 사람들의 비율

※ 발생률과 출현율의 차이는 자연회복 때문

### 더 알아보기

**자연회복**
- 치료 없이도 말더듬이 회복되는 것
- 자연회복 예측변수 : 가족력, 성(Gender), 발생연령, 말더듬의 빈도와 심한 정도, 발생 후 지
속기간, 말더듬 시간 및 비율, 음운능력

**성비에 따른 말더듬**(출처 : 신명선 외 7명 공저(2020). 유창성장애 2판. 학지사. 24P. 참고)
말더듬 남녀의 비율(4:1) : 연령이 증가할수록 비율 증가

**말더듬의 예측성**
- 예기 : 어떤 단어에서 더듬을지 예측하는 능력
- 일관성 : 일관된 단어에서 더듬는 것
- 적응 : 같은 단어를 여러 번 읽거나 말할 때 점차 말더듬이 줄어드는 것

**말더듬 발생과 관련한 위험요인**(출처 : 심현섭 외 4명(2022). 유창성장애 평가와 치료.
53p)
아동의 말운동능력, 기질(Temperament), 가족력(유전), 언어능력, 인지능력, 언어환경, 일상생
활에서 시간적 압박(Time Pressure), 부모의 기대, 말더듬에 대한 부모의 반응 방식

# CHAPTER 02 말더듬의 원인

## 1절 | 말더듬의 역사

유창성과 관련된 치료기법, 연구동향은 계속해서 변화하고 있음

| | | |
|---|---|---|
| 구조주의 | 1500년 | • 아리스토텔레스 시대부터 기원 후 1500년 르네상스 시대까지<br>• 혀 구조 및 기능의 문제가 있다고 봄 |
| | 1841년 | 조한 디펜박(Johann Dieffenbach) : 프랑스와 독일에서 말더듬는 사람들의 혀 수술을 통해 말더듬을 치료하려고 함<br>예 바늘로 혀 찌르기, 혀에 물집이 생기도록 함, 설하신경절제, 담배 피우기 등 |
| | 1920년 | • 말더듬는 사람들은 왼손잡이, 양손잡이인 경우가 많다는 보고로 오른손잡이로 바꾸려는 시도가 많았음<br>• Orton and Travis : 대뇌반구우세 이론 제시 |
| 정신분석<br>(=<br>말소리<br>수정법에<br>기초) | 1950년 | • Johnson : 진단착오이론 제시<br>"Monster Studies" : 사람을 대상으로 연구<br>• Joseph Sheehan(회피행동에 초점)<br>  – 말을 하자는 욕구와 말을 하지 말자는 욕구가 동시에 생겨 말더듬이 생긴 것으로 봄<br>  – 특정단어, 상황, 관계, 감정적 내용 등에 대한 두려움 |
| 행동주의<br>(=<br>유창성<br>완성법에<br>기초) | 1960년 | • 학습이론. Speech Motor Dynamics : 말더듬을 기질적 장애로 봄<br>• 고전적, 조작적 조건화에 의해 학습된 행동이라 주장<br>• Brutten & Shoemaker(1967) : 2요인 접근법(고전+조작)으로 결합시키려 노력함<br>• B. F. Skinner : 모든 행동은 자발적 통제로 이루어지고 적절한 강화를 해야 한다고 함. 말더듬 치료는 '느리게 말하기'를 알려주었을 때 감소하였다고 보았음<br>• Shames and Sherrick(1963) : 말더듬을 조작적 조건화로 보았음<br>잘못된 강화가 아동의 비유창을 만들고, 반복이 막힘까지 이어질 수 있다고 봄 |
| 현 대 | 1980년 | Van Riper : Stuttering Modification<br>• 말더듬 : 말의 흐름이 말산출에 필요한 근육운동의 어려움으로 말소리, 음절 또는 낱말의 어려움이 생겼을 때, 그리고 이러한 어려움 때문에 다른 사람이 부정적인 반응을 했을 때 말더듬이 생긴다고 함<br>• 말을 더듬는 사람 본인의 말더듬에 대한 부정적인 반응이 말더듬을 촉진시킨다고 봄. 말더듬의 핵심행동인 말소리 반복, 연장 및 막힘이 오래 지속되면 말을 더듬는 사람은 부수행동이 나타난다고 주장함 |

---

**Check! 챕터확인문제**

1 1950년대에 정신분석주의에서 성행했던 이론은 '진단착오이론'이다. (O, X)

2 행동주의에서는 고전적/조작적 조건화를 통해 말더듬을 설명하려고 했다. (O, X)

3 1980년대의 Van Riper는 부정적인 반응이 말더듬을 촉진시킨다고 보았다. (O, X)

**정답**

1 O
2 O
3 O

## 2절 | 말더듬의 이론

말더듬은 크게 선천적인 요인과 후천적인 발달, 환경적 요인들의 상호작용 속에서 발생한다고 하였음(이승환, 2005). 따라서 말더듬 이론의 분류를 다양하게 하고 있으나 본 서적에서는 선천적 요인과 후천적 요인으로 분류하였음

**더 알아보기**

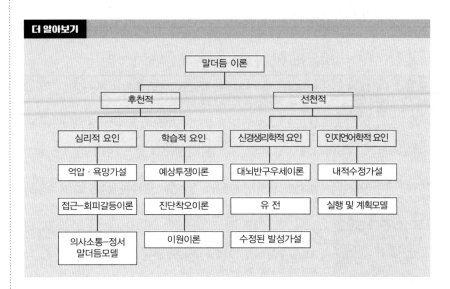

### 1 심리적 요인

#### (1) 심리학적 이론

말더듬는 사람들의 성격이나 심리구조가 정상인들과 다르다고 봄

① 억압 · 욕망가설
- 말더듬은 억압된 무의식과 억제된 욕망 사이의 갈등이라고 봄
- 말더듬을 구강기 고착으로 인해 생긴 결과로 봄
- 원본능(Id)과 초자아(Superego) 사이의 갈등으로 인한 결과로 봄
- 동정이나 책임회피의 결과로 봄
- 치료는 정신분석이나 심리치료로 진행함

② 접근—회피갈등이론 : 말을 하려는 동기와 말을 하지 않으려는 동기 사이에서 갈등하다가 발성의 시간을 놓치고 말을 더듬게 됨

③ 의사소통—정서 말더듬모델(Conture)
- 말더듬은 순간적으로 정서반응성과 정서 조절의 어려움으로 말더듬이 더 악화될 수 있다고 봄
- 과거요인(Distal Factor), 현재요인(Proximal Factor), 악화요인(Excerbation)으로 구분

– 과거요인 : 말더듬행동을 유발시키는 선행사건/변인(예 가족력, 유전, 환경 등)

– 현재요인 : 말 계획 및 산출능력

– 악화요인 : 정서반응성 및 정서조절

③ 심리학적 연구

- 말더듬는 아동의 부모 대상으로 부모태도, 감정, 자녀 양육태도 등이 아동에게 부정적인 영향을 줄 수 있다고 보고하고 있음

- 말더듬는 아동의 부모가 다양한 측면에서 수용적인 면이 적다고 보고하고 있음

- 최근 연구 결과, 학령기 말더듬 아동의 불안점수와 어머니의 불안점수 사이에 상관성이 있다고 함. 즉, 말더듬 아동 어머니가 일반 아동 어머니보다 더 많은 두려움과 걱정을 보인다고 함(이은주, 심현섭(2007). 취학 전 말더듬 아동의 기질과 어머니의 기질 및 양육행동 특성. 참고)

- 말더듬과 기질에서의 몇몇 연구에서 말을 더듬는 사람이 일반인에 비해 예민하고 기질적인 차이가 있다고 보고되고 있음. 따라서 치료가 이루어지는 동안 정서에 더 많은 관심을 가져야 한다고 함

## ② 학습적 요인

### (1) 예상투쟁모델(예기투쟁가설, Anticipatory Struggle Model, Bloodstein)

① 스스로 말하는 것이 어렵다고 생각하고 점차 말로 인한 스트레스로 인해 말더듬이 시작된다고 보고 있음

② 말더듬이 생길 것이라는 믿음이 학습되면서 말을 회피하기 위한 행동도 시작된다고 봄

③ 치 료

- 말더듬는 대상자에 대한 자신감을 심어주기

- 말을 잘했을 때의 성취감을 느끼게 해주기

- 대상자의 잘못된 지식이나 믿음을 고쳐주기

- 아동의 경우 부모교육 진행

### (2) 진단착오이론(Diagnosogenic Theory, Wendel Johnson)

① '말더듬은 부모의 귀에서 시작된다.'

② 정상적인 유창성에 대해 부모 또는 주변 사람들이 과도한 반응을 하고 '말더듬'이라고 진단하게 되면서 아동의 말더듬이 시작된다고 보고 있음

**Check!** 챕터확인문제

**1** 정상적인 유창성 및 비유창성에 대해 부모 또는 주변 사람들이 과도한 반응으로 말더듬이 된다고 주장한 이론은 무엇이라고 하는가?

**2** 말더듬의 이론 중 스스로 말하는 것이 어렵다고 생각하고 점차 말로 인한 스트레스로 인해 말더듬이 시작된다고 보는 모델은 무엇인가?

**3** 말을 하려는 동기와 말을 하지 않는 동기 사이에서 갈등하다가 발성의 시간을 놓치고 말을 더듬게 되는 이론을 예상투쟁이론이라고 한다.

(O, X)

**정답**

1 진단착오이론

2 예상투쟁모델

3 X (접근-회피갈등이론)

③ 이때 아동의 밀을 고치려고 하거나 민감하게 반응할수록 말더듬이 심해 진다고 보았음

④ **치료** : 부모의 태도를 변화시키는 부모교육 실시

⑤ **연구** : "Monster Studies"(사람을 대상으로 연구, 연구의 목적은 만약 어떤 사람을 말더듬이로 이름붙이는 것이 그 사람의 유창성에 어떤 영향 을 줄 것인가를 봄)

### (3) 이원이론(Two Factor Approach, Brutten & Shoemaker)

① 말더듬의 핵심행동과 관련된 부정적 정서(불안, 공포, 좌절)는 고전적 조건화의 결과

② 말더듬의 부수행동은 조작적 조건화의 결과

③ 말더듬의 원인을 설명하지는 못함

④ 고전적 vs 조작적 조건화 과정

| 구 분 | | 상 황 | 도식화 |
|---|---|---|---|
| 고전적 | 1차 | 승호는 의자 위에 올라가서 사탕 병을 꺼내려다가 사탕병과 액자 를 깨트렸다. 승호는 엄마에게 말 하면서 약간 말을 더듬었고 엄마 는 승호를 심하게 야단쳤다. 이후 승호는 엄마에게 말을 해야 하는 상황에 불안을 느꼈다. | • 체벌상황 = 불안<br>• 체벌상황 + 엄마한테 말하기 = 불안<br>• 엄마한테 말하기 = 불안 |
| | 2차 | 불안한 상황에서 엄마한테 말할 때마다 말을 더듬게 되었다. 이후 점차 다양한 상황에서 말을 더듬 게 되었다. | • 엄마한테 말하기 + 불안 = 말 더듬<br>• 엄마한테 말하기 + 단어, 상황, 사람 = 말더듬<br>• 단어, 상황, 사람 = 말더듬(조건 반응) |
| 조작적 | 1차 | 승호는 말더듬에 대한 부정적 감 정을 피하기 위해 회피하였다. | • 자극 : 말을 더듬을 상황<br>• 반응 선택 : 말을 회피<br>• 후속 자극 : 위기 모면(반응을 증가시키는 역할) |
| | 2차 | 말을 더듬는 승호는 말을 하기 위 해 부수행동(투쟁행동)을 하였다. | • 자극 : 말을 더듬을 상황<br>• 반응 선택 : 부수행동<br>• 후속 자극 : 일시적으로 말이 잘 나옴(반응을 증가시키는 역할) |

⑤ **연구**

• 말더듬의 감소를 위한 행동들로 인해 말더듬 감소/증가의 이유를 정 확히 설명하지는 못한다고 보고되었음

• 하지만 아동의 유창성/비유창성에 대한 부모의 반응은 아동의 말에 영향을 받는다고 보고하고 있음

**더 알아보기**

**일원이론**

조작적 조건화만을 설명(Shames & Sherrick)
- 자극 : 부모의 무관심
- 반응 선택 : 말을 더듬음
- 후속 자극 : 부모의 관심(반응을 증가시키는 역할)

## ③ 신경생리학적 요인

### (1) 대뇌반구 우세이론(Orton & Travis)

① 반구에서 신경자극을 받는 말산출기관근육은 적절한 협응을 위해 한쪽 반구가 다른 쪽 반구를 지배한다고 봄

② 말더듬는 사람들은 양측 뇌의 지배를 받게 되어 구어 산출을 위한 근육들에게 신경 충격을 주어 구어를 방해하는 원인이 된다고 봄

③ 질병, 뇌손상, 유전, 정서 등의 원인으로 생길 수 있다고 함

| 구 조 | • MRI를 사용하여 말더듬 성인과 정상 성인을 살펴보았을 때 차이가 있었음. 이러한 결과는 말더듬의 원인/결과를 시사<br>• MRI의 한 유형인 DTI를 사용하여 지속적 발달 말더듬 성인을 살펴보았을 때, 말산출 및 지각 관련된 영역들이 비정상적<br>• MRI를 사용하여 지속적 말더듬 집단과 말더듬 회복집단을 비교했을 때 말더듬 회복집단의 말 관련 영역, 좌하전두회, 양측 측두영역에서 회질 용적이 감소 |
|---|---|
| 기 능 | • SPECT, rCBF를 이용하여 쉬는 동안의 성인 말더듬을 살펴보았을 때, 전두엽 및 측두엽에서 전반적으로 뇌 혈류량 감소<br>• PET를 이용하여 말더듬 성인과 정상 성인의 읽기 조건에서의 뇌를 살펴보았을 때 좌반구 브로카, 베르니케영역의 뇌 활성화 감소 |

### (2) 그 밖의 다양한 연구

① 이분청취(Dichotic Listening) : 양쪽 귀에 서로 다른 말 신호를 동시에 들려주고 피험자들이 자극을 기억하게 하는 과업이며, 청각처리 과정의 이상여부(정확하게 반응)를 확인함. 말더듬는 사람이 말을 지각할 때 우반구 우세성이 더 많은 것으로 나타남

② Wada Test : 양쪽의 경동맥 속에 아미탈 나트륨 용액(Sodium Amytal)을 넣어 언어 및 구어를 일시적으로 손상시켜 뇌반구 지배를 알아봄. 이 연구에서 반구우세의 유의한 차이는 없다고 알려져 있음

③ 뇌파검사 연구(Electroencephalography, EEG) : EEG는 대뇌피질의 전기적 신호를 반영하는 것인데, 말더듬는 사람들에게서 더 억제된 EEG가 보이며, 최근 우반구 비대칭 현상·비대칭 EEG 리듬이 발견된다고 보고하고 있음

**Check! 챕터확인문제**

1 말더듬는 사람들은 양측 뇌의 지배를 받게 되어 구어 산출을 위한 근육들에 신경 충격을 주어 구어를 방해하는 원인이 된다고 보았던 이론은 무엇인가?

2 양쪽 귀에 서로 다른 말 신호를 동시에 들려주고 청각처리 과정의 이상여부를 확인하기 위한 이 연구는 무엇인가?

3 언어 및 구어를 일시적으로 손상시켜 뇌반구 지배를 알아본 이 연구는 무엇인가?

**정답**

1 대뇌반구 우세이론
2 이분청취
3 Wada Test

**Check!** 챕터확인문제

**1** 쌍생아 연구에서 이란성에 비해 일란성에서 말더듬일 확률이 높다. (O, X)

**2** 말더듬의 유전연구에서 남녀 비율은 1 : 4이다. (O, X)

**3** 말더듬는 남자 아동들이 말더듬는 여자 아동들에 비해 가족력이 많을 확률이 크다. (O, X)

④ **신경영상 기법** : 현재 말더듬의 신경구조 및 기능적 측면에서 비정상적이라고 보고하고 있지만 이와 반대되는 연구 또한 보고되고 있음

## (2) 유전 이론

① 말더듬은 가족력에 의해 생기며, 유전적 성향이 있다는 이론

② 연 구

- 일란성 > 이란성 : 쌍생아 가운데 한 명이 말더듬이면 다른 쪽도 말더듬이일 확률이 정상 형제자매들에 비해서 높음
- 남 > 여 : 여자에 비해 남자가 더 말을 더듬을 확률이 큼(3 : 1 또는 4 : 1)
- 가계력 : 말더듬는 여자 아동들이 남자 아동들에 비해 말더듬는 친척이 더 많을 확률이 큼
- 입양 : 말더듬 출현율이 입양된 친족의 가족력보다 생물학적인 친족에서 높음

## (3) 수정된 발성 가설

① 성대의 과도한 내전의 원인으로 말더듬이 생긴다고 봄

② 근육의 과긴장으로 인해 조음, 발성 및 호흡기관의 협응이 적절하지 않아 말더듬이 생긴다고 봄(말산출체계의 불협응(Discoordination of the Speech Production) 이론)

③ 생리적 측면에서 말더듬 성인과 정상 성인과의 차이가 있었으나 아동의 경우는 차이가 없었음

## ④ 인지언어학적 요인

### (1) 내적 모델링 능력이 결함(Neilson & Neilson, 1987)

① 말더듬의 반복이 '구어 산출 체계의 내적 전환모델'에 문제가 생긴 결과로 봄

　**예** 아동이 말을 배울 때, 주변에서 들었던 소리를 모방함. 아동의 뇌에서는 들었던 소리를 산출하기 위해 소리를 기억하고 운동신경으로 전환하여 산출함. 이때, 들렸던 소리자극에서 표현하기 위한 운동명령 사이 단계를 구어 산출을 위한 내적 전환모델이라고 함

② 아동의 운동 능력요구와 청각적 출력의 관계를 학습하기 어렵기 때문에 말더듬이 생긴다고 설명하기도 함

**정답**

**1** O

**2** X (4 : 1)

**3** X

## (2) 내적 수정가설(Covert Repair Hypothesis, Postma & Kolk)

① 사람들은 말을 하기 전에 자신의 말을 확인하고 오류를 발견(내적 오류, Internal Errors)하면 수정하지만 말더듬이 있는 사람은 음운부호화능력(Phonological Encoding Skills)이 부족함. 이로 인해 오류가 빈번하게 발생하고 이 오류를 제대로 수정하지 못해 말더듬이 나타남

② 연구 : 말더듬 아동도 조음측면에서 다양한 음운변동과정을 보이며, 조음 및 음운 장애치료를 받는 도중 비유창성이 악화되기도 하였음

## (3) 실행 및 계획이론

① 내적 수정가설을 정교화함

② 말은 통사, 어휘, 음성 등 순차적으로 계획하고 말과 관련된 기관에서 말산출이 조직화되고 실행됨. 이때 실행 및 계획모델은 언어학적 계획이 완성되었으나 말산출기관이 준비가 되지 않았을 때(실행을 위한 다음 계획이 준비가 되지 않았을 때) 말더듬이 생긴다고 봄

③ 연구 : 말더듬는 사람은 음운부호화, 통사적 처리 등의 어려움이 있다고 보고하고 있음

# 5 발달 및 환경 요인

## (1) 신체발달

신체발달과 신경망의 발달은 서로 상호경쟁적이므로 제한된 신경자원이 한쪽에 집중적으로 사용되면 다른 한쪽에서는 신경자원의 결핍을 일으킴

## (2) 인지발달

① 정신지체 중에서 말더듬의 비율이 높음

② 새로운 인지관계를 습득하는 전조작기에 말더듬이 발생하는 비율이 높음

## (3) 사회 · 정서

① 균형 잡히지 않은 뇌의 변연계(Limbic System)가 말더듬의 원인이라고 보는 경우 : 흥분하거나 급하게 말할 때 더듬음

② 2~3세 : 부모에 대한 의존과 개인화 사이의 갈등이 격렬할 때

③ 집안과 가정에서의 안정감의 손상이 비유창성 유발

④ 2세경 자의식의 발달 : 자신의 능력이 어른의 기대 또는 형제자매의 수준에 미치지 못한다고 생각할 때 말을 더듬음

## (4) 말 · 언어

언어 폭발기에 말더듬이 나타나기 시작함 : 2~6세

**Check! 챕터확인문제**

1 사람들은 말을 하기 전에 자신의 말을 확인하면서 수정하게 되는데 말더듬이 있는 사람은 음운부호화능력(Phonological Encoding Skills)이 부족하여 오류가 빈번하게 나타나고 오류 수정이 어려워 말더듬이 생긴다는 이론은 무엇인가?

2 말더듬의 발생 시기 중 발생 빈도가 가장 높은 연령은 언제인가?

3 언어 폭발기에 말더듬이 나타나기도 한다. (O, X)

**정답**

1 내적 수정가설
2 2~6세
3 O

**Check!** 챕터확인문제

**1** 언어, 정서, 운동 및 인지보다 외부요구(가정환경, 언어적 환경 등)가 크게 되는 경우 유창성의 오류가 생길 수 있다고 보는 이론을 무엇이라고 하는가?

**2** 말을 더듬는 사람이 같은 자리에서 얼마나 더듬는가를 말하는 용어를 무엇이라고 하는가?

**3** 여러 번 반복해서 읽게 하면 말더듬의 횟수가 줄어드는 현상을 무엇이라고 하는가?

**4** 낱말 중 고빈도 낱말에서 더 말을 더듬는다.           (O, X)

**5** 일관성 효과보다 일치율이 더 높다.           (O, X)

**6** 문장 안 낱말 중 말을 자주 더듬는 곳은 첫소리이다.
           (O, X)

# ⑥ 기타

## (1) 다요인 이론 : 요구용량 이론(Demand-capacity Model, Starkweather)

① 언어, 정서, 운동 및 인지(용량)는 아동이 발달하면서 함께 발달한다고 보고 있음. 또한 유창성 발달도 이 4가지 영역에 따라 영향을 받는다고 보는데, 이 영역보다 외부요구(가정환경, 언어적 환경 등)가 크게 되는 경우 유창성의 오류가 생길 수 있다고 봄

② 어휘 폭발기에 나타나는 아동의 정상적 비유창성을 설명할 수 있음

③ 연구 : 요구와 용량 사이의 검증이 어려워 연구가 부족함

## (2) 기타 : 의사소통실패 어려움 예측 이론(Bloodstein, 1997)

의사소통의 실패가 잦아지고 좌절이 많아지면서 말하는 것에 대한 두려움과 겁이 생겨 말을 할 때마다 스스로 어렵다고 예측하는 것이 말더듬의 원인이 된다고 봄

---

| 3절 | 말더듬 특징 |
|---|---|

## ① 말더듬(핵심행동)이 자주 일어나는 자리

| 일관성 효과 (Consistency Effect) | • 말을 더듬는 사람이 같은 자리에서 얼마나 더듬는가를 말함<br>• 더듬는 위치의 일관성이 어느 정도인가를 개인별로 측정 말더듬는 사람들에게 일관성이 보임 |
|---|---|
| 일치율 (Congruity) | • 더듬는 자리가 말을 더듬는 사람들끼리 어느 정도 같은가를 알아봄<br>• 일치율 < 일관성 효과<br>   – 말을 더듬는 자리는 어느 정도 같다고 볼 수 있음<br>   – 더듬는 사람의 개인적인 요인이 영향을 받을 수 있다고 봄 |
| 적응효과 (Adaptation Effect) | 읽기자료를 반복하여 읽을 시, 말더듬 횟수 줄어듦 |
| 문장 안 낱말의 자리 | 첫 낱말인 경우가 많음<br>• 첫 소리가 다른 낱말보다 눈에 띔<br>• 낱말 시작의 부담 |
| 낱말 안의 자리 | 낱말의 첫 소리 |
| 말소리의 음운특성과 말더듬의 자리 | 자음으로 시작되는 낱말에서 더 더듬음(연구일치 안 됨)<br>'ㄱ ㄱ 가방' 하고 더듬었다고 하면, 자음 'ㄱ'를 못해서가 아닌, 'ㄱ'과 'ㅏ'의 연결(동시조음)의 어려움이 있는 것 |
| 낱말의 친근성, 의미의 비중, 길이 | • 익숙한 낱말 < 익숙하지 않은 낱말<br>• 길이가 짧은 문장 < 길이가 긴 문장<br>• 친숙한 문장 < 친숙하지 않은 문장<br>• 의미의 비중이 낮음 < 의미의 비중이 높음 |
| 낱말의 빈도 | 고빈도 < 저빈도 |

**정답**

**1** 요구용량 이론

**2** 일관성 효과

**3** 적응효과

**4** X (저빈도)

**5** X (일관성 효과가 높음)

**6** O

**더 알아보기**

## Brown의 연구

- 단어를 중심으로 한 요인
  - 내용어 > 기능어
  - 자음으로 시작하는 단어 > 모음으로 시작하는 단어
  - 발화를 처음으로 시작하는 단어
  - 단어의 어두
  - 긴 단어
- 어떤 특정한 음소나 발화에 어려움이 있다고 인식하게 될 때
- 단어의 목적성이나 정보 비중이 큰 단어
- 강세가 있는 음절
- 말더듬의 음운, 구문, 의미, 화용에 따른 특징

| 말더듬과<br>음운론 | • 자음으로 시작하는 단어 > 모음으로 시작하는 단어<br>• 단어의 어두에서 많이 더듬음 |
|---|---|
| 말더듬과<br>구문론 | • 발화를 처음으로 시작하는 단어<br>• 긴 단어<br>• 발화의 길이와 복잡성이 증가할수록 많이 더듬음 |
| 말더듬과<br>의미론 | • 내용어 > 기능어<br>• 정보가치가 많은 단어<br>• 어휘의 화용론적 목적성이 많을수록 많이 나타남<br>• 부족한 어휘통제에 기인 |
| 말더듬과<br>화용론 | • 대화의 내용이 달라지고 스트레스를 주는 요소가 많을 때 많이 더듬음<br>• 구조화된 인터뷰<br>• 자기중심적 구어보다는 사회화된 구어에서 많이 발생 |

**Check! 챕터확인문제**

1 인지언어학적 요인의 Brown의 연구결과에서
  ① 내용어보다 기능어에서 말더듬이 더 많이 나타났다고 보고하였다. (O, X)

  ② 자음으로 시작하는 단어가 모음으로 시작하는 단어에 비해 말더듬이 더 많이 나타났다고 보고하였다. (O, X)

  ③ 정보비중이 높고 목적성이 클수록 말을 더 더듬는다. (O, X)

**점답**

1 ① X (내용어)
  ② O
  ③ O

# 말더듬 발달의 순서 및 특징

**Check!** 챕터확인문제

**1** 갑작스러운 말더듬이 출현하며 심리적 충격이나 갑작스러운 환경 변화로 인한 Van Riper의 경로는 3번이다.
(O, X)

**2** 말더듬에 대한 인식은 없으나 언어발달지체가 있거나 조음음장애가 있는 경로는 1번이다. (O, X)

**3** Van Riper(1982)의 경로 3(Track Ⅲ) 발증 시기는 언제인가?

## 1절 │ 학자에 따른 말더듬 발달 순서

### 1 Van Riper(1982)

| 구 분 | 경로 1(Track Ⅰ) | 경로 2(Track Ⅱ) | 경로 3(Track Ⅲ) | 경로 4(Track Ⅳ) |
|---|---|---|---|---|
| 발 증 | 30~50개월 | Track 1보다 발증 시기가 빠름 | 5~9세 | 청년기에 시작 |
| 특 징 | • 정상적인 유창성과 말더듬의 교체가 빈번(즉, 말더듬의 정도의 기복이 심함)<br>• 점진적인 시작 | • 언어발달 지체, 언어 의사소통 시작 초기부터 비유창함<br>• 상당수 조음음운장애 동반 | 갑작스러운 말더듬 출현, 그와 관련된 경험, 사건, 심한 심리적 충격이나 갑작스러운 환경변화 | 의도적으로 말을 더듬는 것 같은 모습을 보임 |
| 말<br>행동<br>순서 | 음절반복/단위반복수는 3회 가량, 첫 낱말 또는 휴지 다음의 첫 낱말<br>↓<br>반복 불규칙, 속도 빨라짐<br>↓<br>연장과 막힘 출현<br>↓<br>연장과 막힘 지속 | 음절반복(불규칙적 빠른 반복, 주로 1음절 낱말 반복), 침묵, 주저, 수정 및 간투사 사용이 많음, 갑작스런 호흡 및 말 시작<br>↓<br>반복 위주지만 연장 간혹 출현 | 막힘<br>(특징 : 처음부터 심하다)<br>↓<br>연 장<br>↓<br>음절 반복 | 정형화, 의도적 반복(낱말이나 구절), 반복수가 유난히 많음<br>↓<br>음절 반복 |
| 탈출<br>행동<br>순서 | ① 긴장은 거의 보이지 않음<br>② 탈출행동 출현 시작<br>③ 탈출행동 다양화, 다층화<br>④ 말더듬공포, 회피행동발달 | 말더듬을 인식하지 못하여 탈출행동 나타나지 않음. 순간적인 공포는 있지만 그때뿐임 | 탈출행동 일찍 출현, 긴장 및 극단적 | |
| 공포<br>및<br>회피<br>순서 | ① 말더듬 인식 없음<br>② 인식 후 놀라움 및 당황<br>③ 말소리/낱말공포<br>④ 상황공포 및 회피 | ① 말더듬 인식 없음<br>② 상황공포<br>③ 상황공포 심화, 몰아서 말하려는 증상 | 인식 있음, 당황 및 공포 > 경로 1, 2 | 당황, 수치심, 두려움, 공포 없음 |

**정답**

**1** O

**2** X (경로 2번)

**3** 5~9세

## ② Bloodstein(1960, 1995)

| 1단계 | • 대략 2~6세까지의 학령전기 어린이들의 말더듬 단계<br>• 간헐적(Episodic), 어린이가 흥분하거나 당황할 때 말을 더듬음<br>• 주요 핵심행동은 반복(첫 음절 혹은 낱말 전체) 혹은 연장과 막힘 출현<br>• 여러 위치에서 말을 더듬음(명사, 동사, 형용사, 부사 등의 내용어와 더불어 기능어도 더듬음)<br>• 말의 유창성 문제를 인식하지 않음 |
|---|---|
| 2단계 | • 학령기 어린이가 보이는 말더듬의 특성<br>• 만성적(Chronic), 유창하게 말할 수 있는 기간이 거의 없음<br>• 말을 더듬는 사람이라는 자아개념을 가지고 있음<br>• 말더듬은 주로 내용어에서 일어남<br>• 회피 및 상황공포는 없음<br>• 흥분하거나 말이 빨라질 때 말더듬이 많이 나타남 |
| 3단계 | • 8세부터 성인에 이르기까지 모든 연령<br>• 특정 환경 또는 상황에 따라 말더듬이 나타남<br>• 특정 말소리 또는 낱말이 더 어려움<br>• 말더듬에 대한 두려움이나 공포를 느끼지 않기 때문에 상황공포의 기색이 없으므로 회피행동이 없음<br>• 모든 상황에서 숨기지 않고 대놓고 말을 더듬는 경향이 있음<br>• 당황하여 낱말의 대치나 에두르기를 보임 |
| 4단계 | • 청장년기<br>• 말더듬에 대한 두려움과 공포로 인하여 말더듬을 예견<br>• 말소리공포, 낱말공포 및 상황공포가 광범위함<br>• 낱말의 대치, 에두르기 등이 매우 잦음<br>• 회피행동이 다양하게 나타남<br>• 자기의 말더듬에 대한 다른 사람의 반응에 매우 예민함<br>• 자기의 말더듬에 대하여 다른 사람과 이야기하는 것을 싫어하고 자기가 말을 더듬는다는 사실을 가능한 모든 방법과 기교를 동원하여 감추려 함 |

## ③ Guitar(1998)

### (1) 말더듬의 중증도 및 연령구분

| 중증도/진전단계 | 전형적인 연령(연;월) |
|---|---|
| 정상 비유창성 | 1;6~6;0 |
| 경계선 말더듬 | 1;6~6;0 |
| 초기 말더듬 | 2;0~8;0 |
| 중간급 말더듬 | 6;0~13;0 |
| 진전된 말더듬 | 14;0 이상 |

출처 : 이승환(2005). 유창성장애. 시그마프레스. 81p. 참고

**Check! 챕터확인문제**

1 Bloodstein(1960, 1995)이 분류한 말더듬의 4단계 중 특정 환경 또는 상황에 따라 말더듬이 나타나며, 말더듬에 대한 상황공포, 회피행동이 나타나지 않고 모든 상황에서 숨기지 않고 말을 더듬는 경향을 보이는 단계는 무엇인가?

2 Guitar(1998)는 말더듬의 중증도 및 진전단계를 나누었는데, 정상적 비유창성은 전 연령을 포함한다. (O, X)

**정답**

1 3단계
2 X (1;6~6;0)

**1** Guitar(1988)가 분류한 말더듬의 5단계에서 반복의 속도가 빨라지며 막힘이 출현하는 말더듬 단계는 언제인가?

**2** Guitar(1988)가 분류한 말더듬의 5단계에서 정상비유창성과 경계선 말더듬을 구분하는 기준은 말더듬 빈도, 단위반복수 등이 있다.
(O, X)

**3** Guitar(1998)가 분류한 말더듬의 5단계에서 비유창성에 대해 거의 인식하지 않으나, 예외적으로 한 음절을 여러 번 반복할 때 단어를 끝낼 수 없다는 놀람과 좌절을 느낄 수 있는 단계는 언제인가?

## (2) Guitar(1988)가 분류한 말더듬의 5단계 특징

| 구 분 | 핵심행동 | 부수적 행동 | 감정 및 태도 |
|---|---|---|---|
| 정상<br>비유창성<br>(대략<br>1;6~<br>6세) | • 비유창성 빈도 : 100단어 발화 시 10회 이하(단어나 음절)<br>• 반복이나 삽입의 반복단위 : 1~2회<br>• 비유창성 유형<br> – 반복 : 단어-부분 반복(3세 이후 감소), 단/다음절 단어 반복, 구 반복<br> – 삽입(3세 이후 감소)<br> – 수 정<br> – 불완전한 구<br> – 연장(많지 않음)<br>* 단어-부분 반복의 증가는 경계해야 할 종류 | 때때로 "긴장된 휴지"가 나타나기도 하나 부수적 행동은 나타나지 않으며 자신의 말더듬을 의식하지 않음 | 비유창성에 대해 인식하지 않음 |
| 경계선<br>말더듬<br>(1;6~<br>6세) | • 비유창성 빈도 : 100단어 발화 시 10회 이상<br>• 반복단위 : 2회 이상<br>• 비유창성 유형<br> – 단어-부분 반복, 단음절/다음절 단어반복, 단어의 단절·연장이 정상적 비유창성보다 더 높은 비율로 나타남<br> – 삽 입<br> – 수 정<br> – 불완전한 구<br>* 힘들이지 않는 반복과 때때로 연장을 보임 | 긴장정도가 정상적 비유창성보다는 약간 높아지기는 하나 부수적 행동은 거의 나타나지 않음 | 비유창성에 대해 거의 인식하지 않으나, 예외적으로 한 음절을 여러 번 반복할 때 단어를 끝낼 수 없다는 놀람과 좌절을 느낄 수 있음 |
| 초기<br>말더듬<br>(2~8세) | • 반복의 속도가 빨라지고 불규칙 : /ㅓ/의 삽입<br>• 조음기관과 발성기관의 긴장증가<br>• 비유창성 유형<br> – 막힘 출현<br> – 성대의 부적절한 개폐<br> – 이전에 반복했던 말소리가 연장으로 바뀜<br> – 반복이나 연장의 끝에 말소리 높낮이의 상승-후두 긴장<br>* 조음기관의 근육 긴장으로 고착이 일어나 때때로 말을 시작할 수 없음 | 종종 한 음절을 여러 번 반복한 다음 탈출행동이 일시적 도움을 줌 | • 더듬을 인식하여 순간적 좌절과 무력감을 느낌<br>• 부정적 자아상을 갖지는 않음<br>• 더듬기 직전/동안/후에 당황감, 좌절감, 무력감, 놀라움을 느낌 |

| | | | |
|---|---|---|---|
| 중간급<br>말더듬<br>(6~13세) | • 비유창성 유형<br> – 막힘 : 가장 빈번한 행동으로 과도한 후두 긴장뿐만 아니라 다른 조음기관도 과도한 긴장이 일어남<br> – 반 복<br> – 연 장<br>* 조음이 정지되고 호흡이 정지되는 막힘 | • 탈출행동 : 초기보다 심하고 빈번하며 복잡하게 나타남<br>• 회피행동사용, 대치, 에두르기, 지연, 상황탈피<br>• 상황공포와 회피<br>• 자연스런 행동처럼 가장하기도 함 | • 여러 가지 부정적 감정이 점점 증가(공포, 무력감, 당황, 수치심)<br>• 초기 말더듬에서보다 긴장 증가<br>• 감정과 태도에 공포감이 포함되기 시작 |
| 진전된<br>말더듬<br>(14세<br>이상) | • 가장 전형적 행동은 막힘 : 중간정도의 말더듬보다 더 길고 더 많은 긴장과 떨림 수반<br>• 긴장되고 빠르며 불규칙적 속도의 반복 : 음절반복이나 긴장<br>• 막힘에서 고정된 조음자세를 보이며 막힘과 반복이 복합적으로 나타남 | • 광범위한 회피행동 : 공포단어에 대한 교묘한 태도 가장<br>• 회피와 탈출행동의 복잡한 유형 : 자신도 의식하지 못할 수 있음<br>• 더듬을 것 같은 상황을 탈피-환경 조절 | • 말더듬을 예측, 조절할 수 없음을 느낌<br>• 공포, 당황, 수치심이 강함<br>• 자신의 결점을 조절<br>• 말더듬에 대한 부정적 자아상을 갖고 자기신념의 일부로 간주<br>• 개인차가 많음 |

출처 : 이승환(2005). 유창성장애. 시그마프레스. 87~88p. 참고

**더 알아보기**

## Guitar(1988) 핵심 외우기(앞의 표를 이해하고 외울 때 참고하기!)

| 구 분 | 핵심행동 | 부수적 행동 | 감정 및 태도 |
|---|---|---|---|
| 정상<br>비유창성<br>(1;6~6세) | • 100단어 발화 당 10회 이하<br>• 반복 횟수 : 1~2회 | | |
| 경계선<br>말더듬<br>(1;6~6세) | • 100단어 발화 당 10회 이상<br>• 반복 횟수 : 2회 이상 | | 놀람, 좌절 |
| 초기<br>말더듬<br>(2~6세) | • 반 복<br>• 반복 → 연장<br>• 막 힘 | 탈출행동 | 당황, 좌절, 무력감 |
| 중간급<br>말더듬<br>(6~13세) | • 막힘↑<br>• 반복↑<br>• 연장↑ | • 탈출행동↑<br>• 회피행동<br>• 상황공포 | 공포, 두려움, 수치심 |
| 진전된<br>말더듬<br>(14세 이상) | • 막힘↑↑<br>• 반복↑↑(불규칙한 속도, 빠름)<br>• 막힘 + 반복<br>• 연장↑ | • 광범위한 회피↑<br>• 탈출행동 복잡<br>• 상황공포/공포단어 → 환경조절 | 자기비하, 자기학대, 자기 증오, 죄의식 |

**Check!** 챕터확인문제

1 Guitar(1988)에 의한 감정 및 태도의 변화를 순서대로 말해보시오.

**정답**

1 놀람 → 당황, 좌절, 무력감 → 공포, 두려움 → 분노, 수치심 → 자기비하, 자기학대, 자기증오, 죄의식

**Check!** 챕터확인문제

**1** 유창성장애의 평가 중 사례력을 조사하고 설문지작성 및 발화녹음을 하는 단계는 무엇인가?

**2** 성인 말더듬이 직업에 미치는 영향에 대해 알아봐야 한다.
(O, X)

**3** 말더듬 아동을 평가 시 부모-아동 상호작용/언어 스트레스 상황 제시 등 다양한 상황에서의 평가를 해야 한다.
(O, X)

## 1절 기본적인 평가 과정

| 기본정보수집 | 추가정보수집 | 선별 및 감별 | 말더듬 행동 및 감정 관찰 | 진 단 |
|---|---|---|---|---|
| • 사례력<br>• 설문지<br>• 발화녹음테이프 | • 부모 인터뷰<br>• 교사 인터뷰<br>• 청소년/성인 인터뷰 | | • 부모 & 아동 상호작용<br>• 치료사 & 아동 상호작용<br>• 구조화된 대화 및 읽기 | • 자료해석<br>• 발달상황 결정<br>• 치료수준 결정<br>• 치료계획 설명 |

## 2절 평가(아동 vs 학령기 vs 성인)

| 구 분 | | 아 동 | 학령기 | 성 인 |
|---|---|---|---|---|
| 사례면담지 포함사항<br>• 기본정보, 병력, 발달력, 가족력 등<br>• 말더듬 시작<br>• 말더듬의 발달<br>• 현재 말더듬상태 | | 발달정보,<br>말더듬 인식 | 학교생활 & 교우관계 | • 직업 및 사회생활<br>• 말더듬이 대인관계, 교육, 직업에 미치는 영향 |
| 평가 내용 | 내재적 특성 | 아동이 말을 더듬는가 여부<br>• 유창성 단절 이끌어내기(Eliciting Fluency Breaks) : 평가 시, 말더듬이 나타나지 않을 수도 있기 때문에 말더듬이 나올 수 있는 스트레스를 제공할 준비<br>  – 부모와 아동의 상호작용 : 아동은 장난감을 가지고 놀거나 게임을 하면서 부모와 함께 상호작용<br>  – 놀이 : 아동과 치료사는 자연스러운 자유 놀이 상황에서 물건을 가지고 아동과 놀이 | | • 통제능력을 상실한 순간 확인<br>• 통제능력과 유창성의 관련성 평가<br>• 의사결정능력 평가 |

**정답**

**1** 기본정보수집

**2** O

**3** O

| | | | |
|---|---|---|---|
| **표면적 특성** | | – 스트레스 받는 상황에서 놀이 : 재활사는 질문을 하거나, 눈 맞춤을 피하거나, 아동의 말을 가로막거나 혹은 시간적 압박을 증가시켜(말속도 더 빠르게 하기) 대화에 점차 압박을 가함<br>– 이야기 다시 말하기 : 아동은 그림책을 사용하여 익숙한 이야기를 다시 말함<br>– 그림 설명하기 : 아동은 재활사로부터 최소한의 정보만을 제공받고 그림을 설명<br>• 유창성 단절의 특징 파악<br>• 말더듬 인식의 징후 파악<br>• 말에 대한 아동의 불안 수준 결정<br>• 부모의 평가 참여 | • 빈도<br>• 지속시간과 긴장<br>• 파편화(깨진단어) : 긴장으로 인해 단어가 나눠지거나 변형되어버리는 말<br>• 미세한 표면적 특성 : 회피, 대치, 지연<br>• 변이성 |
| **기 타** | | | • 치료대상자 자기평가<br>• 치료대상자의 변화에 대한 기대감 확인 |

## ① 공식 및 비공식 평가 전 말더듬 선별하기

선별의 목적 : 자연회복 가능성이 있는 아동과 만성적인 말더듬 가능성이 있는 아동을 구분하기 위함

### (1) 학자별 선별 기준

| 구 분 | 유창한 아동 |
|---|---|
| Yairi & Ambrose(2005) | 100음절당 3회 미만의 진성비유창성(SLD)인 경우 |
| Adams(1980) | • 총비유창성 백분율이 9% 이하<br>• 주로 나타나는 비유창성 형태가 단어전체반복, 구반복 및 수정 등임<br>• 발화를 시작할 때 힘이나 긴장이 없음<br>• 단어부분반복에서 반복하는 모음을 다른 모음으로 대치하지 않음 |
| Curlee(1984) | • 반복의 비유창성 백분율이 2% 미만<br>  비유창한 반복 기준 : 반복의 속도가 점차 증가, 음절반복에서 모음을 다른 모음으로 대치, 음성에서 긴장이 나타남<br>• 말한 단어들 중 연장(1초 이상)이 2% 미만<br>• 막힘 시간이 2초 미만<br>• 부수행동이 없음<br>• 말과 관련된 정서적인 반응 혹은 회피행동이 나타나지 않음 |
| 신명선(1996) | • 총비유창성 백분율이 9% 이하(2~3세)<br>• 총비유창성 백분율이 7% 이하(4~6세)<br>• 단어부분반복 횟수가 2회 이하<br>• 비유창성 형태가 삽입, 쉼, 수정이 일반적임 |

출처 : 신명선 외 7명(2020). 유창성장애. 학지사. 참고

**Check! 챕터확인문제**

1 아동과 학령기 아동이 말을 더듬는가 여부를 알아보기 위해 스트레스를 제공할 수 있는 상황을 구조화하여 평가해야 한다. (O, X)

2 아동의 경우, 말더듬 인식을 하는지에 대해 알아보아야 한다. (O, X)

3 고학령기 아동은 자기 평가를 통해 말더듬의 변화에 대한 기대감을 알아봐야 한다. (O, X)

4 성인의 경우 표면적 특성을 파악할 때, 말더듬의 변이성에 대해 평가할 필요가 있다. (O, X)

**정답**

1 O
2 O
3 X (성인 면담 내용)
4 O

### (2) 치료기준

① Conture(2001) : 다음 중 2개 이상 해당되면 치료 권고

> • 비유창성의 빈도가 10% 이상
> • 소리 연장이 단어 내 비유창성의 30% 이상
> • 말더듬 정도 측정검사(SSI ; Rilly, 1994)에서 19점 이상
> • 말더듬 예측 검사(Riley & Riley, 1981)에서 17점 이상
> • 안구를 측면으로 움직이거나 눈 깜박이는 행동이 수반됨
> • 비유창성군 형태의 말더듬이 비유창성의 25% 이상
> • 18개월 이상 말더듬이 지속됨

② Yairi & Ambrose(2005)

• 경도 말더듬을 진단하기 위한 비유창성 기준에서 3개 이상 해당되면 말더듬으로 간주하였으며 치료 권고

| 척도(100음절당) | 말더듬에 대한 최소한의 기준 |
|---|---|
| 단어부분반복(PW) | 1.5 이상 |
| 단음절 단어반복(SS) | 2.5 이상 |
| 비운율적 발성(DP) | 0.5 이상 |
| 평균단위반복수(RU) | 1.5 이상 |
| 진성 비유창성(SLD) | 3.0 이상 |
| 가중치 SLD | 4.0 이상 |
| 반복(PW와 SS)단위 2 또는 2 이상 | 1.0 이상 |

• 가중치 SLD
  – 유창한 아동과 말더듬 아동을 더 잘 구분할 수 있다고 함
  – 가중치 SLD 공식
    = [(PW + SS) × RU] + (2 × DP)
    = [(단어부분반복 + 단음절 단어반복) × 평균단위반복수] + (2 × 비운율적 발성)

출처 : 신명선 외 7명(2020). 유창성장애. 학지사. 참고

## 2 감별

어떤 유창성장애인지 구분하고 동반장애가 있는지 확인

https://cafe.naver.com/slphouse

| 3절 | 평가 및 진단 |
|---|---|

## 1 전반적인 말더듬의 평가 및 진단

### (1) 면담(인터뷰) 기본 원칙

① 성 인
- 일상생활에서 말더듬으로 인해 얼마나 많은 핸디캡이 있는지 확인
  - 예 '말을 더듬기 때문에 당신은 무엇을 할 수 없는가?'
- 부수행동의 다양한 형태에 대한 확인(내적/외적 모두 확인 필요)
  - 예 말을 더듬을 때 무엇을 하는가?
    말을 하기 전에 얼마나 많은 긴장을 하는가?

② 아 동
- 부모에게 아동의 문제를 더 잘 이해할 수 있도록 제공
- 아동이 말더듬에 대한 '인식'을 하고 있는지에 대해 물어보아야 함
- 부모-아동 상호작용/언어 스트레스 상황 제시 등 다양한 상황에서의 평가 안내

### (2) 대화 상황에서 말더듬 행동 양상 및 부수행동 파악

① 빈도수의 측정 : 말을 더듬은 단어는 한 단어로 계산(반복 횟수)
- 이원적 판단 : 말을 더듬었느냐, 안 더듬었느냐에 의해서만 평가 (Yes/No)
- 이원적 판단은 측정이 용이, 객관성과 신뢰도의 장점이 있지만 말더듬을 정확히 기술하기는 어렵기 때문에 보완점으로 말더듬의 형태 분석을 할 수 있음

② 형태분석 : 말더듬을 분류하고 나타난 가장 심한 형태로 체크 → 심한 정도 결정, 예후적인 가치
- 단어전체 반복
- 단어부분 반복
- 연 장
- 막 힘
- 부수행동(투쟁)

Check! 챕터확인문제

1 대화 상황에서 말더듬의 유무를 판단하는 것을 무엇이라고 하는가?

2 부수행동은 외적/생리적/내적인 부수행동을 세분화하여 평가해야 한다. (O, X)

정답

1 이원적 판단
2 O

③ 말더듬의 평균 지속 시간 측정

- 말더듬의 가장 긴 막힘을 보인 3개의 시간을 평균함
- 막힘 시간이 길수록 심한 경우
- 빈도가 같아도 폐쇄시간이 단축되면 진전을 보았다고 할 수 있음

④ 구어비율 측정 : 정상화자 비교, 치료 전후 비교

- 환자의 분당 말한 단어 수 측정(Word of Saying/Minute, WS/M)
- 환자의 분당 읽은 단어 수 측정(Word of Reading/Minute, WR/M)

⑤ 부수행동(이차성 말더듬)

- 외적인 부수행동 : 눈 깜박거림, 머리 움직임, 발을 구르거나 손을 치는 행동 등
- 생리적인 부수행동 : 심장맥박변화, EGG 변화, 동공팽창 등
- 내적인 부수행동 : 좌절감, 근육이 당겨지는 느낌, 폐쇄 전후의 정서적 공포·불안 등

⑥ 숨겨진 말더듬 : 회피행동

- 단어공포 : 특정 음소, 단어 → 조음 위치·방법
- 상황공포 : 특정 사람, 의사소통 상황(전화, 읽기, 독백 등)
- ※ 회피행동 : 동의어로 바꾸어 말하기, 돌려 말하기, 시작계교, 순서 바꾸기, 사람·상황 회피, 함묵증

⑦ 자기평가

- 말더듬에 대한 자신을 스스로 평가하는 것으로 말더듬 정도를 표시
  예 경도-중등도-중도
- 효과 : 말더듬에 대한 잘못된 인식 파악, 시범치료를 통해 진전을 보일 수 있음, 자신의 말에 책임감을 갖도록 함 등

⑧ 구어 자연성 : 말더듬는 사람의 구어가 자연스럽게 들리는지에 대한 평가

⑨ 구어 속도 : 말속도(분당 말한 단어나 음절로 측정) 측정

## (3) 말더듬 공식 및 비공식 평가

| 구 분 | 청소년 & 성인 | 아 동 | 성인 & 아동 |
|---|---|---|---|
| 핵심행동 | | 한국 아동용 말더듬검사(KOCS) | • 파라다이스–유창성검사(P–FAⅡ)<br>• 말더듬의 심한 정도 측정검사(SSI–Ⅳ)<br>• 말더듬 인터뷰 |
| 감정, 의사소통 태도 | • 행동통제소(LCB)<br>• 주관적 말더듬 중증도 선별검사(SSS)<br>• Erickson 의사소통 태도평가(S–24)<br>• 말더듬 지각목표(PSI)<br>• 말더듬 성인을 위한 자기 효능감 척도(SESAS)<br>• 말더듬 청소년을 위한 자기 효능감 척도(SEA)<br>• 말더듬 자기 평정 프로파일(WASSP)<br>• 상황별 자기반응검사(SSRSS) | • 말더듬 예측검사(SPI)<br>• A–19 검사<br>• Cooper의 만성화 예측 체크리스트<br>• 취학 전 말더듬 아동을 위한 의사소통 태도검사(KiddyCAT)<br>• 학령 전 아동과 부모에 대한 말더듬의 영향(ISSP)<br>• 학생 의사소통 능력에 대한 교사평가(TASCC) | • 성인/아동 행동검사(BAB)<br>• 전반적 말더듬 경험 평가(OASES) |

① 말더듬의 핵심행동 공식 평가 도구
- 파라다이스–유창성검사(Paradise-Fluency Assessment, P-FAⅡ)
  - 필수과제, 선택과제, 의사소통평가 과제지 총 3개의 과제로 구성. 이 과제들을 통해 검사자가 '부수행동평가'를 할 수 있음
  - 연령대별로(취학 전, 초등학생, 중학생 이상) 검사과제가 제시되어 있음
  - 다양한 평가과제를 제시하여 개인 내 변이성을 파악
  - 의사소통 태도평가를 통해 내면적인 특징을 포함
  - 구어평가의 경우 언어적 · 인지적 부담을 가중시켜 검사
  - 정상적 비유창성과 비정상적 비유창성을 포함하여 계산한 다음 백분위 점수로 환산
    * 정상적 비유창성(ND) = ND합/목표음절 수×100
    * 비정상적 비유창성(AD) = AD합/목표음절 수×100×1.5
    * 백분위 점수에 따른 중증도 – '말더듬 약함', '말더듬 중간', '말더듬 심함'(P-FAⅡ의 검사내용 및 해석은 [부록] 확인 156p)
- 아동과 성인을 위한 말더듬 중증도 검사-4(Stuttering Severity Instrument for Children and Adults, SSI-4)
  - 아동에서 성인까지 모두 사용 가능

**Check!** 챕터확인문제

**1** 학령전기 아동의 평가 계획을 파라다이스–유창성검사(P–FAⅡ)와 심리 감정 및 태도 검사로 말더듬 지각목록표를 사용한다. (O, X)

**2** 파라다이스–유창성검사(Paradise-Fluency Assessment, P-FAⅡ)에 대한 설명이다. 다음을 풀어 보시오.
① 취학 전, 초등학생, 중학생 이상 대상으로 검사를 진행할 수 있다. (O, X)
② 구어평가의 경우 언어/인지적 부담을 가중시켜 검사를 하도록 제작하였다. (O, X)
③ 검사 시 과제들을 통해 부수행동평가를 할 수 있다. (O, X)

**정답**

1 X (말더듬 지각목록표–성인 대상으로 평가함)

2 ① O
② O
③ O

**1** 다음 ① 음절 총비유창지수(%SS)와 ② 반복의 총비유창성지수(%SS)를 구하여라.

> 우 우 우 우 우리 게임 하
> 고 ㅂ ㅂ ㅂ밥 (막힘) 먹자

- SSI-3에서 4판 제작 : 말더듬 중증도를 더 체계적으로 평가(수집 절차를 다양하게 진행)

  ⓐ 말더듬 빈도, 말더듬 백분율 과제 점수로 환산 : 범위 2~18

  ⓑ 총비유창지수(백분율, 말더듬 비율)

  * 음절 총비유창지수(%SS) = 비유창 음절 수/전체 음절 수(말더듬행동 수)×100

  * 단어 총비유창지수(%SW) = 비유창 단어 수/전체 단어×100

  * 핵심행동별 비유창지수를 구할 수 있음

---

나 나 나 나, (막힘) 코로나 ㅂ ㅂ ㅂ 바이러스 너무 무 ‒ ‒ ‒ ‒ ‒서워
- 음절 총비유창지수(%SS)
  - 전체 음절 수 : 13
  - 비유창 음절 수 : 4
  - 4/13×100 = 30.77(%SS)
- 단어 총비유창지수(%SW)
  - 전체 단어 수 : 5
  - 비유창 단어 수 : 4
  - 4/5×100 = 80(%SW)

[참고]
비유창성률은 언어단위에 따라 더듬은 음절(Percentage of Stuttered Syllables, %SS)이나 더듬은 단어(Percentage of Stuttered Words, %SW) 수를 백분율로 하여 계산할 수 있다(Riley, 2008; Riley, 1981, 성지수 & 전희숙(2019) 재인용). 하지만 한국어의 경우 영어와 달리 음절, 단어, 어절 등의 언어단위가 있어 구별하여 계산해야 한다(성지수·전희숙(2019)). 따라서 본 챕터에서의 단어는 자립할 수 있는 말이나 자립형태소에 붙으면서 쉽게 분리되는 말, 즉 품사로 구분하여 계산하도록 하였다. 2020년 핵심요약집에서는 영어분석기준을 사용하여 단어와 어절로 구분하지 않고 분석하였으나 2021년부터는 음절, 단어, 어절을 나눠 분석하고 명시하였다.

출처 : 성지수·전희숙(2019). 학령전기 말더듬 아동의 언어단위에 따른 비유창성률 및 구어속도 비교. 언어치료연구. 28(4). 39~47p.

---

  ⓒ 말더듬이 가장 긴(아무 소리 나지 않는 연장, 막힘) 3개를(추가) 척도 변환 : 범위 2~18

  ⓓ 신체적 부수행동 : 각각의 부수행동을 0~5점 척도로 평정하고 합산

  * 전체점수(a+b+c)에 따른 중증도 – '매우 약함', '약함', '중간', '심각함', '매우 심각함'

- 채점이 쉬워 많이 사용

---

**정답**

1 ① 음절 총비유창지수(%SS) : 3/9×100 = 33.33(%SS)

② 반복의 총비유창성지수(%SS) : 2/9×100 = 22.22(%SS)

**더 알아보기**

## 말더듬 길이 점수

날 날 날 날씨가 (막힘 3초) 좋아서 (막힘 6초) 바—밖에 (막힘 4초) 나가서 (막힘 5초) 놀고 싶다.

| 말더듬 길이 점수 | | |
|---|---|---|
| 순식간 | (0.5초 이하) | 2점 |
| 0.5초 | (0.5~0.9초) | 4점 |
| 1초 | (1.0~1.9초) | 6점 |
| 2초 | (2.0~2.9초) | 8점 |
| 3초 | (3.0~4.9초) | 10점 |
| 5초 | (5.0~9.9초) | 12점 |
| 10초 | (10.0~29.9초) | 14점 |
| 30초 | (30.0~59.9초) | 16점 |
| 1분 | (60초 이상) | 18점 |

말더듬 길이 점수 : 가장 긴 3개 / 3
: 6 + 5 + 4 / 3 = 5
→ 점수는 12점

**Check!** 챕터확인문제

**1** 아동과 성인을 위한 말더듬 중증도검사-4(SSI-4)에 대한 설명이다. 다음을 풀어보시오.
  ① 과제를 통해 비유창성 빈도, 말더듬 %를 구한다.
  (O, X)
  ② 말더듬이 가장 긴 3개의 평균을 척도로 변환하여 사용한다. (O, X)
  ③ 채점하기 쉬워 많이 사용하지만 부수행동을 측정하지 않는다. (O, X)

- 말더듬 인터뷰(Stuttering Interview = Fluency Interview) 양식
  A(취학 전, 초등학생용)/B(초등학생 상급 이상 및 성인용)
  - 자동적인 구어, 따라 하기, 읽기, 그림, 이름말하기, 혼자 말하기, 독백, 질문하기, 대화하기, 전화하기, 자연적인 장면 말하기, 10가지 구어 과제
  - 말더듬 빈도(말더듬 비율, SW/M) : 전체 인터뷰 시간 중 말을 더듬은 단어를 체크하여 신뢰도 측정
    * SW/M = 말한 시간 : 말을 더듬은 단어 수 = 60 : X
      (SI 말더듬 정의 : 단어 앞에 동시 혹은 1개 이상의 핵심행동이 나타남)
  - 읽기, 독백, 대화 시 분당 읽은 단어 혹은 말한 단어(WR/M, WS/M)
    * WR/M, WS/M = 단어의 수/시간
  - 말더듬 형태 : 단어전체반복(WW), 단어부분반복(PW), 연장(P), 막힘으로 체크하여 가장 많은 횟수로 나타난 말더듬 형태로 결정함
    * 심한 정도 환산표 : 정상, 경도, 중도, 고도 → 0~7 범위 사용
- 한국 아동용 말더듬검사(Korean Childhood Stuttering Test, KOCS) : 만 4~12세
  - 말더듬의 심한 정도 측정, 일상생활에서의 말더듬 특성 파악
  - 핵심과제(말더듬 평가, 관찰평가)와 부가적 평가로 구성

**정답**

**1** ① O
  ② O
  ③ X (부수행동 측정)

ⓐ 말더듬 평가 : 단어수준, 문장수준, 대화수준, 이야기수준

  * 과제 : 그림 빨리 명명하기, 문장 바꾸어 말하기, 구조화된 대화하기, 이야기 말하기

ⓑ 관찰평가 : 핵심행동관찰, 부수행동관찰

  * 과제 : 설문지(4점 척도) 진행

ⓒ 부가적 평가(전통적 평가) : 말더듬빈도, 구어속도, 최대 단위 반복수, 구어 자연성, 부수행동, 기타기록

  * 부가적 평가에서는 아동의 기준을 파악할 수는 없음

- 분석 방법 : 발화를 전사하지 않아도 채점과 분석 가능, 아동이 반응한 첫 세 어절에서 반복과 연장, 막힘의 빈도를 측정

* 반복(병리적 반복), 연장, 막힘 각각 1점. 핵심행동이 중복으로 나타난 경우 중복 채점

  예 ㄴㄴㄴ (막힘) 내가 → 2점

- 결과 : 말더듬 선별/진단 가능, 백분위수를 통한 중증도(정상, 경계선, 경도, 중도, 심도)

**더 알아보기**

### KOCS 분석방법 <문장 바꾸어 말하기> 예시

| 문 항 | 자극문장 | 목표문장 | 말더듬 | | |
|---|---|---|---|---|---|
| | | 아동문장 | 반 복 | 연 장 | 막 힘 |
| 10 | 오빠는 그네를 밀어주나요? | 언니가 그네를 밀어주나요? | | | |
| | | (막힘) 언니가 그----네를 밀어주나요? | | 1 | 1 |
| 11 | 누나가 목욕을 하나요? | 누나가 수영을 하나요? | | | |
| | | 누누나가 ① 있있있잖아요, (막힘) 수영을 하---나요? | 2 | | 1 |
| 12 | 우리는 산에 가나요? | 우리는 바다에 가나요? | | | |
| | | 우리는 ② 산 산 산 아니, 바다에 가나요? | 1 | | |
| 소 계 | | | 3 | 1 | 2 |

• ① : 삽입어와 수정은 처음 세 어절에 포함시키지 않지만 더듬었을 경우 점수에 반영. 따라서 "누나가 있잖아요, 수영을"까지만 분석
• ② : 반복, 연장, 막힘으로 더듬은 단어를 수정한 경우 원래 더듬은 유형의 기준으로 분석. 따라서 "우리는 산 산 산 아니"까지 분석

**정답**

**1** • 파라다이스-유창성검사 (Paradise-Fluency Assessment, P-FAⅡ)
 • 아동과 성인을 위한 말더듬 중증도검사-4(SSI-4)
 • 말더듬 인터뷰(Stuttering Interview) 양식 A(취학전, 초등학생용)/B(초등상급학생 이상 및 성인용)

② 말더듬에 대한 감정 및 태도검사

- 행동 통제소(Locus of Control of Behavior, LCB)
  - 말을 더듬는 청소년/성인 대상으로 자신의 행동결과를 통제할 수 있는지에 대한 지각 평가
  - 리커트 척도로 검사(6점 척도)
    - ⓐ 외재성 : 점수가 높다는 것은 자신이 아닌 다른 힘에 의해 결정된다고 봄. 스스로 통제 어려움
    - ⓑ 내재성 : 점수가 낮다는 것은 자신이 그 결과에 영향을 준다고 봄. 내적 통제에 의해 결정된다고 봄
  - 연령, 성별 등의 영향을 받지 않고 신뢰도가 높음
  - 결과 수치가 낮을수록 내재성이 높다고 봄
- 상황별 자기반응 검사(Stutter's Self-Rating of Reactions to Speech Situation, SSRSS)
  - 총 40개 상황에서 회피와 반응정도, 말더듬 발생빈도, 말더듬 정도 등을 5점 척도로 평가
  - 점수가 높으면 회피가 높고 부정적인 반응을 보이며 말더듬 정도가 심하다고 볼 수 있음
  - [국내 연구] 상황별 말더듬 자기평가 검사(Self-Scaling on Stuttering Situations, SOS) : 총 23개의 의사소통 상황구성, '각 의사소통의 발생빈도, 말더듬 정도, 회피정도'를 5점 척도로 평가
- 주관적 말더듬 중증도 선별검사(Subjective Screening of Stuttering Severity, SSS)
  - 말을 더듬는 청소년/성인 대상으로 말더듬에 대한 지각 빈도, 지속시간 및 말더듬과 관련된 부수행동에 대한 평가
  - 말더듬을 회피하는 경험을 스스로 평가
- Erickson 의사소통 태도평가 개정판(Revised Communication Attitude Inventory, S-24)
  - 청소년, 성인을 대상으로 함
  - 24개의 Yes/No 질문에 대한 대답
  - 점수가 높으면 높을수록 의사소통 태도는 부정적임

- 말더듬 지각 목록표(말더듬 인식검사, Perceptions of Stuttering Inventory, PSI)
  - 청소년/성인을 대상으로 회피, 부수행동, 예상(예기)정도의 등급을 자가 평가
  - 점수가 낮을수록 예기, 회피, 투쟁을 적게 지각하는 것임
- 말더듬 성인을 위한 자기효능감 척도(Self-Efficacy Scale for Adult Stutterers, SESAS)
  - 성인을 대상으로 평가
  - 치료 상황이 아닌 의사소통 상황의 참여빈도, 유창성 유지에 대한 자신감 측정
- 말더듬 청소년을 위한 자기효능감 척도(The SEA-Scale)
  - 청소년을 대상으로 평가
  - 의사소통 참여 빈도, 구어 유창성에 대한 자기효능감 측정
- 성인/아동 행동검사(Behavior Assessment Battery, BAB)

| 성 인 | • 정서적 반응(SSC-ER) : 다양한 의사소통 상황에서 정서적 반응 체크<br>• 비유창성(SSC-SD) : 다양한 의사소통 상황에서 비유창성을 스스로 체크<br>• 행동 체크리스트(BCL) : 회피 및 탈출 행동을 확인할 수 있는 체크리스트로 구성 |
|---|---|
| 아 동 | • 의사소통 태도검사(Communication Attitude Test, CAT) : 말더듬과 정상 아동의 감정/태도 구별 가능, Yes/No로 표시<br>• 정서적 반응(SSC-ER)<br>• 비유창성(SSC-SD)<br>• 행동 체크리스트(BCL) |

* 의사소통 태도검사 개정판(CAT-R) : 6세 이상 아동, BAB의 CAT에서 한 문장 추가한 33문항
- 전반적 말더듬 경험평가(Overall Assessment of the Speaker's Experience of Stuttering, OASES)
  - 아동용 7~12세, 성인용 18세 이상
  - 말더듬의 전반적인 영향(일반정보, 말더듬에 대한 반응, 일상 의사소통, 삶의 질)
  - 말더듬이 의사소통, 사회성, 효능감 등에 얼마나 영향을 미치는지에 대한 정보 제공
  - Likert 척도(1~5점) : 각 영역과 전체의 점수는 합하여 응답을 한 문항의 총 개수로 나누면, 말더듬 영향력 점수가 산출되어 중증도를 결정함

- 말더듬 자기 평정 프로파일(The Wright and Ayre Stuttering Self-Rating Profile, WASSP) : 청소년/성인의 말더듬 행동, 태도 등을 확인하는 전반적인 검사
- A-19검사
  - 아동들을 대상(3~8세)으로 한 검사로 치료사가 질문하여 평가함
  - 말더듬 아동과 아닌 아동을 선별
- Cooper의 만성화 예측 체크리스트
  - 아동들을 대상으로 말더듬의 지속성을 예측하는 검사
  - 만성화 사례사 지표, 만성화 태도 지표, 만성화 행동 지표를 평가
  - 예/아니오/모름을 체크하고 '예'의 반응을 점수로 채점하는 도구
  - 점수가 높을수록 만성화 예측할 수 있음
- 취학 전 말더듬 아동을 위한 의사소통 태도검사(KiddyCAT)
  - 취학 전 아동(3~6세)들을 대상으로 치료사가 질문하여 평가함
  - 점수가 높을수록 의사소통의 부정적인 태도와 부담감이 높다고 해석
- 학령 전 아동과 부모에 대한 말더듬의 영향(ISSP)
  - 아동의 치료유무를 판단하는 데 도움
  - 총 19개의 아동/친구/부모 관련 질문지로 구성
- 학생 의사소통 능력에 대한 교사평가(TASCC)
  - 1~5학년 아동들 대상
  - 교실에서 아동의 의사소통적 기능을 평가 : 수업참여도, 질의에 대한 접근 및 회피, 지능, 이해도, 의사소통 적절함, 실용적/비언어적인 의사소통 기술을 측정

③ 부모-아동 상호작용평가
- P-FAⅡ에서는 공식평가는 아니나 비공식평가 과제로 제공
- Palin 부모평가
  - 말더듬이 부모에게 미치는 영향, 말더듬 중증도, 말더듬을 관리할 수 있는 자신감 등을 평가하며 말더듬 정도 결정, 목표 수립을 도와줌
  - 총 19개의 문항으로 구성
- 자녀의 말더듬에 대한 양육자 태도검사(AYCS, 최다혜, 심현섭, 이수복, 2021) : 자녀와 말하는 즐거움, 자녀의 말더듬에 대한 걱정, 자녀의 말더듬 수용하는 태도 등을 평가함

**Check!** 챕터확인문제

**1** 말더듬는 아동들의 감정 및 의사소통을 평가할 수 있는 것은 무엇이 있는가?

**정답**

1
- 말더듬 예측검사(SPI)
- A-19 검사
- Cooper의 만성화 예측 체크리스트
- 취학 전 말더듬 아동을 위한 의사소통 태도검사(KiddyCAT)

**Check!** 챕터확인문제

**1** 말을 더듬는 사람이 스스로 말을 조절하고 감시하지만 정상적인 유창성으로 보이는 말더듬 치료의 목표는 무엇인가?

| 1절 | 말더듬 치료의 역사 |
|---|---|

| | |
|---|---|
| **암시법**<br>**(Suggestion)** | • 1930년대에 주로 사용, 사설센터에서 그룹치료로 진행<br>• 치료사를 믿도록 유도 : 위협, 최면술, 자기 암시 및 간접 암시<br>　– 보철기구 사용 강요, 휘파람 상자, 전자박자기<br>　– "나는 말더듬을 극복하고 유창한 말을 할 수 있다"라고 암시함 |
| **다른 곳에**<br>**주의 돌리기** | 다른 곳에 주의를 돌리면서 말더듬을 고칠 수 있다고 봄<br>예 다른 목소리로 말하기, 전류충격, 다른 활동을 하면서 말하기, 외국어 말하기, 방언으로 말하기, 다른 사람 소리로 말하기 |
| **설득법**<br>**(Persuasion)** | • 암시법과 유사하나 설득법은 이보다 논리적이고 이성적임<br>• 대화를 통하여 단계적으로 더듬지 않을 수 있다고 설득<br>　– '더듬지 않을 수 있다/더듬을 필요가 없다'라고 설득<br>　– 숨쉬기방법 : 입을 크게 열고 혀와 입술을 많이 움직이면서 씹도록 함 |
| **풀림치료법**<br>**(이완치료법)** | • 1920~1940년대 미국과 영국에서 유행<br>• 몸과 마음의 긴장을 풀게 하고 휴식 강조<br>• 타이름 지시 후, 이완되고 부드러운 발성 및 문장말하기 |
| **박자치료법** | • 일정한 박자에 맞추어 말을 하게 함<br>• 청각적, 시각적, 촉각적 박자를 이용<br>• 유지 + 전이가 어려움 |

| 2절 | 말더듬 치료의 목표 |
|---|---|

| | |
|---|---|
| **자발유창성**<br>**(Spontaneous**<br>**Fluency)** | • 정상인의 정상유창성을 의미함<br>• 말속도 및 운율은 정상적<br>• 정신적, 육체적 노력은 거의 없고 자연스럽게 말을 함 |
| **조절유창성**<br>**(Controlled**<br>**Fluency)** | • 말을 더듬는 사람이 스스로 말을 조절하고 겉으로 봐서 자발유창성과 비슷한 상태를 유지함<br>• 말은 자발유창성과 비슷하나 대상자가 의도적으로 감시하고 말더듬 순간을 조절하고 통제함 |
| **수용말더듬**<br>**(Acceptable**<br>**Stutter)** | • 말더듬이 눈에 띄게 나타나지만 그리 심하지 않음<br>• 말을 더듬되 편안한 마음으로 더듬음 |

**정답**

**1** 조절유창성

| 3절 | 치료를 위한 의사결정 |

## 1 Zebrowski(1997)의 치료 방향

| 구 분 | 결정방향 I | 결정방향 II | 결정방향 III | 결정방향 IV |
|---|---|---|---|---|
| 말더듬 시작 이후의 기간 | 0~6개월 | 6~12개월 | 12~24개월 | 24~36개월 |
| 진단 시 연령 | 18개월~3세 | 2~4세 | 2~5세 | |
| 말더듬 시작 연령 | | 3세 이전 | 3세 이전 | |
| 가계력 | 없거나 아동기에 회복된 가족, 구성원이 비교적 소수 | | | |
| 성 별 | 여자/남자 | 여 자 | 여 자 | |
| 부수행동 | 거의 없거나 전혀 없음 | | | |
| 음운적, 언어적, 인지적 문제 동반 | 무 | 무 | | 무 |
| 부모가 음절반복, 연장의 감소보고 | | 유 | 유 | 유 |
| 치료계획 | A : 5점, B : 4점 이하 | C : 7점 | D : 6점 이하 | E : 4점 이하 |

출처 : 심현섭 · 신문자 · 이은주 · 이경재 옮김(2013). Dr. Manning의 유창성장애. Cengage-Learning. 198p. 참고

## 2 Yairl & Ambrose(2005)의 말더듬 회복을 보여주는 증상

| 회복의 증상 '청신호' | 지속의 증상 '적신호' |
|---|---|
| 말을 더듬는 친척이 없음 | 만성적 말더듬의 가족력 |
| 말을 더듬었다가 회복된 친척 있음 | 계속 말을 더듬는 친척 |
| 여 자 | 남 자 |
| 발병 후 1년 이내 SLD(비유창) 감소 | 말더듬 시작 후 1년 이내 SLD(비유창) 수의 변화가 없거나 증가함 |
| 치료사와 부모에 의해 평가된 중증도 감소 | 치료사와 부모에 의해 평가된 중증도 변화가 없거나 심해짐 |
| 발병 후 1년 이내 기간 동안 말을 더듬음 | 발병 후 1년 이상 말을 더듬음(특히 여자) |
| 이차적 움직임 감소(예 머리와 눈 움직임) | 이차적 움직임 출현이 변화 없거나 증가함 |
| 많은(>3) 부분 단어 반복 | 반복은 거의 없음 |
| 반복의 속도가 느림 | 반복의 속도가 빠름 |
| 아동 또는 부모의 비유창성에 대한 반응은 거의 없음 | 아동이나 부모가 비유창성에 대해 크게 반응 |
| 동반된 학습 또는 의사소통 문제 없음 | 학습 또는 의사소통 문제가 동반됨 |
| 일찍 말더듬이 시작되었고(2~3세) 표현언어능력이 뛰어남 | 말더듬이 늦게 시작되었고(3~4세) 음운발달이 지체됨 |

출처 : 심현섭 · 신문자 · 이은주 · 이경재 옮김(2013). Dr. Manning의 유창성장애. Cengage-Learning. 197p. 참고

## 4절 | 말더듬 치료방법

### 1 전통적인 말더듬 치료 프로그램 - 유창성 완성법(Fluency Shaping Therapy)

체계적이고 단계적으로 유창한 말산출 방법을 새롭게 학습하는 방법이다.

#### (1) 일반적인 치료방법

① 행동주의 이론에 기초

② 호흡, 후두, 조음의 결함으로 인해 말을 더듬는 사람들이 생긴다고 믿음

③ 치료절차 : 집중적인 치료(3~4주, 100시간)

| 1단계 | • 말더듬이 있는 사람 인터뷰(Interview)<br>• 말더듬이 있는 사람의 다양한 상황에서 더듬는 말 샘플(Baseline Samples) : 텍스트 읽기, 전화상황에 말하기, 거리에서 낯선 사람과 말하기<br>• 치료시작 | |
|---|---|---|
| 2단계 | 집중적인 치료 및 변형단계(Modification Phase) : 연장(느리게 말하기, 모음을 연장해서 말하기) | |
| | The Airflow Technique | 천천히 깊게 들여 마심, 후두가 막히기 전에 전체적으로 긴장을 줄이기 |
| | 속도 조절 | 느린 속도로 말하기<br>• 단어의 첫음절을 느리게 산출하기<br>• 단어와 단어 사이의 쉼을 길게 하기<br>• 말더듬이 예기되는 단어 첫음절을 느리게 하기 |
| | 과하지 않은 조음점 찾기 | 과도하게 힘든 것을 쉽게 발음할 수 있도록 함, 반복적으로 실시 |
| | 음성을 부드럽게 시작하기 | • 음성을 부드럽게 시작, 점진적으로 강도 증가<br>• 소리의 강도를 조절하고 통제된 방법으로, 수의적으로 조절하는 방법을 알게 됨<br>• 운율을 넣어서 곡조처럼 발음 |
| | 연 장 | 발성을 계속해서 연장, 노래나 Chanting(주문처럼 외우기) 방법 이용 |
| | 고유수용감각 | 고유수용감각을 자각시켜 말더듬을 줄이기<br>• 고유수용감각 : 신체에서 오는 감각 피드백을 의미함<br>• 차폐나 지연 청각 피드백 이용하기 |
| 3단계 | 유 지<br>• 매일 연습, 다른 상황에서 기술을 사용하여 연습하기<br>• 가능한 한 자주 사용하기 | |
| 장·단점 | • 단점 : 자연스럽지 않고 재발 위험성 높음<br>• 장점 : 어떠한 기술을 사용하는 것은 아니지만 유창한 말을 할 수 있음, 유창함이 전이가 잘 되며, 성공률이 좋지만 모두에게서 일어나는 것은 아님 | |

## (2) 유창성 완성법 종류

① 집중유창성 훈련(Neilson & Andrewas, 1993)
- 뇌신경의 감각-운동과정의 결함에 그 원인이 있다고 생각, 즉 뇌신경의 기능저하로 인하여 말더듬이 생긴다고 주장
- 치료 : 부드러운 말의 의식적 산출 훈련 강조
  - 느린 말속도
  - 풀린 호흡
  - 힘들이지 않고 구절의 발음을 시작하기
  - 구절발음의 계속성 유지
  - 적절한 구절 나누기와 쉼
  - 적절한 운율
  - 효과적인 발표능력
- 치료의 목표 : 자발유창성
- "에릭슨 의사소통 태도척도" 사용
- 치료 프로그램
  - 유창성 훈련단계 : 분당 50음절(→ 100음절)에서 막히지 않는 말을 배움
  - 유창성 완성단계 : "7분 말하기"를 실시
  - 전이단계 : 가족과 대화 시 치료기법 사용, 치료실 밖에서 집중 전이 훈련(2주째 전이), 스스로 평가, 문제해결 능력, 자기강화능력
- 유지과정 : 자조그룹(Self-help)에 참가하여 경험 공유 및 조언 획득

② DAF 프로그램(Ryan, 1974) – 자료수집 중요
- 조작적 조건화 및 프로그램 치료법을 사용하여 말더듬 치료 주장
- 치료목표 : 자발유창성 또는 조절유창성
- 치 료
  - 확립 : DAF(Delayed Auditory Feedback)을 통한 적절한 지연시간(200ms 또는 250ms)으로 훈련, 말소리 연장 효과로 말소리 감소
  - 전이 : 쉬운 상황에서 어려운 현장상황으로의 전이
  - 유지 : 치료 종결 후 약 2년 동안 점검

③ 정밀유창성 프로그램(Webster, 1980) – 자료수집 중요
- 발성 및 조음 근육들의 불협응이 말더듬의 원인이라고 주장
- 치 료
  - 치료절차 : 음절을 연장하여 부드럽게(근육 긴장 없이) 발음하는 방법 가르침

**Check!** 챕터확인문제

1 유창성 완성법 종류 중 유일하게 에릭슨 의사소통 태도척도를 사용하는 것은 무엇인가?

2 전통적 말더듬 치료방법 중 발성 및 조음 근육들의 불협응이 말더듬의 원인이라고 주장하여 생긴 치료법이다. 이는 연장을 통해 말더듬을 치료하고 언어단위 증가, 속도 조절을 한 것인데, 이 치료법은 무엇인가?

3 유창성 완성법의 종류 중 조작적 조건화 및 프로그램 치료법을 사용하여 말더듬 치료를 주장하며 자발유창성 또는 조절유창성을 목표로 하는 프로그램은 무엇인가?

4 말더듬 치료법 중 자발유창성 또는 조절유창성을 목표로 하는 것은 유창성 완성법이다. (O, X)

점답

1 집중유창성 훈련
2 정밀유창성 프로그램
3 DAF 프로그램
4 O

1 말더듬 수정 접근법에서 MIDVAS의 단계를 설명하시오.

2 MIDVAS의 단계에서 동기부여는 유창성에 대한 확실한 목표를 안내한다. (O, X)

3 MIDVAS 단계 중 숙제를 이용하며, 말에 대한 공포를 스스로 조절하도록 하여 자신을 강하게 만드는 단계는 어느 단계인가?

- 치료순서 : 음절단위 → 1음절 → 2음절 → 3음절 낱말 → 짧은 문장 → 즉흥적 대화 단계로 훈련
- 언어단위 증가에 따라 음절의 연장길이 점차 감소, 대화단계에서는 정상속도 유지
• 전이 : 전화로 물건사기, 개인접촉, 문장 수 점차 증가(100시간 집중훈련, 단계마다 자료수집)

## ☑ 말더듬 수정 접근법(Stuttering Modification Therapy) - MIDVAS

### (1) 일반적인 치료방법

① Van Riper 고안
② 말더듬으로 인한 공포, 회피, 부수행동으로 일상생활에 문제가 생긴다고 보고 있음
③ 스스로의 말을 통제할 수 있는 수용말더듬을 목표로 함
④ 단계 : 동기부여 → 증상확인 → 둔감화 → 변형 → 점근 → 안정화

| 동기부여 (Motivation) | 치료사와의 신뢰형성단계<br>• 대상자의 말더듬 증상에 참여하기<br>　– 말더듬 형태 설명, 부수행동, 느낌 설명<br>　– 말더듬 "흉내"냄 → 심리적 느낌을 더 정확히 느끼기 위해<br>　– 말을 더듬을 때 권유하고 용기를 주기 위해<br>• 말더듬에 대한 이해<br>　– 녹음테이프로 진전, 중급단계의 남아 있는 말더듬 들려주기<br>　– 정상인도 '정상 비유창'이 있다고 알려주기<br>• 유창성 목표 안내 |
|---|---|
| 증상확인 (Identification) | 자기 스스로 말더듬을 확인/분석/직면하기<br>• 초기에는 스스로 찾기 어려울 수 있으므로 말을 더듬는 다른 샘플 자료를 제공하여 찾는 방법을 알려줄 수도 있음<br>• 스스로 확인할 때에는 유창하려고 노력하지 않아야 함<br>• 다양한 상황에서 샘플을 얻도록 함 : 사람들의 부정적인 반응, 의사소통 스트레스에 대한 반응, 상황공포에 대한 반응, 자아의식에 대한 반응, 대상자 유창성 |
| 둔감화 (Desensitiza-tion) | • 말에 대한 공포 및 상황공포를 스스로 조절하고 강한 자신을 만드는 게 목적<br>• 동기부여와 증상확인을 통해 말더듬은 자연스럽고 이해 가능하다는 것을 깨달으면서 말더듬에 대한 둔감화가 일어남. 이때 공포상황에서 의도적인 거짓 말더듬을 사용하도록 권유함. 거짓 말더듬을 다양한 상황에 접목시킴으로써 공포를 둔감화 하도록 함<br>• 숙제를 이용 : 부정적인 반응에 대한 둔감화, 의사소통 스트레스에 대한 둔감화, 상황공포에 대한 둔감화, 낱말공포에 대한 둔감화 |

| | | | |
|---|---|---|---|
| 변형<br>(Variation) | • 여러 가지 형태로 더듬을 수 있다는 것을 경험하고 배움<br>• 숙제 : 낱말공포, 상황공포, 의사소통 스트레스에 대한 반응, 걱정 및 근심, 당황 또는 사람들의 부정적인 태도의 변형 | | |
| | • 정형화된 말더듬 형태를 다른 형태의 말더듬으로 바꾸는 것<br>• 쉽고 편안하게 말더듬 순간을 변형 | | |
| 점근<br>(= 수정,<br>Approxima<br>-tion) | | 예비책<br>(Preparatory<br>Set) | • 더듬을 수 있는 상황을 예측하여 잠시 소리 내지 않고 발음을 연습<br>• 방 법<br>– 말산출과 관련된 근육의 긴장을 줄이고 말함<br>– 긴장이 풀린 낱말의 말소리들을 연결하면서 동시 조음하도록 함<br>– 긴장되지 않은 낱말을 말하기 시작하면 말소리에 집중하지 않고 말소리 사이에 신경쓰고 발음하도록 함 |
| | | 빠져나오기<br>(Pull-out) | • 말을 더듬을 때 낱말의 나머지 부분을 부드럽고, 잘 조절된 연장을 사용하여 마무리함<br>• 방 법<br>– 예비책을 이용하다가 실패할 경우 이용<br>– 말을 하다가 더듬게 되면 나머지 부분은 부드러운 연장으로 낱말을 끝냄 |
| | | 취소<br>(Cancellation) | • 빠져나오기 실패할 때 사용<br>– 말을 더듬을 때 잠시 말 멈추기<br>– 자신의 느낌과 행동을 살피기<br>– 다시 말을 시도 → 초기에 말했던 방법과는 다른 방법으로 시도<br>• 방 법<br>– 빠져나오기를 사용하다 실패한 경우 이용<br>– 말더듬이 나타나면 말을 멈추고 말더듬 당시의 느낌과 다른 느낌을 가지고 말을 시작해봄 |
| | • 가르칠 때 : 취소 → 빠져나오기 → 예비책<br>• 실제 : 예비책 → 빠져나오기 → 취소 | | |
| 안정화<br>(Stabilization) | • 재발의 비율에 따라 성공여부 결정<br>• 줄어드는데 목표(2년 동안 관찰)<br>• 유창성 강화 : 반항말, 혼잣말하기<br>• 거짓 말더듬 : 자랑스럽게 재현<br>• 계속적으로 스스로 평가<br>• 저항력 키우기 : 의도적으로 상황에 들어가기 | | |

※ 말더듬 수정법을 5단계 '확인, 둔감화, 변형, 수정, 안정화'로 구분하기도 함(심현섭 외 4명 공저, 2022)

---

**Check!** 챕터확인문제

**1** 유창성 완성치료법에서 치료 목표 행동은 더듬는 순간이다.
(O, X)

**2** MIDVAS의 단계 중 점근에서 가르칠 때 사용하는 방법의 순서는 '예비책 → 빠져나오기 → 취소'이다. (O, X)

---

정답

1 X (유창성 유도방법)

2 X (실제 사용 시 방법)

Guitar & Gregory가 제안한 통합적 유창성 치료절차에서 부정적 감정과 태도를 줄이기 위하여 말더듬에 대한 관심을 갖지 않고 말더듬에 대한 생각을 하지 않아야 한다.
(O, X)

2 ( ) 치료법은 느낌(심리) 및 태도를 치료의 주요 대상으로 하고, ( ) 치료법은 느낌(심리) 및 태도에는 거의 관심을 두지 않는다.

**더 알아보기**

## 말더듬 수정 치료법 vs 유창성 완성 치료법

| 구 분 | 말더듬 수정 치료법 | 유창성 완성 치료법 |
|---|---|---|
| 치료목표 행동 | 더듬는 순간 | 유창성 유도방법 |
| 유창성 목표 | 자발유창성 또는 조절유창성 또는 수용말더듬 | 자발유창성 또는 조절유창성 |
| 느낌(심리) 및 태도 | • 느낌(심리) 및 태도를 치료의 주요 대상으로 함<br>• 느낌 등을 치료하지 않고 핵심행동만을 치료할 경우 말더듬이 재발할 가능성이 많다고 생각함 | • 느낌(심리) 및 태도에는 거의 관심을 두지 않음<br>• 핵심행동이 치료되면 느낌 등은 저절로 정상으로 돌아온다고 생각함 |
| 유지방법 | 취소, 빠져나오기, 예비책의 유지와 느낌 등의 변화에 관심을 가지고 살핌 | 유창성 유도방법의 유지를 점검함 |
| 치료방법 | • 언어재활사와 대상자의 상담식 상호작용<br>• 객관적인 자료 수집을 중요시 하지 않음 | • 엄격하게 구조화된 언어재활사와 대상자의 상호작용<br>• 프로그램화된 치료과정<br>• 객관적인 자료 수집을 매우 중요시함 |

출처 : 이승환(2005). 유창성장애. 시그마프레스. 163p. 참고

## ③ 통합적 유창성 치료

(1) 말더듬은 기질적인 요인과 환경적·심리적인 요인들이 서로 통합, 교류하는 과정에서 생기는 것이므로 절충적이고 통합적인 방법으로 치료해야 함

(2) Guitar가 제안한 통합적 유창성 치료절차

① 말더듬을 객관적으로 이해하기

자신의 말더듬을 들여다보기, 말더듬에 대해 의논하기 등

② 조절유창성 학습 & 일반화

말속도 조절, 휴지, 부드러운 시작, 가벼운 접촉 등

③ 접근 행동(Approach Behavior) 증진

• 두려움과 긴장 다루기

• 의도적 말더듬 사용

• 말더듬 공개하기

• 둔감화

④ 유 지

• 자기 치료사 되기

• 일반화 유지

1 X (말더듬을 호기심과 흥미를 가지고 접근, 말더듬에 대해 토의하기)

2 말더듬 수정, 유창성 완성

## 4 말더듬 중증도에 따른 치료접근법

### (1) 통합치료 : 중간급 및 진전말더듬

| 목표 | 느낌 & 태도 | 특징 & 치료방법 | 치료과정 |
|---|---|---|---|
| • 핵심행동<br>　– 말 더 듬 수 정 법 : 말더듬의 순간 수정<br>　– 유창성 완성 치료법 : 유창성 향상기법 → 통합해서 사용<br>• 자발, 조절, 수용 | 말더듬 수정법에 따라 치료 | • 면담식 상호작용<br>• 프로그램화된 치료기법 가미 계속 자료수집 → 진전 점검<br>• 숙제를 통해 자가 치료사가 될 수 있도록 함 | • 말더듬 확인하고 대면하기<br>• 부정적 느낌, 태도 및 회피행동 줄이기<br>　– 터놓고 이야기하기<br>　– 의도적으로 두려운 낱말 사용<br>　– 말더듬 순간 얼어붙기<br>　– 의도적으로 거짓 말더듬 |

### (2) 통합치료 : 경계선급 말더듬

| 목표 | 느낌 & 태도 | 특징 & 치료방법 | 치료과정 |
|---|---|---|---|
| 통합치료(직/간접)<br>• 간접 : 치료목표를 핵심행동이 아닌 가족과 아동의 상호작용, 태도와 행동으로 함<br>• 직접 : 비유창성에 관심을 두지 않고 유창한 부분을 촉진시킴 | 아직 자신이 말을 더듬는 사실을 부담스럽게 느끼지 않음 | 직/간접 치료 차이가 별로 없음<br>• 간접 : 가족들의 행동변화, 가정의 환경개선, 면담 및 상담의 방법, 정확한 자료 수집하고 진전정도 측정<br>• 직접 : 유창성을 촉진하고 여러가지 사회적 강화함 → 가족이 참관하여 집에서도 전이될 수 있도록 함 | • 간접치료<br>　– 가족 간의 상호교류 형태 파악<br>　– 가족들의 참여<br>　– 치료의 첫 회기 : 상호작용의 시범, 가족들의 일상 변화<br>　– 치료의 둘째 회기 : 유지<br>• 직접치료<br>　– 가벼운 말더듬 시범 보이기<br>　– 어린이의 적극적 참여<br>　– 의도적 말더듬<br>　– 말더듬 변형 |

**Check!** 챕터확인문제

1 말더듬 치료의 일반화를 위한 목표로 '낱말 → 운반구 → 문장'의 순서대로 일반화하도록 해야 한다. (O, X)

2 말더듬 중증도에 따른 치료접근법은 터놓고 이야기하게 하고 의도적으로 두려운 낱말을 사용하여 부정적 느낌, 태도 및 회피행동을 줄이는 치료과정으로 이루어져 있다. 이러한 통합 치료는 경계선급 말더듬에게 적절하다. (O, X)

정답

1 O

2 X (중간급 & 진전)

**(3) 통합치료 : 초기 말더듬**

| 목 표 | 느낌 & 태도 | 특징 & 치료방법 | 치료과정 |
|---|---|---|---|
| 자발유창성<br>: 유창한 말을 강화 | • 다루지 않음<br>• 마음의 부담이 보이면 둔감화 과정을 거침 | • 단순한 것부터 시작하여 복잡한 구조로 진행<br>• 느린 말 형태 모델링<br>• 치료실에서 집으로 전이<br>• 말더듬이 없어지지 않으면 '쉽게 더듬는 방법'을 익힘<br>• 유지를 위한 감시 및 변형 필요 없음<br>• 종결 후 2년 정도는 주기적 재평가<br>• 엄격하게 자료수집 | • 유창성의 확립 전이<br>선행자극 : 언어재활사에서 부모로, 언어치료실에서 어린이집으로, 홑낱말에서 운반구, 홑문장에서 2~4문장으로, 대화, 느린 말속도에서 정상으로 직접모델링에서 간접모델링으로 바꿔나감<br>• 유창성 방해 요인들에 대한 둔감화(선택과정)<br>• 말더듬 순간의 수정(선택과정)<br>• 유창성 유지 : 2년 동안 지켜보기 |

## 5 대상자에 따른 치료기법

### (1) 청소년과 성인을 위한 유창성 치료기법

① 말더듬 기간 : 몇 년, 혹은 수십 년 이상 말을 더듬어 왔음

② 말더듬 특징 : 핵심행동 및 부수행동이 다양하게 나타나며 심리적인 어려움이 있음

③ 말더듬 청소년 특징 : 치료의 동기, 회피, 활동에 대한 적극성 등이 다른 그룹에 비해 약함

④ 전반적 치료 특징 : 말더듬는 사람에 대한 이해가 필요

　• 유창성 완성법

　• 말더듬 수정 접근법

　• 인지적 재구성(Cognitive Restructuring)

　　– 말더듬에 대한 치료보다는 말더듬과 자기 자신에 대한 생각과 행동을 변화시키는 것을 목표로 함

　　– 상담과 심리치료 해당

　　– 말더듬에 대한 새로운 사고방식을 찾고 더 기능적인 대안을 고려함

**1** 아동이 말더듬에 대한 인식이 없을 때 간접치료를 해야 한다.　　　(O, X)

**2** 말더듬을 인식하지 않는 아동에게 비디오를 보여주고 스스로 수정할 수 있도록 한다.　　　(O, X)

**3** 아동과 가족의 상호작용을 살펴볼 때, 질문 유형을 살펴야 한다. 이때, 부모의 잦은 폐쇄형 질문은 말더듬을 유발시킬 수 있다.　　(O, X)

**정답**

**1** O

**2** X (말더듬을 인식하지 않을 경우 간접치료 시행)

**3** X (개방형 질문)

- Emerick의 인지적 재구성 4단계
    - ⓐ 전반적인 치료접근법 교육단계
    - ⓑ 말더듬에 관한 사고방식을 확인하는 단계
    - ⓒ 자신을 스스로 평가
    - ⓓ 부정적 사고 → 자기 향상적 언어로 바꿔주는 단계
- Maxwell의 말더듬 수정법 & 인지적 재구성법 단계
    - ⓐ 정보제공     ⓑ 인지평가
    - ⓒ 사고전환     ⓓ 대리관찰
    - ⓔ 발화조절     ⓕ 확 인
    - ⓖ 종 결       ⓗ 인지적 재구성
    - ⓘ 대처기술     ⓙ 자기조절

• 그룹치료
  - 장점 : 말더듬으로 인해 비난받지 않고 편하게 더듬을 수 있는 장소이며 안정감 · 공감을 받음, 희망감 · 보편성 · 정보공유 등을 제공받음
  - 단점 : 지속적인 집단 형성의 어려움, 그룹의 멤버쉽, 리더의 중요함
  - 치료 내용 : 이완–상상활동, 역할극, 발표하기, 진전 내용을 공유하기 등
• 보조도구를 이용 : AAF(DAF, FAF, SpeechEasy 등)
• 약물 치료 : 부정적이라는 결론

## (2) 아동에게 쓰이는 유창성 치료법

① 간접치료와 직접치료의 비교
  • 간접치료
    - 아동이 말더듬에 대한 인식이 없고, 치료 초기일 때 효과적
    - 치료사의 도움을 받아 가족들의 상호작용, 유창성에 대한 태도와 행동의 목표 즉, 환경개선(가족의 상호작용 수정 : 말속도 느리게 하기, 끼어들지 않기, 짧고 간단한 문장 사용하기, 질문의 양 줄이기, 대화 태도 바꾸기, 조용하고 부드러운 목소리로 말하기 등)
  • 직접치료
    - 간접치료 후 아동의 말이 유창해지지 않을 경우
    - 말더듬에 대해 인식하며 근육의 긴장을 보이는 경우

Check! 챕터확인문제

1 아동과 대화를 할 때에는 아동의 말에 끼어들거나 방해하지 않고 아동의 수준에 맞는 말을 사용하는 것이 좋다.
(O, X)

정 답

1 O

**Check!** 챕터확인문제

**1** 아동에게 쓰이는 유창성 치료법 중 언어재활사에게 말더듬이 나타날 때 아동이 이를 지적하는 방법을 무엇이라고 하는가?

**2** 아동에게 아동의 말더듬과 비슷한 형태로 언어재활사가 장난치듯 아동이 모방하도록 유도하여 치료하는 방법을 무엇이라고 하는가?

| | |
|---|---|
| 가벼운<br>말더듬의<br>시범<br>보이기 | • 아동의 말더듬보다 심하지 않은 형태로 언어재활사가 말더듬을 들려줌<br>• 흉내 낸다고 느끼게 하지 않도록 해야 함(아동 말더듬 : 치료사 시범(2~3 : 1))<br>• 언어재활사는 시범 시 긍정적인 설명 필요함<br>  예 말이 어렵네. 괜찮아. 아무 문제없어! |
| 나잡아라<br>놀이 | • 언어재활사에게 말더듬이 나타날 때 아동이 이를 지적하기<br>  예 선생님이 '가 가 가 가 가방'하면 네가 "'가'가 한 번이에요"라고 말해줘<br>• 말더듬 지적하면 칭찬 → 성취감과 자신감 생기도록 유도 |
| 말더듬<br>놀이 | 아동의 말더듬과 비슷한 형태로 언어재활사가 장난치듯(연출) 아동이 모방하도록 유도<br>예 선생님, '가 가 가 가 가' 빠르게 할 수 있다! 너도 해볼래? |
| 의도적<br>말더듬 | • 느린 속도로 말을 하기가 어렵다고 아동에게 도움을 요청<br>• 다른 활동과 동시 진행, 간헐적 사용<br>• 강화제를 적절히 사용 |
| 말더듬의<br>변형 | • 직접치료 단계<br>• 말더듬의 증상이 개선되지 않을 경우 사용<br>• 아동이 말을 더듬을 때, 아동의 말더듬에 대하여 긍정적 피드백을 주고 느린 속도로 편안하게 더듬도록 유도(모방시키기)<br>• 시범과 강화를 계속, 재미있는 놀이와 함께 진행 |

**더 알아보기**

**어린이와 가족의 상호작용 형태의 수량화를 위한 지침**

| | |
|---|---|
| 빠른 속도 | 평균 180-220SPM |
| 숨 쉴 새 없이 다급하게 진행되는 대화 | 1초 미만 |
| 어린이의 말에 끼어들거나 방해하는 행동 | 백분율 10% 이상 X |
| 개방적 질문의 잦은 사용 | 백분율 25% 이상 X |
| 비판적인 말 또는 잘못을 지적하거나<br>고쳐주는 말 빈번히 사용 | 백분율 50% 이상 X |
| 어린이 말에 반응하지 않은 문장 수 | 백분율 50% 이상 X |
| 어린이의 수준을 훨씬 넘는 말 사용,<br>어린이의 수준을 넘는 복잡한 문장 사용 | 주관적 판단 |

\* 참고 : 말속도 구하는 공식
1) 말한 시간을 분(分)과 백분위의 초로 계산
2) 음절 수를 시간으로 나누기(분당 음절 수(Number of Syllables Per Minute, SPM))
∴ 내용 전달 음절 수/2초 이상의 쉬고 머뭇거림을 제외한 발화지속 시간

**정답**

**1** 나잡아라 놀이

**2** 말더듬 놀이

② 리드콤 프로그램(Lidcombe Program)

- 말더듬 문제를 보이는 어린 아동들을 위한 개별화된 유창성 형성 프로그램
- 부모–아동 간 상호작용이 중요, 아동의 구어 반응–수반(행동적 피드백)을 중심으로 치료(조작적조건화 기반)
- 치료방법
  - 환경조절 : 부모는 아동 말더듬을 일으키는 행동(환경, 의사소통 방법 등) 소거시키기
  - 구어적 반응 수정하기
    ⓐ 유창한 말 : 칭찬, 자기 평가 요구, 인정하기
    ⓑ 더듬는 말 : 인정하기, 자기 수정 요구
  - 유창성과 말더듬에 대한 언급/자기 평가 요구는 5:1 비율로 함
- 부모가 스스로 할 수 있을 때까지 직접 시연하며 일상적인 환경에서 부모가 매일 치료할 수 있도록 지지

③ Palin 센터 부모–아동상호작용(Kelman & Nicholas, 2008)

- 대상 : 3~7세 아동
- 비디오 피드백 및 부모 상담을 통해 아이의 의사소통 및 유창성을 증진시킬 수 있는 프로그램(간접+직접치료) : 유창성을 촉진할 수 있는 상호작용 방식을 확인하고 강화함
- 치료방법 : 3단계 과정
  - 1단계(가족전략) : 부모와 아이가 모두 참여하여 상호작용 방식을 확인하고 수정하는 단계, 부모는 아동의 말더듬을 인정하고 격려함
  - 2단계(상호작용전략) : 안정화 기간. 부모는 유창성 증진을 위한 의사소통 촉진 목표. 단, 아동의 핵심행동을 치료의 대상으로 하지 않으며 가족 간의 상호작용 방식을 목표로 하고 아이와의 상호작용 영상 및 과제지를 언어재활사에게 확인시켜줘야 함
  - 3단계(아동전략) : 확인 및 진전평가. 유창성이 개선되었다면 부모의 상호작용을 유지시킴. 유창성이 개선되지 않았다면 직접치료 시도하는 단계

④ 다차원적 접근법(Gottwald & Starweather, 1999)

- 요구–용량 모델 기반. 아동의 환경이나 말을 다차원적으로 치료함
- 치료방법
  - 환경수정 : 아동의 표현 지지, 말더듬에 대한 부정적인 감정 감소, 아동의 유창성에 영향을 미치는 의사소통 방법이나 태도 변경

**Check!** 챕터확인문제

1 말더듬 문제를 보이는 어린 아동들을 위한 개별화된 유창성 형성 프로그램으로 부모를 대상으로 한 행동적 치료를 무엇이라고 하는가?

2 말더듬 문제를 보이는 어린 아동들을 위해 개별화된 유창성 프로그램에서 유창성과 말더듬에 대한 언급은 5:1 비율로 하는 것이 좋다.
(O, X)

**정답**

1 리드콤 프로그램(Lidcombe Program)

2 O

    – 직접치료 : 아동의 말을 직접적으로 수정. 언어적 요구하지 않도록 함

     예 탈출행동이 보이는 아동 : 편안하게 말하는 방식을 중재

  ⑤ 학령기 아동의 유창성 치료

   • 말과 언어의 산출 체계 이해하기

   • 말과 언어를 다른 방식으로 표현하기

    – 말속도를 느리게 하기 : 말의 연장, 쉼 이용하기 등

    – 가볍게 시작하기

    – ERA-SM(Easier, more Relaxed Approach with Smooth Movement) : 이완되고 부드러운 움직임을 낱말, 구, 연결 구어 등에서 연습함. 정상 유창성을 목표로 함

    – 말더듬 수정법 '취소, 예비책, 빠져나오기' 사용하기

   • 심리 정서 다루기

    – 말더듬에 대한 인식 변화 : 아동의 말 경청하기, 의사소통이 쉬운 것부터 어려운 것의 순서 정하기, 성공을 인정해주기, 말더듬 공개하기 등

    – 말더듬에 대한 심리 정서 다루기 : 말더듬 수정법의 둔감화 방법 이용

   • 사회성과 대화기술 돕기

    – 놀림에 대처하기

    – 괴롭힘에 대처하기

    – 부정적 감정을 적절하게 표현하도록 돕기

   • 일반화

   • 그룹치료

## 6 다양한 유창성 치료 기법

### (1) AAF(Altered Auditory Feedback)

 ① DAF(Delayed Auditory Feedback)

  • Lee(1950)의 연구로 시작

  • 방법 : 대상자 목소리 녹음 → 목소리 지연시켜 들려주기 → 유창성 강화(효과가 크다고 보고)

  • 지연시간 : 250ms에서부터 짧게는 50ms까지 다양함

② FAF(Frequency Altered Feedback)

- Howell(1987)은 음도 변경시키는 방법(음성변조)을 통해 청각적 피드백을 주는 방법 제시
- 방법 : 기기가 주파수를 임의로 변조 → 대상자가 다시 듣게 함

③ SpeechEasy

- 최근 개발된 장치(2001)
- DAF & FAF의 청각피드백 변형이 복합된 프로그램
- 효과가 있지만 비용이 많이 들며, 장치 없이 일반화의 어려움도 보고되고 있음

④ 음성중대역입(Enhanced Vocal Feedback) 장치

- 상연골에 마이크를 부착하여 성대 진동 소리를 듣도록 함
- 한쪽 귀의 구멍을 막으면 폐쇄효과가 발생하므로 발성에 주의집중하도록 하여 유창성 증가

⑤ 차폐(Masking) 장치

- 자신의 말을 듣는 것을 막음
- 큰 소음사용, 백색잡음, 치료를 위한 것은 아님
- 청각피드백 제거 시 유창해지는 경향, 말을 잘하려는 욕구를 감소시켜 유창성 증가 가정

## (2) 스토커 프로브 테크닉(Stocker Probe Technique)

① 말더듬 아동들이 언어의 복잡성으로 인해 말을 더듬기보다는 말의 창의성으로 인해 말을 더듬는 것이라고 봄

② 병리적 비유창과 정상 비유창의 구별 근거 제공

- 정상 비유창 아동 : 요구 수준 관계없이 더듬음
- 병리적 비유창 아동 : 난이도에 따라 말더듬의 질이 달라짐

③ 목적 : 아동기에 나타나는 정상적인 비유창성과 실제적 말더듬 선별 및 치료

④ 치료 : 아동이 두 가지 물건을 제시하고, 각 물건에 관해 수준이 다른 5가지 질문 혹은 요구를 하는 것으로 창의성 수준을 조절하며 치료

## (3) 행동인지 말더듬 치료(BCST)

① 자신의 말더듬 행동을 알고 그에 대한 대처를 스스로 책임을 지는 것

② 4단계로 치료를 진행함

- 진단평가 : 확인단계로 다양한 평가를 통해 충분한 정보수집이 필요함. 자신의 말더듬의 특징에 대해 상담하며 중재방향에 대해 상담함

**Check!** 챕터확인문제

1 최근 개발된 장치로 DAF & FAF의 청각피드백 변형이 복합된 프로그램인 말더듬 치료 장치를 무엇이라고 하는가?

2 말더듬 아동들이 언어의 복잡성으로 인해 말을 더듬기보다는 말의 창의성으로 인해 말을 더듬는 것이라고 보는 말더듬 치료방법을 무엇이라고 하는가?

**정답**

1 SpeechEasy
2 스토커 프로브 테크닉 (Stocker Probe Technique)

**Check!** 쳅터확인문제

**1** 아동보다는 성인에게 적절한 말더듬 치료 프로그램으로 '느리게 말하기'를 치료방법으로 이용한다. 또한 구어를 방해하는 것을 감소시키고, 부정적 태도를 긍정적 태도로 바꾸도록 유도하는 말더듬 프로그램은 무엇인가?

**2** 취학 전 아동에게 사용되는 방법으로 발화 길이와 복잡성을 점진적으로 증가시키면서 훈련하는 프로그램을 무엇이라고 하는가?

• 치료유창성의 형성 : 과도한 연장을 이용하여 유창성을 조절. 이 때, 자기 스스로 자신의 말더듬을 조절할 수 있다는 것을 확인해야 함

• 상담 · 태도변화 : 본인의 의지로 말더듬을 조절할 수 있다는 것을 알도록 유도. 유창성을 유지할 수 있도록 도와주어야 함

• 유창성 유지 : 사후점검

### (4) 인지행동치료(Cognitive Behavioral Therapy) – Leith(1984)

① 평가, 새로운 행동 발생시키기, 안정시키기, 전이시키기, 유지시키기 단계

② 각 치료 단계마다 말더듬과 말더듬인의 표면적인 특성과 내면적인 특성에 대한 활동을 제시하고 설명함

• 평가하기 : 핵심행동과 부수행동 평가, 인터뷰를 통해 말더듬에 대한 생각, 말더듬에 대한 이해, 효과, 치료 절차에 대해 설명

• 새로운 행동 발생시키기 : 말더듬을 조절할 수 있다는 것을 알 수 있는 시간임. 유창성 목표는 조절유창성을 생성하도록 함

• 새로운 행동 안정시키기 : 다양한 의사소통 활동 안에서 안정시키기, 또한 말더듬을 스스로 조절 가능하다는 자신감을 얻기

• 새로운 행동 일반화 및 유지하기 : 쉬운 상황부터 어려운 상황까지 일반화하도록 안내함. 또한 자신의 구어에 대한 책임도 함께 지게 됨

### (5) 발살바 말더듬 치료

① 구어를 방해하는 것을 감소시킴

② 부정적 태도를 긍정적 태도로 바꾸도록 유도

③ 치료방법으로 '느리게 말하기'를 이용

④ 신체적 및 심리적 수준 모두에서 반응을 완전히 재프로그램하도록 요구

⑤ 아동보다는 성인에게 적절

### (6) 점진적 발화 및 복잡성 증가(GILCU)

① 취학 전 아동에게 제공

② 발화 길이와 복잡성의 점진적인 증가

③ 발화 길이, 복잡성, 난이도가 높아짐에 따라 유창하게 읽는 단어의 범위를 확대시켜 훈련하는 프로그램

④ 치료 방법으로 '단단어 읽기에서 5분간 유창한 대화'로 난이도 조절

⑤ 기본 치료 원리는 '조작적 조건화'

**정답**

1 발살바 말더듬 치료

2 점진적 발화 및 복잡성 증가 (GILCU)

# 비전형적인 유창성 유형 및 치료

---

**1절** | 비전형적인 유창성의 종류 및 치료

---

## ① 임상적 특징

(1) 후천성 말더듬

① 신경학적 말더듬

- 신경학적 손상이나 질병(뇌졸중, 파킨슨병 등)으로 발생하는 말더듬
- 종류 : 마비성 구어장애적 말더듬, 실행증적 말더듬, 실어증이 동반되는 건망성 말더듬
- 의미와 문법에서도 나타남
- 말더듬에 대한 불안이 없음
- 반복, 연장, 막힘의 시작이 다양한 위치에서 나타남
- 부수행동이 동반되지 않음
- 적응효과 없음
- 말과제의 성격과 상관없이 말을 더듬음

② 심인성 말더듬

- 스트레스나 충격적인 사건 후 발생하며, 핵심행동은 발달성 말더듬과 비슷하나 부수행동이 핵심행동과 상관없이 발생할 수 있음
- 한두 번의 행동치료로 빠른 진전을 보이기도 함
- 탈출행동과 불안한 상태를 보임
- 말더듬이 간헐적 혹은 상황의존적임
- 사용하는 문법이 정상적이지 못함(예 밥이 먹어)
- 부수행동 : 위 아래로 머리 움직이기, 얼굴 찡그리기, 떨림 같은 움직임을 보임

**Check!** 챕터확인문제

**1** 말빠름증은 자신의 말을 의식하지 않지만 말더듬은 의식한다. (O, X)

**2** 말빠름증의 경우 읽고 이해하는 능력이 부족한 경우가 있다. (O, X)

**3** 신경학적 말더듬은 반복, 연장, 막힘이 시작 음절에 제한되어 나타나지 않으며 부수 행동이 동반된다. (O, X)

**4** 심인성 말더듬은 한두 번의 행동치료로도 빠르고 우호적인 반응을 보일 수 있다. (O, X)

**5** 말빠름증의 치료목표는 무엇인가?

**정답**

**1** O

**2** O

**3** X (동반되지 않음)

**4** O

**5** 말에 직접 신경을 쓰게 함

## (2) 말빠름증(속화)

DSM-Ⅲ-R(1987)의 정의 : 말빠름증의 기본적인 특징은 지나치게 빠른 말속도와 이상한 리듬으로 인해 말명료도를 방해하는 유창성 문제임. 대개 끊어서 읽기가 제대로 되지 않아 문장의 문법 구조에 적합하지 않은 일련의 단어가 갑자기 쏟아져 나오며, 이러한 증상에 걸린 사람은 대개 자신의 의사소통 손상에 대해 자각하지 못함

- 매우 빠른 말속도
- 문법적 세부 단위에 부주의함
- 말과 언어 발달의 지체
- 읽고 이해하는 능력의 부족
- 조직화되지 못한 작문 능력

## ② 비전형적 유창성 평가

| 신경인성 말더듬 | 심인성 말더듬 | 말빠름증(속화) |
|---|---|---|
| 사례력(특히, 병력 살펴보기) | 사례력(특히, 말더듬 발생 시 특성, 환경이나 상황에 따른 가변성) | 사례력(특히, 말빠름증에 대한 자기 인식) |
| 언어 및 인지검사<br>• 언어(K-WAB, K-BNT, REVT 등)<br>• 구강구조 및 기능검사, 구어 운동검사<br>• 인지(MMSE) | | 언어 및 인지검사<br>: 연령에 맞게 검사 시행 |
| 말더듬 평가 : 공식(SSI-4, P-FAⅡ) 및 비공식 평가 | | • 말더듬 평가 : 공식(SSI-4, P-FAⅡ) 및 비공식 평가<br>• 속화 예측검사(PCI) |
| 의사소통 태도평가 | 의사소통 태도검사, 말하기 효능감 평가 | 의사소통 태도검사 |

---

**더 알아보기**

**속화 예측검사(Predictive Cluttering Inventory, PCI) : Daly & Cantrell(2006)**
- 33개 항목을 7점 척도로 평가하는 체크리스트
- 총 4개 영역(화용, 구어 운동, 언어 인지, 운동 협응 및 쓰기)
- 120점 획득한 경우 속화로 진단, 80~120점은 속화와 말더듬이 공존하는 경우로 진단

# ③ 치료

## (1) 후천성 말더듬

### ① 신경학적 말더듬

- 종합적인 중재접근법 : 동기가 있을 때 중재하는 것이 효과적
  - 치료방법 : 기류의 시작, 발성의 점진적인 시작, 조음기의 부드러운 접촉, 둔감화 등 일반적으로 사용
  - 기타 치료법 : 약물, 시상자극, 지연청각반응, 청각차폐, 바이오피드백, 완화, 말속도 조절 방법 등을 이용할 수 있음
- 파킨슨 : 치료기법에 반응을 잘 보임
- 뇌졸중 : 파킨슨병보다 치료하기가 더 어려움, 일시적 현상일 가능성 높음
- 폐쇄성 뇌손상 : 말더듬이 흔하지 않고, 발작과 관련 있기 때문에 발작의 문제를 먼저 해결해야 함

### ② 심인성 말더듬

전통적인 유창성 치료법 + 정신과 의사와의 상담 이용제안(Davis, 1989)

- 정신과 치료는 선택사항 : 대상자가 상황 압력에 많은 영향을 받거나, 몇 회기가 지나도 유창성에 변화가 나타나지 않는다면 의뢰할 수 있음
- 말더듬에 대한 잘못된 신념을 수정시켜주는 것이 예후에 좋음

## (2) 말빠름증(속화)

### ① 집중적이고 포괄적인 치료접근법(Daly & Burnett, 1999)

- 자신의 의사소통 행동을 의식하는데 어려움이 있으므로 '치료목표와 기준을 자주 반복하는 것'이 필수적임
- 즉각적이고 직접적인 피드백 제공
- 부모와 주위의 가까운 사람들의 피드백, 수정은 치료의 중요한 역할이므로 교육이 필요함

### ② Van Riper(1992)의 말빠름 대상자들을 위한 기법

- 치료사의 말속도 변화를 따라읽기
- 말하기 전에 단어 적기
- 단어마다 강세 변화시키기
- 비디오로 찍어 자신의 말 관찰하기
- 다양한 상황에 말멈춤을 이용하기

**Check!** 챕터확인문제

1 심인성 말더듬의 경우 정신과적 치료를 받는 것이 필수적이다. (O, X)

2 신경학적 말더듬의 경우 심인성 말더듬과 동일하게 불안한 상태를 보인다. (O, X)

3 신경학적 말더듬은 말더듬에 대한 불안이 없으며 반복, 연장, 막힘의 시작이 다양한 위치에서 나타나고 적응효과가 없다. (O, X)

4 동기가 있을 때 중재하는 것이 효과적이며 기류의 시작, 발성의 점진적 시작, 부드러운 접촉, 둔감화 등의 방법을 사용하는 중재법은 무엇인가?

**점답**

1 X (원활 경우만 진행)

2 X (신경학적 말더듬은 불안을 느끼지 않음)

3 O

4 종합적 중재 접근법

③ Guitar(2018)의 치료접근법
- 대상자의 구어 속도에 대한 인식과 구어 속도를 감소시킬 수 있는 능력 향상시키기
  - 느린 속도, 중간 속도, 빠른 속도로 자신의 팔을 움직이거나 걷기를 함으로써 다양한 구어 속도를 시도하기
  - 다양한 속도를 배우거나 느끼는 동안 감각적 피드백에 집중하기
  - 빠르고 느린 음악에 맞춰 움직이거나 걷기
  - 아동 치료 시 속도가 너무 빨라지면 임상가가 속도 위반 티켓을 주거나 받는 활동
  - 청자가 대상자의 말이 너무 빠르거나 이해할 수 없을 때 다양한 구어 및 비구어 단서로 반응하기. 예를 들어, 청자가 얼굴을 찡그리거나 얼굴에 당황하는 표정을 짓거나 반복해서 다시 말해달라고 요청하기
  - 읽기를 할 때 구어 속도를 조절하도록 읽기 자료의 중요한 부분에 빨간색 또는 노란색으로 쉼표와 마침표를 넣기
  - 대화에서 분절(Phrasing) 위치와 쉼 지도하기
  - 속도계(Speedmeter)를 사용하여 속도를 조절하면서 말하게 하기
  - 예를 들어 시를 낭송할 때 강한 강세 패턴을 사용하여 말하기
- 언어능력 향상시키기
  - 담화 또는 이야기 카드를 보고 순서대로 정리하고, 큰소리로 말하게 하기
  - 스크립트 활동을 주고 받는 연습을 한 후, 간단한 연극을 하기
  - 대화 주고받기와 주제 유지하기와 같은 대화 능력을 지도하기
  - 종속절을 포함한 복문 사용을 지도하기
- 유창성 촉진시키기
  - DAF를 사용하여 대상자가 더 느리고 유창하게 말하게 하기
  - 최대 지연된 상황에서(예 250ms) 청각적 피드백을 무시하고 정상 속도로 말하게 함으로써 고유 수용 감각을 지도하기
- 속화에 대한 대상자의 이해 및 자각 높이기
  - 대상자가 자신의 속화 구어(Cluttered Speech)를 전사하고 분석하게 하기
  - 비조직적인 구어로 갑작스럽게 빨리 말을 할 때 자신의 사고 과정을 인식하도록 돕기

## 2절 | 말빠름증(속화) 일반적 특징

### 1 말빠름증(속화)의 언어 비유창성모델(Daly&Burnett, 1999)

**(1) 인 지**

① 인식-청자 관점 확인

② 지각-자기 모니터링 확인

③ 집중시간

④ 사고의 **구조화** : 순서화, 범주화

⑤ 기억력

⑥ 충동성

**(2) 말**

① 비유창성 : 단어/구의 지나친 반복

② 음절 또는 구어의 위치 변경

③ 말억양

• 빠른 또는 불규칙한 말속도

• 부적절한 리듬

• 단어 사이의 쉼 부족

• 운율저하

• 큰 목소리가 점점 작아짐

• 단조로운 목소리

④ **분명치 않은 조음**

• 소리의 생략

• 음절 생략

• /r/, /l/

⑤ 호흡의 비정상적 리듬

⑥ 소리없는 구간, 주저함

**(3) 언 어**

① 수용언어

• 듣기/지시따르기

• 읽기장애

**Check!** **챕터확인문제**

1 말빠름증은 조음과 운율에 어려움을 보인다. (O, X)

**정답**

1 O

② 표현언어
- 구조화를 통한 생각의 연계를 잘 못함
- 이야기하는 능력 부족
- 언어형성
- 수정/반복
- 부적절한 언어적 구조
- 음절 또는 구어적 위치변경
- 부적절한 대명사 사용
- 명명하기와 단어찾기의 어려움
- 간투사 의미 없는 말
③ 기타 : 쓰기
글자, 음절, 단어의 생략/대치, 문장 끊김

### (4) 화 용
① 부적절한 주제 도입, 유지, 종결
② 부적절한 상호작용
③ 듣기기술의 부족
④ 충동적인 반응
⑤ 청자입장 고려 부족
⑥ 비구어적 신호의 부적절한 처리
⑦ 부적절한 눈 맞춤

### (5) 운 동
① 운동조절력의 저하
② 불명확한 조음
③ 비정상적 호흡리듬
④ 비유창성
- 소리/단어의 지나친 반복
- 소리 없는 구간, 주저함
⑤ 운율문제
- 빠르거나 불규칙한 속도
- 비정상적 리듬
⑥ 어색한 불협응
⑦ 충동성 문제

출처 : 심현섭 · 신문자 · 이은주 · 이경재 옮김(2013). Dr. Manning의 유창성장애. CengageLearning. 392p. 참고

## 더 알아보기

### 말빠름증과 말더듬 차이

| 구 분 | 말빠름증 | 말더듬 |
|---|---|---|
| 장애의 의식정도 | 의식하지 않음 | 의식함 |
| 스트레스 상황에서 말하기 | 더 좋아짐 | 더 나빠짐 |
| 편안한 상황 | 더 나빠짐 | 더 좋아짐 |
| 말하는데 주의를 줄 때 | 좋아짐 | 나빠짐 |
| 짧은 대답이 요구될 때 (구조적 질문) | 좋아짐 | 나빠짐 |
| 알고 있는 내용을 읽기 | 나빠짐 | 좋아짐 |
| 모르는 내용 읽기 | 좋아짐 | 어려워함 |
| 자기 말에 대한 태도 | 신경 쓰지 않음 | 두려워함 |
| 심리적 상태 | 개방적 | 위축적 |
| 치료목표 | 말에 직접 신경을 쓰게 함 | 말에 대한 신경을 덜 쓰도록 함 |

출처 : 권도하, 신명선, 김시영, 전희숙, 유재연, 안종복 공저(2012). 언어진단법. 물과 길. 참고

**Check!** 챕터확인문제

1 말빠름증의 경우 자신의 말더듬에 대해 신경 쓰지 않는다. (O, X)

2 말빠름증의 경우 편안한 상황에서 더 좋아진다. (O, X)

3 말더듬은 말빠름증의 치료 목표와 동일하다. (O, X)

4 모르는 내용을 읽을 때, 말빠름증이나 말더듬 모두 좋아지는 편이다. (O, X)

5 말빠름증은 대화 시 부적절한 대화 기술을 사용하는데 반해 듣기 기술은 좋은 편이다. (O, X)

6 말빠름증은 구조적 질문에 대답할 때 ( ) 말더듬은 ( ).

**정답**

1 O
2 X (더 나빠짐)
3 X
4 X (말더듬 나빠짐)
5 X (듣기기술 부족)
6 좋아지고, 나빠진다

# 부록 파라다이스-유창성검사(P-FAⅡ) 요약

## 1 검사내용 및 해석

### (1) 검사의 실시

| 유형 | | 내용 | 취학 전 | 초 등 | 중 등 | 계산방법 |
|---|---|---|---|---|---|---|
| 필수 과제 | 문장그림 | 누가 무엇을 말하도록 지시함<br>예 'OO가 OO을 OO고 있어요.' | O | | | • 정상적 비유창성(ND)<br>= ND합/목표음절 수<br>×100<br>• 비정상적 비유창성<br>(AD) = AD합/목표음<br>절 수×100×1.5 |
| | 말하기 그림 | 그림을 보여주고 문장으로 말하도록 함 | O | O | O | |
| | 그림책 | 이야기를 들려주고 다시 말하게 함 | O | | | |
| | 이야기 그림 | 이야기를 순서대로 맞추게 한 후 길게 설명할 수 있도록 유도 | | O | | |
| | 대 화 | 사례면담지에서 피검사자가 자연스럽고 길게 이야기할 수 있는 부분을 선택하여 물어봄 | | | O | |
| | 읽 기 | 2가지 읽기자료 모두 실시 | | O | O | |
| 선택 과제 | 낱말그림 | 그림 제시 후 낱말로 말하게 함 | O | O | O | |
| | 따라 말하기 | • 문장을 따라 말하게 함<br>• 기억하지 못했을 경우 문항전체로 다시 들려주며 따라 말하게 함 | O | O | O | |
| 부수행동평가 | | 비정상적 호흡, 부자연스러운 사지 움직임, 눈/얼굴의 움직임 평가 | O | O | O | • 부수행동 정도를 평정하여 기록<br>• 출현빈도가 높은 것부터 순서대로 기록 |
| 의사소통 태도평가 | | 체크리스트로 구성되어 있음 | | O | O | |

## (2) 검사 유형 및 기호

| 유 형 | 기 호 |
|---|---|
| 정상적<br>비유창<br>(ND) | 주저(H) |
| | 간투사(I) |
| | 미완성 또는/그리고 수정(UR)<br>(미완성/수정(Ur)유형은 목표음절 수에 포함) |
| | 반복1(R1) |
| 비정상적<br>비유창<br>(AD) | 주저-비정상적(Ha) |
| | 간투사-비정상적(Ia) |
| | 미완성 또는/그리고 수정-비정상적(URa) |
| | 반복1-비정상적(R1a) |
| | 반복2(R2) |
| | 비운율적 발성(DP)<br>(막힘을 동반한 반복2(R2) 혹은 연장을 동반한 반복2(R2)는 DP와 R2에 각각 표시하여 계산) |
| 부수행동 | 1) 계산 방법<br>  ① 부수행동정도를 평정하여 기록(0~4점)<br>  ② 유형-출현빈도가 높은 것부터 순서대로 기록<br>2) 부수행동 유형<br>  ① 비정상적인 호흡 : 소리 나는 호흡, 휘파람 소리<br>  ② 부자연스러운 사지 움직임 : 손, 팔, 다리 움직이기, 계속 무언가 만지작거림, 긴장 or 경직, 얼굴 부위를 만지작거림, 입 가리기<br>  ③ 눈의 움직임 : 깜박이기, 반쯤 눈감기, 눈 맞춤 어려움, 눈동자를 굴리거나 다른 곳을 두리번거림<br>  ④ 얼굴의 움직임 : 입 꽉 다묾, 입술 오므리기, 턱 근육 긴장, 코를 벌름거림<br>  ⑤ 기 타 |

## (3) 음절 수 산출방법

① 화자의 목표한 발음만을 목표 음절에 넣음

② 반복 부분을 제외함

③ 수정한 부분 포함

④ 간투사는 꼭 필요하게 쓰인 경우에만 포함

⑤ 알아듣기 어려운 부분은 제외시킴

## (4) 검사결과

① 1-40%ile : 약한 정도

② 41-80%ile : 중간 정도

③ 81%ile 이상 : 심한 정도

## (5) 검사(예)

| 성명/성별 | 최OO/남 | | | 생년월일 | 초등학교 1학년(6;8) | |
|---|---|---|---|---|---|---|
| 백분율 | 백분율 | ND점수 | AD점수 | **총 점수** | 백분위수 | 말더듬정도 |
| **필수과제** | ① 문장그림 | 3.76 | 10.15 | **13.91** | | |
| | ② 말하기그림 | 2 | 8.25 | **10.25** | | |
| | ③ 그림책 | 11 | 19.5 | **30.5** | | |
| | 필수과제점수 (① + ② + ③) | 16.76 | 37.90 | **54.66** | 81–90 | 심 함 |
| **부수행동정도** | 0–1–2–3–4 | | | | 80% 이상 | 중간–심함 |

| 과 제 | 발 화 |
|---|---|
| 문장그림 (133음절) | 친구가 머리를 빗고 있어요.<br><br>친구가 목욕을 하고 있어요. 친구가 빵을 먹고 있어요.<br>       H        DP<br>친구가 벗고 있어요. 친구가 바지를 벗고 있어요.<br><br>할머니가 (치, 아)전화해요. 친구가 (바)바다에서 수영해요.<br>      I            R2+DP<br>할아버지가 꽃한테 물을 줘요. 할아버지가 TV를 보고 있어요.<br>         DP<br>그리고 코알라하고 원숭이하고 토끼가 (있잖아요) 줄 매달리기를 해요.<br>                 DP    I    DP<br>(그리고 친구가) 그리고 친구가 풍선을 (있잖아요) (들)들고 있어요.<br>    R1                     DP   I   R2+DP |

| 유창성 | ND(정상적 비유창성) | | | | | | AD(비정상적 비유창성) | | | | | | | | |
|---|---|---|---|---|---|---|---|---|---|---|---|---|---|---|---|
| | H | I | UR | R1 | ND합 | ND점수/비율 | Ha | Ia | URa | R1a | R2 | DP | AD합 | AD비율 | AD점수 |
| **빈도/점수** | 1 | 3 | | 1 | 5 | 3.75 | | | | | 2 | 7 | 9 | 6.77 | 10.15 |

| 과 제 | 발 화 |
|---|---|
| 말하기 그림 (200음절) | 사자가 그림 그리고 있어요. 곰이 책을 보고 있어요.<br>        DP<br>토끼가 종이를 오리고 있어요. 돼지가 색연필로 색칠하고 있어요.<br>                    DP<br>소가 그림을 그리고 있어요. 얼룩말이 책을 꺼내요.<br><br>사슴이 그림을 붙였어요. 오이하고 여우하고 (있잖아요) 블록놀이를 하고 있어요.<br>      DP                          I    DP<br>(하)거북이는요, 공부를 하고 있어요.<br>DP<br>사슴은요, (어 그림) 그림책을 아이들에게 읽어주고 있어요.<br>        Ia+R2+DP         DP<br>(사슴)사슴이 (어) 코끼리하고 강아지 하고 생쥐하고<br>    R1        I<br>(어) 선생님을 읽어주는 거를 듣고 있어요.<br>  I       DP       DP<br>강아지가 싱싱카를 타고 있어요. 돼지하고 여우하고 흙 놀이를 하고 있어요.<br><br>그리고 토끼는 줄넘기를 하... |

| 유창성 | ND(정상적 비유창성) | | | | | | AD(비정상적 비유창성) | | | | | | | | |
|---|---|---|---|---|---|---|---|---|---|---|---|---|---|---|---|
| | H | I | UR | R1 | ND합 | ND점수/비율 | Ha | Ia | URa | R1a | R2 | DP | AD합 | AD비율 | AD점수 |
| 빈도/점수 | | 3 | | 1 | 4 | 2 | | 1 | | | 1 | 9 | 11 | 5.5 | 8.25 |

| 그림책 (200음절) |
|---|

토끼가 (있잖아)(달)달리기 빠르다고 했는데 (엄)거북이가 (있잖아, 어)진다고 말했는데
　　　　　 I　　　　　R2+DP　　　　　　　　　 I　　　　　 I　 I

(어)그리고 (있잖, 어) (다)달리기 시합을 해서 그래서 설마 (이)이길 껄 하고
 I　　　　　 la　　　 R2+DP　　　　　　　　　　　　　 R2+DP

동물들은 (있잖아) (어) 보러 갔어. 그 경기 (어) (있잖아) 보러 갔어.
　　　　　 I　　 I　　　　　　　　　 I　　 I

동물들이 이렇게 말했어. 동물들이 아마 토끼가 (이)이길 껄 자꾸 그리고 (있잖)
　　　　　　　　　　　　　　　　　　　　　　R2+DP

수탉이 (있잖아) 코끼오 (어) 그랬는데 고우기 고고 했어. 그래서
 DP　　　 I　　　　 I

토끼는 (어) 빨리 갔고 (거북이)거북이는 (어...어)엉금엉금 갔어. (있잖아) 토끼는 (있잖아)
　　　 R1　　　　　 la+DP　　　　　　　　　　 DP　　　　 I

(어, 당근)당근 밭에 도착했어. (어)거북이는 (있잖, 어) 안 보이는 거야
 la+R1a+DP　　　　　　　　　　 la

그래서 당근을 먹고 쓰러졌어. 당근을 먹고 자고 (어)거북이는 (있잖) (어)
　　　 DP　　　　　　　　　　　　　　　 I　　 I

(가)가는 것도 (못)못 보고 (아) 그냥 잤어. 그리고 (어)토끼가 깼는데
 R2+DP　　 R1a+DP　 I　　　　　　　　　 la+DP

거북이가 언덕을 다 가고 있어. 그리고 (어)거북이......
　　　　 DP　 DP　　　　　　　 I

| 유창성 | ND(정상적 비유창성) | | | | | | AD(비정상적 비유창성) | | | | | | | | |
|---|---|---|---|---|---|---|---|---|---|---|---|---|---|---|---|
| | H | I | UR | R1 | ND합 | ND점수/비율 | Ha | Ia | URa | R1a | R2 | DP | AD합 | AD비율 | AD점수 |
| 빈도/점수 | | 21 | | 1 | 22 | 11 | | 5 | | 2 | 5 | 14 | 26 | 13 | 19.5 |

| 부수행동 | ① 얼굴의 움직임, ② 부자연스러운 사지 움직임, ③ 비정상적인 호흡, ④ 눈의 움직임, ⑤ 기타 |
|---|---|

# 확인문제

**01** 다음은 유창성장애에 대한 설명들이다. 다음 빈칸을 채워 넣으시오. ★★★

① 유창성장애의 종류는 크게 _____과 _____이 있다.

② 말더듬의 핵심행동은 _____이다.

③ 핵심행동 중 반복에서 고려해야 하는 것 중 _____이/가 있다.

④ 말더듬의 핵심행동 중 연장은 _____초 이상 길게 이어진 상태를 말한다.

⑤ 말더듬의 핵심행동 중 연장은 _____과 _____에서 주로 나타난다.

⑥ 말더듬의 핵심행동 중 막힘은 _____과 _____에서 주로 나타난다.

---

**정답과 해설**

① 말더듬, 말빠름증
② 반복, 연장, 막힘
③ 긴장, 속도, 반복횟수 등
④ 0.5
⑤ 마찰음, 단모음
⑥ 파열음, 파찰음

**02-1** 다음 발화샘플을 분석해보시오. ★★★

> 나 나 나 나는 집에 갔다가 지─ ─ ─ ─쥐를 봤어. (막힘) 너무 놀라서 비 비 비 비 비명을 질렀어. (막힘) 아빠가 와서 지─ ─ ─ 쥐를 잡았어. 너무 놀랐어. (말한 시간 : 90초)

① 반복횟수 :

② 평균 단위반복수 :

③ 말더듬 형태 :

④ 부수행동 :

⑤ 말더듬비율(SW/M) :

⑥ 총비유창지수(%SS) :

정답과 해설

① 반복횟수 : 2회
② 평균 단위반복수 : 3.5회
③ 말더듬 형태 : 반복, 연장, 막힘 모두 나타남
④ 부수행동 : 탈출행동, 회피행동은 살펴볼 수 없음
⑤ 말더듬비율(SW/M)
　　90 : 6 = 60 : X
　　X(말더듬비율) = 4(SW/M)
⑥ 총비유창지수(%SS) : 6/37×100 = 16.22(%SS)

## 02-2 다음 발화샘플을 분석해보시오. ★★★

> 오 오 오 오 오늘 밥을 밥을 밥을 밥을 먹고 (막힘 4초) 잤어. (막힘 6초) 그래서 ㅍ ㅍ ㅍ ㅍ 피곤
> 하지 않아. (막힘 5초) 그런데 ㅂ－－－－－ (목소리에 힘을 주고 기침을 하기 시작) 배가 (막힘 3
> 초) 고파. 뭐 뭐 뭐 뭐 먹을래? (말한 시간 : 150초)

① 반복횟수 :

② 평균 단위반복수 :

③ 말더듬 형태 :

④ 부수행동 :

⑤ 총비유창지수(%SS) :

⑥ 형태별 비유창지수(%SS) :

정답과 해설

① 반복횟수 : 4회
② 평균 단위반복수 : 3.5회
③ 말더듬 형태 : 반복, 막힘, 연장
④ 부수행동 : 탈출행동
⑤ 총비유창지수(%SS) = 9/28×100 = 32.14(%SS)
⑥ 반복비유창지수(%SS) = 4/28×100 = 14.29(%SS)
　　연장비유창지수(%SS) = 1/28×100 = 3.57(%SS)
　　막힘비유창지수(%SS) = 4/28×100 = 14.29(%SS)

**03** 다음 빈칸에 회피 행동에 대한 예를 적어보시오. ★★

| 거부하기 | | |
|---|---|---|
| **바꾸어 말하기** | 동의어 대치 | |
| | 에두르기 | |
| | 순서 바꾸기 | |
| | 전보식 | |
| | 대용어 사용 | |
| | 특이한 방법 | |
| | 연기책 | |

**정답과 해설**

회피 행동에 대한 예

| 거부하기 | | '몰라요'라는 표현을 쓰기, 말할 내용을 종이에 쓰기, 듣지 못하는 사람처럼 행동하기 등 |
|---|---|---|
| **바꾸어 말하기** | 동의어 대치 | '주방'을 더듬을 것 같다면 '부엌'으로 바꿈 |
| | 에두르기 | '주방'을 더듬을 것 같다면 '설거지하는 곳'으로 돌려 표현 |
| | 순서 바꾸기 | '주방'을 더듬을 것 같다면 '가위 가져와, 주방에서'로 표현 |
| | 전보식 | '주방에서 김치찌개를 만들었는데 1시간 요리했어'를 '주방 김치찌개 1시간 요리'라고 표현 |
| | 대용어 사용 | '주방에서 김치찌개를 만들었어'에서 '주방'을 더듬을 것 같다면 '거기서 김치찌개를 만들었어'라고 표현 |
| | 특이한 방법 | 노래부르기, 속삭이기 등 |
| | 연기책 | '김치찌개 주방에서 만들었어'라고 말할 때, '주방'이라는 낱말에서 더듬을 것 같다면 '김치찌개 음.. 그러니까(머뭇거림) 주방에서 만들었어'라고 표현 |

**04** 파라다이스-유창성검사(Paradise-Fluency Assessment, P-FAⅡ)에서 정의하는 정상 비유창성과 비정상 비유창성을 비교해서 적어보시오. ★★

| 구 분 | 정상적인 비유창성(ND) | 병리적인 비유창성(AD) |
|---|---|---|
| 주 저 | ① _____ 초 침묵<br>긴장 동반하지 않음 | 주저함이 ② _____ 초 이상 지속<br>긴장 동반 |
| 간투사 | 의미전달내용과 관련 없는 낱말 표현 | 간투사를 ③ _____ 회 이상 반복<br>질적 양상 동반 |
| 미완성, 수정 | 발화를 끝맺지 않음<br>이미 산출발화를 수정 | 미완성 그리고/또는 수정을 연속적으로 함<br>긴장 동반 |
| 반복 | ④ _____ 회 반복<br>긴장 동반하지 않음 | 다음절 낱말, 구, 어절 등<br>⑤ _____ 회 이상 반복<br>좀 더 작은 단위에서 반복이 나타남<br>음소, 음절부분, 음절, 낱말부분,<br>일음절 낱말의 반복 |
| 비운율적 발성 | 나타나지 않음 | ⑥ _____ 을 포함 |

**정답과 해설**

① 1~3  ② 3
③ 3  ④ 1~2
⑤ 3  ⑥ 연장, 막힘, 깨진 낱말

**05** 말더듬에 대한 설명이다. 옳지 않은 것은 무엇인가? ★★★

① 살아오면서 말을 더듬었던 경험이 있었던 사람들의 비율을 발생률이라고 하는데 6개월 이상 더듬었던 경우는 5% 정도 된다.

② 특정 시기, 연령, 대상에 따라 말을 더듬었던 사람의 비율을 출현율이라고 한다.

③ 여자에 비해 남자가 더 많이 더듬을 확률이 있다고 보고하고 있다.

④ 말을 더듬는 여자에 비해 남자아동에게서 가족력을 더 찾아볼 수 있다.

⑤ 쌍둥이 가운데 한명이 말을 더듬는다면 이란성 쌍둥이에 비해 일란성 쌍둥이가 말더듬을 확률이 크다.

**정답과 해설**

④ 말더듬는 여자 아동들이 남자 아동들에 비해 말을 더듬을 친척이 많을 확률이 더 크다.

## 06 말더듬 요인별 이론을 쓰시오. ★★

| 심리적 요인 | |
|---|---|
| 학습적 요인 | |
| 신경생리학적 요인 | |
| 심리언어적 요인 | |

**정답과 해설**

말더듬 요인별 이론

| 심리적 요인 | 억압-욕망가설 |
|---|---|
| 학습적 요인 | 예상투쟁이론, 진단착오이론, 이원이론 |
| 신경생리학적 요인 | 대뇌반구우세이론, 유전, 수정된 발성가설 |
| 심리언어적 요인 | 내적 수정가설, 실행 및 계획모델 |

## 07 다음에서 설명하는 말더듬 이론이 무엇인지 쓰시오. ★★

| 스스로 말하는 것이 어렵다고 생각하고 점차 말로 인한 스트레스로 인해 말더듬이 시작된다고 봄 | ① |
|---|---|
| 정상적인 유창성에 대해 부모 또는 주변 사람들이 과도한 반응을 하고 '말더듬'이라고 진단하게 되면서 아동의 말더듬이 시작된다고 봄 | ② |
| 반구에서 신경자극을 받는 말산출기관근육은 적절한 협응을 위해 한쪽 반구가 다른쪽 반구를 지배한다고 보았는데 말더듬는 사람들은 양측 뇌의 지배를 받아서 구어를 방해해 말더듬이 생긴다고 봄 | ③ |
| 사람들은 말을 하기 전에 자신의 말을 확인하고 오류를 발견하면 수정해야 하는데 말더듬는 사람은 빈번하게 오류가 발생하고 오류를 수정하지 못하여 나타난다고 봄 | ④ |
| 언어, 정서, 운동 및 인지에 따라 유창성 발달도 발달하는데 이 영역보다 외부요구(가정환경, 언어적 환경 등)가 크게 되는 경우 유창성의 오류가 생길 수 있다고 봄 | ⑤ |

**정답과 해설**

① 예상투쟁모델
② 진단착오이론
③ 대뇌반구우세이론
④ 내적 수정가설
⑤ 요구용량이론

**08** Van Riper(1982)의 경로 중 갑작스러운 말더듬 출현으로 말더듬이 생긴 경로에 대한 설명 중 옳지 않은 것은? ★★

① 5~9세경에 시작되었다.

② 심한 심리적 충격 · 갑작스러운 환경으로 말더듬이 생겼다.

③ 말더듬 형태는 처음부터 불규칙적 빠른 반복, 긴장이 보인다.

④ 탈출행동이 일찍 출현한다.

⑤ 말더듬에 대해 인식한다.

---

**정답과 해설**

③ 갑작스러운 말더듬이 출현하는 경로는 '경로 Ⅲ'이며, 말더듬의 형태로 막힘이 먼저 출현한다.

**09** Guitar(1988) 말더듬 5단계 특징이다. 어느 단계인지 쓰시오. ★★★

① 말더듬을 인식하는 단계 :

② 단위반복이 2회 이상 나타나기 시작하는 단계 :

③ 막힘이 출현하기 시작하는 단계 :

④ 상황공포가 생기게 되는 단계 :

⑤ 입술과 틱, 혀 등에 경련을 수반하는 단계 :

---

**정답과 해설**

① 초기 말더듬
② 경계선급 말더듬
③ 초기 말더듬
④ 중간급 말더듬
⑤ 진전된 말더듬

**10** 말더듬이 자주 일어나는 자리에 대한 설명이다. 다음 중 옳지 않은 것을 고르시오. ★

① 일관성 효과는 말더듬는 사람이 더듬는 위치가 얼마나 비슷한가를 말한다.

② 일치율은 말을 더듬는 사람끼리 어느 정도 같은가를 말한다.

③ 문장 안 낱말 중 말을 자주 더듬는 곳은 첫소리이다.

④ 낱말 중 저빈도 낱말에서 더 말을 더듬는다.

⑤ 일관성 효과보다 일치율이 더 높다.

> **정답과 해설** ▶
>
> ⑤ 일치율 < 일관성 효과

**11** 사례면담 시 연령별로 특히 포함되어야 하는 것을 쓰시오. ★

| 아 동 | 학 령 기 | 성 인 |
|---|---|---|
| | | |

> **정답과 해설** ▶
>
> 사례면담지에 포함되어야 하는 사항
> ① 기본정보, 병력, 발달력, 가족력 등
> ② 말더듬 시작
> ③ 말더듬의 발달
> ④ 현재 말더듬상태

| 아 동 | 학 령 기 | 성 인 |
|---|---|---|
| • 발달정보<br>• 말더듬 인식 | • 학교생활<br>• 교우관계 | 직업 및 사회생활<br>• 대인관계<br>• 교 육<br>• 직업에 미치는 영향 |

**12** 다음 검사 도구 중 성인 및 아동을 모두 평가할 수 있는 검사도구끼리 묶어 보시오. ★★★

> (ㄱ) 파라다이스-유창성검사(P–FAⅡ)　(ㄴ) 전반적 말더듬 경험평가(OASES)
> (ㄷ) A–19 검사　(ㄹ) 말더듬의 심한 정도 측정검사(SSI–4)
> (ㅁ) 행동검사(BAB)　(ㅂ) 의사소통 태도검사(CAT)

**답** _____

**정답과 해설**

(ㄱ), (ㄴ), (ㄹ), (ㅁ)

**13** 유창성 목표에 관련된 내용을 아는 대로 쓰시오. ★★★

| | |
|---|---|
| **자발유창성**<br>(Spontaneous Fluency) | |
| **조절유창성**<br>(Controlled Fluency) | |
| **수용말더듬**<br>(Acceptable Stutter) | |

**정답과 해설**

유창성 목표

| | |
|---|---|
| **자발유창성**<br>(Spontaneous Fluency) | • 정상인의 정상유창성을 의미함<br>• 말속도 및 운율 정상적<br>• 정신적, 육체적 노력은 거의 없고 자연스럽게 말을 함 |
| **조절유창성**<br>(Controlled Fluency) | • 말을 더듬는 사람이 스스로 말을 조절하고 겉으로 봐서 자발유창성과 비슷한 상태를 유지함<br>• 말은 자발유창성과 비슷하나 대상자가 의도적으로 감시하고 말더듬 순간을 조절하고 통제함 |
| **수용말더듬**<br>(Acceptable Stutter) | • 말더듬이 보이지만 그리 심하지 않음<br>• 말을 더듬되 편안한 마음으로 더듬음 |

**14** 유창성 완성법 중에서 유일하게 '의사소통 태도'를 살펴보는 치료방법은 무엇인가? ★★★

답 _____

정답과 해설 ▶

집중유창성 훈련

**15** 말더듬 수정 접근법(Stuttering Modification Therapy) 중 MIDVAS의 치료 단계를 쓰시오.
★★★

_____ → _____ → _____ → _____ → _____ → _____

정답과 해설 ▶

동기부여 → 증상확인 → 둔감화 → 변형 → 접근 → 안정화

**16** 말더듬 수정 접근법에서 "접근(수정)"단계에서 사용하는 방법이다. 가르칠 때와 실제 사용할
때 어떤 식으로 진행하는지 쓰시오. ★★★

① 가르칠 때 :

② 실제 사용 시 :

정답과 해설 ▶

① 가르칠 때 : 취소 → 빠져나오기 → 예비책
② 실제 사용 시 : 예비책 → 빠져나오기 → 취소

**17** 말더듬 수정 치료법과 유창성 완성 치료법의 차이점을 비교하여 쓰시오.

| 구 분 | 말더듬 수정 치료법 | 유창성 완성 치료법 |
|---|---|---|
| 치료목표 행동 | | |
| 유창성 목표 | | |
| 느낌(심리) 및 태도 | | |
| 유지방법 | | |
| 치료방법 | | |

**정답과 해설**

말더듬 수정 치료법과 유창성 완성 치료법의 비교

| 구 분 | 말더듬 수정 치료법 | 유창성 완성 치료법 |
|---|---|---|
| 치료목표 행동 | 더듬는 순간 | 유창성 유도방법 |
| 유창성 목표 | 자발유창성, 조절유창성, 수용말더듬 | 자발유창성 또는 조절유창성 |
| 느낌(심리) 및 태도 | 1. 느낌(심리) 및 태도를 치료의 주요 대상으로 함<br>2. 느낌 등을 치료하지 않고 핵심행동만을 치료할 경우 말더듬이 재발할 가능성이 많다고 생각함 | 1. 느낌(심리) 및 태도에는 거의 관심을 두지 않음<br>2. 핵심행동이 치료되면 느낌 등은 저절로 정상으로 돌아온다고 생각함 |
| 유지방법 | 취소, 빠져나오기, 예비책의 유지와 느낌 등의 변화에 관심을 가지고 살핌 | 유창성 유도방법의 유지를 점검함 |
| 치료방법 | 1. 언어재활사와 대상자의 상담식 상호작용<br>2. 객관적인 자료 수집을 중요시 하지 않음 | 1. 엄격하게 구조화된 언어재활사와 대상자의 상호작용<br>2. 프로그램화된 치료과정<br>3. 객관적인 자료 수집을 매우 중요시 함 |

출처 : 이승환(2005). 유창성장애. 시그마프레스. 163p. 참고

**18** 말더듬 문제를 보이는 어린 아동들을 위해 만들어진 이것은 부모들을 대상으로 하였으며 중재는 부모들이 스스로 할 수 있을 때까지 치료기법을 설명하거나 시연한다. 이 프로그램은 무엇인가? ★★

답 _____

**정답과 해설 ▶**

리드콤 프로그램(Lidcombe Program)

**19** 아동에게 쓰이는 유창성 치료법 방법의 예를 쓰시오. ★★

| 가벼운 말더듬 시범 보이기 | |
|---|---|
| 나잡아라 놀이 | |
| 말더듬 놀이 | |

**정답과 해설 ▶**

아동에게 쓰이는 유창성 치료법의 예

| 가벼운 말더듬 시범 보이기 | 말이 어렵네. 괜찮아. 아무 문제없어! |
|---|---|
| 나잡아라 놀이 | 선생이 '가 가 가 가 가방'하면 네가 "'가'가 한 번이에요"라고 말해줘. |
| 말더듬 놀이 | 선생님 '가 가 가 가 가' 빠르게 할 수 있다! 너도 해볼래? |

\* 가벼운 말더듬 시범 보이기
• 아동의 말더듬보다 심하지 않은 형태로 언어재활사가 말더듬을 들려줌
• 흉내낸다고 느끼게 하지 않도록 해야 함. 아동 말더듬 : 치료사 시범(2~3 : 1)

**20** 말빠름증과 말더듬을 비교한 표이다. 다음을 채워 넣으시오. ★ ★ ★

| 구 분 | 말빠름증 | 말더듬 |
|---|---|---|
| 장애의 의식정도 | | |
| 스트레스 상황에서 말하기 | | |
| 편안한 상황 | | |
| 말하는데 주의를 줄 때 | | |
| 짧은 대답이 요구될 때 (구조적 질문) | | |
| 알고 있는 내용을 읽기 | | |
| 모르는 내용을 읽기 | | |
| 자기 말에 대한 태도 | | |
| 심리적 상태 | | |
| 치료목표 | | |

**정답과 해설**

말빠름증과 말더듬의 비교

| 구 분 | 말빠름증 | 말더듬 |
|---|---|---|
| 장애의 의식정도 | 의식하지 않음 | 의식함 |
| 스트레스 상황에서 말하기 | 더 좋아짐 | 더 나빠짐 |
| 편안한 상황 | 더 나빠짐 | 더 좋아짐 |
| 말하는데 주의를 줄 때 | 좋아짐 | 나빠짐 |
| 짧은 대답이 요구될 때 (구조적 질문) | 좋아짐 | 나빠짐 |
| 알고 있는 내용을 읽기 | 나빠짐 | 좋아짐 |
| 모르는 내용을 읽기 | 좋아짐 | 어려워함 |
| 자기 말에 대한 태도 | 신경 쓰지 않음 | 두려워함 |
| 심리적 상태 | 개방적 | 위축적 |
| 치료목표 | 말에 직접 신경을 쓰게 함 | 말에 대한 신경을 덜 쓰도록 함 |

**21** 다음의 발화를 파라다이스-유창성검사(P-FAII)로 분석하여 빈칸을 채워 넣으시오.

★ ★ ★

이 이 이 이 이번 시험이 (막힘) 너무 어려웠다고 했어요. 저는 해————ㄱ심 요약집으로 고 고 고 고 고 공부하려고요.

| 유창성 | ND | | | | | | AD | | | | | | | | |
|---|---|---|---|---|---|---|---|---|---|---|---|---|---|---|---|
| | H | I | UR | R1 | ND 합 | ND 점수/비율 | Ha | Ia | URa | R1a | R2 | DP | AD 합 | AD 비율 | AD 점수 |
| 빈도 | | | | | | | | | | | | | | | |

정답과 해설

| 유창성 | ND | | | | | | AD | | | | | | | | |
|---|---|---|---|---|---|---|---|---|---|---|---|---|---|---|---|
| | H | I | UR | R1 | ND 합 | ND 점수/비율 | Ha | Ia | URa | R1a | R2 | DP | AD 합 | AD 비율 | AD 점수 |
| 빈도 | | | | | | | | | | | 2 | 2 | 4 | 13.33 | 20 |

**22** 다음 발화를 한국 아동용 말더듬 검사(KOCS)로 분석하여 빈칸을 채워 넣으시오. ★★

〈문장 바꾸어 말하기〉

| 문 항 | 자극문장 | 목표문장 | 말더듬 | | |
| --- | --- | --- | --- | --- | --- |
| | | 아동문장 | 반 복 | 연 장 | 막 힘 |
| 1 | 나는 야구를 해요. | 나는 축구를 해요. | | | |
| | | ☞ 나는 ㅊ ㅊ (막힘) 축구를 해요. | | | |
| 2 | 남자아이는 강아지랑 놀아요. | 여자아이는 토끼랑 놀아요. | | | |
| | | ☞ 여 여 여 여자아이는 토끼랑 놀아요. | | | |
| 3 | 나는 버스를 타요. | 아빠는 비행기를 타요. | | | |
| | | 음 아빠는 버 버 버 아니 비행기를 타요. | | | |
| | | 소 계 | | | |

**정답과 해설**

| 문 항 | 자극문장 | 목표문장 | 말더듬 | | |
| --- | --- | --- | --- | --- | --- |
| | | 아동문장 | 반 복 | 연 장 | 막 힘 |
| 1 | 나는 야구를 해요. | 나는 축구를 해요. | | | |
| | | ☞ 나는 ㅊ ㅊ (막힘) 축구를 해요. | 1 | | 1 |
| 2 | 남자아이는 강아지랑 놀아요. | 여자아이는 토끼랑 놀아요. | | | |
| | | ☞ 여 여 여 여자아이는 토끼랑 놀아요. | 1 | | |
| 3 | 나는 버스를 타요. | 아빠는 비행기를 타요. | | | |
| | | 음 아빠는 버 버 버 아니 비행기를 타요. | 1 | | |
| | | 소 계 | 3 | | 1 |

SD에듀
합격의 공식
SD에듀
SDEDU

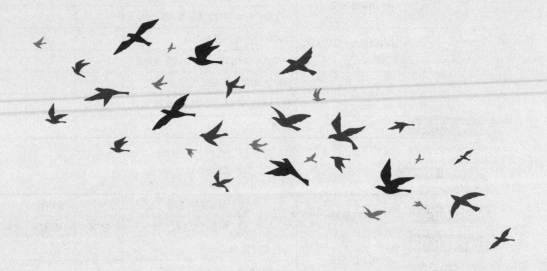

팀에는 내가 없지만 팀의 승리에는 내가 있다.

(Team이란 단어에는 I 자가 없지만 win이란 단어에는 있다.)

There is no "i" in team but there is in win

마이클 조던

# PART 3

# 음성장애

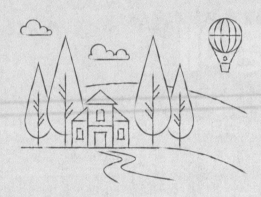

꿈을 꾸기에 인생은 빛난다.

– 모차르트 –

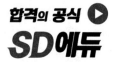

자격증 • 공무원 • 금융/보험 • 면허증 • 언어/외국어 • 검정고시/독학사 • 기업체/취업

이 시대의 모든 합격! SD에듀에서 합격하세요!

www.youtube.com ➔ SD에듀 ➔ 구독

# CHAPTER
# 01 발성기관의 해부 및 생리

---

| 1절 | 음성과학 |

## 1 사인파(Sine Wave)의 물리적 특성

사인파의 음향학적 특성은 '주파수, 진폭, 파장, 위상'에 의해 결정됨

### (1) 주파수(Frequency)

① 1초 동안 발생하는 사인파의 사이클(Cycle) 수를 의미하며, 단위는 'Hz'

② 주기(Period)란, 하나의 사인파가 하나의 사이클을 만드는 데 걸리는 시간을 나타내며, 단위는 '초(Seconds)'

③ 주파수와 주기는 반비례관계(f = 1/T)

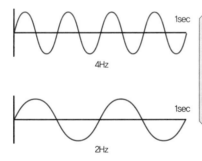

**TIP**

주파수와 기본주파수의 개념 헷갈리지 않기

기본주파수(Fundamental Frequency, F₀)란 복합음을 구성하고 있는 배음들 중에 가장 낮은 배음을 의미함. 즉, 가장 낮은 주파수를 나타내는 음이며 성대의 진동 주파수와 같음

### (2) 진폭(Amplitude)

사인파 즉, 소리의 크기를 나타내며, 단위는 'dB'

### (3) 파장(Wavelength)

하나의 주기가 만들어지는 동안 사인파의 이동거리를 의미함

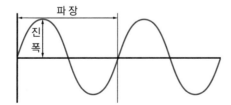

**Check!** 챕터확인문제

1 55Hz의 소리는 1초당 압축
과 희박이 55회 반복된 것
이다.                    (O, X)

2 9Hz, 3dB의 특성을 갖은
2개의 순음이 위상차 180°
에서 만났을 때 소리는 들리
지 않는다.             (O, X)

### (4) 위상(Phase)

위상이란, 2개 이상의 사인파가 주기 운동을 할 때 그래프에서 사인파의 어떠한 위치를 나타내며, 각 사인파의 위치상 관계를 각도로 표현함

① 동위상 : 두 사인파의 시작 위상이 같을 경우

② 이위상 : 두 사인파의 시작 위상이 다를 경우

③ 역위상 : 두 사인파의 시작 위상이 180° 차이 날 경우

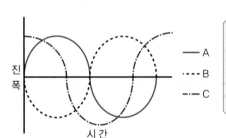

**TIP**

맥놀이(Beats) 효과
주파수가 약간 차이나고(7Hz 이내)
진폭이 같은 두 사인파가 등위상에
서 만났을 때 음파의 간섭 현상으
로 인해 나타나는 현상을 맥놀이
(Beats)라고 함

즉, 위상은 음파의 간섭 현상을 설명함. 예를 들어 같은 주파수와 같은 강도의 두 소리가 동위상에서 만났을 경우 보강간섭이 나타나 소리가 2배로 크게 들리게 되며, 역위상에서 만났을 경우 소멸간섭이 나타나 소리가 상쇄되어 들리지 않음

## 2 사인파 & 복합파

### (1) 사인파(Sine Wave)와 복합파(Complex Waves)

① 사인파는 하나의 주파수로 구성되어 있으며, 순음(Pure Tone)임

② 복합파는 하나 이상의 사인파가 합성된 소리의 파형이며, 일상생활에서 대부분 들을 수 있는 소리는 복합음(Complex Tone)

### (2) 푸리에 합성 및 분석

① 푸리에 합성(Fourier Synthesis) : 소리의 3가지 특성(주파수, 진폭, 위상)이 다른 사인파들을 합하여 복합파를 만들 수 있음

② 푸리에 분석(Fourier Analysis) : 복합파를 구성하는 사인파를 '주파수, 진폭, 위상'으로 구분할 수 있음

### (3) 음파의 주기성

① 주기파(Periodic Wave) : 음파의 파형이 일정 시간의 간격으로 반복됨

② 비주기파(Aperiodic Wave) : 음파의 파형이 불규칙하며 반복적인 형태가 아닌 경우

**정답**

1 O

2 O

③ 사인파는 단순조화운동으로 인해 주기파에 해당되며, 복합파는 주기성에 따라 주기파 또는 비주기파가 될 수 있음

④ 인간의 말소리 중 모음은 복합파이며 한 사이클 안에서 대부분 파형의 특성이 반복되므로 준주기파형(Quasiperiodic Wave)에 해당됨

## ❸ 소리를 시각화 하는 방법

### (1) 파형(Wave Form)

① 음향신호를 시간에 따른 진폭의 변화로 나타냄

② 즉, 그래프에서 가로(x축)는 시간, 세로(y축)는 진폭으로 기록됨

### (2) 스펙트럼(Spectrum)

① 음향신호를 주파수에 따른 진폭의 변화로 분석하여 나타냄

② 즉, 그래프에서 가로(x축)는 주파수, 세로(y축)는 진폭으로 기록됨

③ 복합파를 구성하는 사인파의 특성(주파수, 진폭)을 세로의 직선 형태로 나열하여 보여줌

### (3) 스펙트로그램(Spectrogram)

① 음향신호를 시간에 따른 주파수와 진폭의 변화로 보여주며, 3차원적인 그래프임

② 즉, 그래프에서 가로(x축)는 시간, 세로(y축)는 주파수, 진하기(z축)는 진폭으로 기록됨

③ 스펙트로그램은 소리의 파형을 분석하는 주파수의 대역폭에 따라 '광대역 스펙트로그램'과 '협대역 스펙트로그램'으로 나뉨

- 광대역(Wideband) 스펙트로그램 : 300Hz 이상의 넓은 대역폭을 사용하여 분석함. 스펙트로그램에서 세로줄이 관찰되며, 세로줄이 나타나는 시간 간격을 측정하여 성대의 개폐주기, 기본주파수를 측정할 수 있음. 또한 포먼트 정보를 알 수 있어서 조음과 관련된 연구에 많이 사용됨

- 협대역(Narrowband) 스펙트로그램 : 45Hz 이하의 좁은 주파수 대역폭을 사용함. 스펙트로그램에서 기본주파수와 조화음(Harmonics)이 각각의 가는 가로줄로 나타남. 따라서 음향신호의 주파수 관련 정보를 자세하게 알 수 있음

**Check!** 챕터확인문제

1 아동이 성장할수록 공명주
  파수는 높아진다.    (O, X)

2 /i/는 /u/보다 F2가 높다.
                    (O, X)

3 모음의 포먼트 분석을 위해
  협대역 스펙트로그램을 사
  용한다.           (O, X)

## 4 공명

### (1) 공명이란?

특정한 주파수에서 진폭이 증가하는 현상임. 공명에 의해 진폭이 증가하여 강해지는 주파수를 공명주파수(Resonance Frequency)라 하며, 모든 물체는 고유의 공명주파수를 가지고 있음

### (2) 튜브 음향학

① 튜브의 길이와 공명주파수는 반비례 관계임. 즉, 짧은 튜브일수록 공명주파수는 높음

② 성도(Vocal Tract)란 성대에서 입술까지의 공기 통로를 의미함

③ 성도의 공명

- 성도(Vocal Tract)는 한쪽은 닫히고 반대쪽은 열려 있는 튜브에 비교할 수 있음

- 성도(성대 쪽은 막혀있고 입 쪽은 열려 있는 튜브)의 음형대 주파수 공식

> $F_n = (2n-1)(s/4L)$
> $s$(음속) = 344meter/sec → 34,400cm/sec, $L$(관의 길이)

  즉, 최저주파수의 파장은 튜브 길이의 4배이며, 한쪽 끝만 열린 관은 최저주파수의 홀수 배로 공명함

- 성도가 길수록 공명주파수는 낮아지고, 성도가 짧을수록 공명주파수는 높아짐(성도의 길이 : 남성 약 17cm, 여성 약 14cm, 아동/유아 약 8.5cm)

## 5 모음의 음향학적 특성

① 포먼트 주파수는 구강과 인두강의 면적, 입의 개방정도, 구강의 길이에 따라 다르며, 모음을 음향학적으로 분석할 때 많이 사용

| | |
|---|---|
| 제1포먼트(F1)<br>(= 제1음형대) | • 입의 개방 정도, 인두강의 면적(혀의 높낮이)과 관련 있음<br>• 저모음일수록 F1 증가, 고모음일수록 F1 감소<br>• /a/ = 높은 F1, 낮은 F2 |
| 제2포먼트(F2)<br>(= 제2음형대) | • 구강의 길이(혀의 전/후 위치)와 관련 있음<br>• 전설모음일수록 F2 증가, 후설모음일수록 F2 감소<br>• /i/ = 낮은 F1, 높은 F2 |

② 포먼트 주파수는 조음과 관련된 정보를 제공하며 스펙트로그램(Spectrogram)을 사용하여 분석하였을 때 포먼트 주파수와 관련된 정보를 얻을 수 있다.

**정답**

1 X

2 O

3 X

## 6 자음의 음향학적 특성

스펙트로그램을 통해 다음과 같은 자음의 음향학적 특성을 관찰할 수 있음

① 파열음

- 묵음구간(폐쇄구간) → 개방 후 폭발구간(파열잡음) → 기식구간
- 구강 폐쇄로 인한 묵음구간이 나타난 뒤 기식구간이 나타남
- 유성파열음은 묵음구간에서 저주파수대역에 유성띠(Voice Bar)가 관찰됨
- 초성 위치에서 짧은 마찰 성분이 나타날 수 있음(10~30ms)
- 파열잡음(Burst Noise) : 막힘 후 갑자기 개방되어 나타나는 세로 줄
- 모음의 발성 시작 시간(Voice Onset Time : VOT)으로 파열음의 조음위치 및 발성유형을 파악할 수 있음(VOT시간 : 연구개음 > 치조음 > 양순음, 격음 > 평음 > 경음)

② 마찰음

- 치조마찰음 : 고주파수 대역에서 마찰소음구간이 나타남
- 치조마찰음(평음) : 어두초성의 경우 40000Hz 부근의 마찰소음구간 후 뒤따르는 모음의 제2포먼트 부근에서 기식잡음을 보임. 하지만 어중초성 위치에서는 기식잡음을 보이지 않음
- 치조마찰음(경음) : 마찰소음구간이 평음보다 더 길고 어중초성 위치에서 그 특징이 더 두드러짐
- 성문마찰음 : 넓은 주파수대역에서 소음성분이 나타나며 상대적으로 에너지가 약함. 소음성분 구간에 후행하는 모음과 같은 주파수 대역에서 강한 에너지가 관찰됨

③ 파찰음

- 구강폐쇄로 인한 묵음구간 → 구강폐쇄의 개방으로 인한 파열잡음(수직 스파이크)구간 → 마찰로 인한 잡음구간
- 파찰음은 마찰음보다 마찰 지속시간이 짧음

④ 비음

- 비음의 공명주파수는 모음에 비해 낮게 형성되며(남성 예 200~300Hz) 성도의 길이가 짧을수록 낮음(양순음 < 연구개음)
- 상대적으로 음향에너지가 낮음
- 반공명(Antiresonance) 주파수 : 특정 주파수 대역의 에너지가 약화되는 현상
  - 양순음 : 가장 낮은 반공명주파수를 보임(1000Hz 부근)
  - 치조음 : 2000Hz 부근
  - 연구개음 : 가장 높은 반공명주파수를 보임(3000Hz 부근)

⑤ 유음

- 탄설음(초성) : 어중초성 위치에서 짧은 묵음구간과 파열잡음 구간이 나타남
- 설측음(종성) : 구강에서 공명하여 포먼트구조를 보이며 고주파수 대역에서 반공명현상이 나타남

## 2절 후두의 해부 및 생리

### 1 후두의 골격계(골격기관)

후두는 1개의 뼈, 9개의 연골, 2개의 관절로 이루어진다(독립적인 3개 연골, 3쌍의 연골(6개)).

> **TIP**
>
> 후두의 연골은 유리연골(Hyaline Cartilage)과 탄성연골(Elastic Cartilage)로 구성되며, 유리연골로 구성된 갑상연골과 윤상연골 및 피열연골의 일부는 나이가 들수록 석회화됨(탄성연골 : 소각연골, 설상연골, 후두덮개)

**(1) 독립적 연골**

① 갑상연골(= 방패연골, Thyroid Cartilage)
- 후두에서 가장 큰 연골, 후두 골격의 앞면을 구성하며 성대와 다른 내부 구조를 보호하고 지지하는 역할을 함
- 갑상절흔은 두 개의 사각 연골판이 합쳐져서 정중앙에서 'v'자 모양의 후두융기를 만듦(후두융기의 각도 : 남성 90°, 여성 120°)
- 갑상연골의 뒤쪽은 열려 있으며 상각과 하각이 있음. 상각은 설골과 하각은 윤상연골과 연결됨

② 윤상연골(= 반지연골, Cricoid Cartilage)
- 링 모양의 연골로, 위로는 갑상연골이 아래로는 기관이 위치함
- 윤상연골의 후방에 윤상갑상관절이 있으며, 갑상연골의 하각과 만나는 부분임

③ 후두개연골(Epiglottic Cartilage) : 나뭇잎 모양의 연골로 탄성연골로 이루어져 있으며, 음식물을 삼킬 때 음식물이 후두로 들어가는 것을 막음

**(2) 쌍을 이루는 연골**

① 피열연골(= 모뿔연골, Arytenoid Cartilage)
- 한 쌍의 피라미드 모양의 연골로, 윤상연골의 후방부 윗부분에 위치함
- 피열연골은 성대돌기(Vocal Process), 근육돌기(Muscular Process), 첨부(Apex)의 3가지 돌기가 있으며, 첨부는 소각연골과 관절을 이루고 근육돌기는 후윤상피열근, 외측윤상피열근과 연결되며, 성대돌기는 성대인대와 연결됨

---

**Check! 챕터확인문제**

1 설골은 후두 구조 중 유일한 뼈이다. (O, X)

2 후두를 이루는 독립적인 연골에는 갑상연골, 윤상연골, 소각연골이 있다. (O, X)

3 피열연골은 한 쌍이며 후두에 위치한 연골이다. (O, X)

**정답**

1 O

2 X (소각연골 → 쌍을 이루는 연골)

3 O

182 언어재활사

- 성대의 움직임에 영향을 미치며, 피열연골이 움직이는 방향에 따라 성문의 개폐에 영향을 미침
② 소각연골(= 잔뿔연골, Corniculate Cartilage) : 원추형의 탄성연골로 피열연골의 첨부에 위치함
③ 설상연골(= 쐐기연골, Cuneiform Cartilage) : 피열후두개주름에 위치한 탄성연골, 피열후두개주름의 탄성 유지에 도움을 줌

## (3) 뼈(Bone)
① 설골(= 목뿔뼈, Hyoid Bone)
- 'U'자 형태의 말발굽 모양의 뼈로, 대각 · 소각 · 체부로 구성됨
- 후두의 상부 골격을 이루고 있으며, 갑상설골막과 후두외근 등에 의해 갑상연골과 연결되어 후두의 움직임에 영향을 줌

## (4) 연결부(Joint)
① 윤상갑상관절(Cricothyroid Joint)
- 윤상연골 뒤쪽 아치(Arch)와 갑상연골 하각이 연결되어 이루어진 관절임
- 갑상연골이 아래로 당겨지고 다시 제자리로 돌아가며 음도변화가 이루어짐
- 윤상갑상관절은 음도 조절 역할에 관여함
② 윤상피열관절(Cricoarytenoid Joint)
- 윤상연골판(Cricoid Lamina) 위에 피열연골이 연결되어 이루어진 관절임
- 내-외측으로 흔들리는 운동(Rocking)과 전-후로 활주 운동(Sliding)을 함
- 윤상피열관절은 성대의 내전과 외전의 역할에 관여함

**Check!** 챕터확인문제

1 윤상갑상관절은 성대의 내 · 외전과 관련된 기능을 한다. (O, X)

정답

1 X (성대 내 · 외전 → $F_0$조절)

**Check!** 챕터확인문제

1 후윤상피열근은 성대 (외전근/내전근)이다.

2 후두내근 중 상후두신경의 지배를 받는 근육은 (    )이다.

3 후두외근이 성대의 내·외전, 긴장 및 이완의 역할을 수행한다.          (O, X)

## ② 후두의 근육

### (1) 후두외근(Extrinsic Laryngeal Muscles)

| 근 육 | | 기 능 |
|---|---|---|
| 설골상근<br>(Suprahyoid m.) | 이복근(Digastrics m.) | 후두 끌어올림 역할 |
| | 경돌설골근(Stylohyoid m.) | |
| | 하악설골근(Mylohyoid m.) | |
| | 이설골근(Geniohyoid m.) | |
| 설골하근<br>(Infrahyoid m.) | 흉골설골근(Sternohyoid m.) | 후두 끌어내림 역할 |
| | 흉골갑상근(Sternotyroid m.) | |
| | 갑상설골근(Thyrohyoid m.) | |
| | 견갑설골근(Omohyoid m.) | |

**후두외근의 전반적 기능**
후두가 고정되도록 지탱, 후두의 상승 및 하강, 음도의 상승 및 하강 시 보조 역할을 함

### (2) 후두내근(Intrinsic Laryngeal Muscles)

| 지배신경 | 기 능 | 근 육 | | 설 명 |
|---|---|---|---|---|
| 회귀성 후두신경<br>(= 반회후두신경,<br>되돌이후두신경,<br>Recurrent<br>Laryngeal N.,<br>RLN) | 외 전<br>(Abduction) | 후윤상피열근<br>(Posterior Cricoarytenoid m.,<br>PCA) | | 유일한 외전근,<br>한 쌍(2개) |
| | 내 전<br>(Adduction) | 측윤상피열근<br>(= 외윤상피열근, Lateral<br>Cricoarytenoid m., LCA) | | 한 쌍(2개),<br>PCA의 직접적 길항근 |
| | | 내피열근<br>(= 피열간근,<br>Interarytenoid m., IA) | | 내근 중 유일하게 쌍을 이루지 않는 근육으로, 횡피열근과 사피열근으로 구성되어 있음. 성대 후방의 움직임에 관여함 |
| | 이 완<br>(Relaxation) | 갑상피열근<br>(Thyroaryt<br>– enoid m.,<br>TA) | 성대부<br>(= 내갑상<br>피열근,<br>Vocalis) | 성대의 몸체를 형성,<br>성대긴장도에 영향을 줌 |
| | | | 근육부<br>(= 외갑상<br>피열근,<br>Muscularis) | 성대 내전에 관여함 |
| 상후두신경<br>(Superior<br>Laryngeal N.,<br>SLN) | 긴 장<br>(Tension) | 윤상갑상근<br>(Cricothyroid m., CT) | | • 성대를 늘리고 긴장시킴<br>• 음도변화와 관련,<br>F0 조절에 관여 |

**후두내근의 전반적 기능**
• 미주신경(CN X)에서 나오는 가지(상후두신경, 반회후두신경)의 지배를 받음
• 후두 연골들을 서로 연결하고 있으며, 성대의 내전 외전 및 긴장 이완 기능을 함

**정답**

1 외전근

2 윤상갑상근

3 X (후두외근 → 후두내근)

## ③ 진성대와 가성대

### (1) 진성대의 구조 및 기능

#### ① 몸체-덮개(Body-cover)이론(Hirano, 1983)

성대는 구성성분과 유연성에 따라 다층구조로 구성되어 있으며, 이로 인해 성대가 빠른 진동을 할 수 있음(Cover : 상피층, 라인케공간(표층), Body : 중층, 심층, 성대근)

- 성대는 5개의 층으로 복잡하게 구성되었으며, 다층의 구조는 음성의 질과 관련 있음

| 2개 층 | 5개 층 | | 3개 층 |
|---|---|---|---|
| 덮개<br>(Cover) | 상피(= 상피층, Epithelium) | | 점막<br>(Mucose) |
| | 고유층 | 표층(= 라인케공간, 얕은층, Superficial Layer) | |
| | | 중층(= 중간층, Intermediate Layer) | 인대<br>(Ligament) |
| 몸체<br>(Body) | | 심층(Deep Layer) | |
| | 근육(= 성대근, Vocalis Muscle) | | 근육<br>(Muscle) |

- 성대의 기저막 : 성대의 5개의 층 중 상피와 천층 사이에 '기저막대(Basement Membrane Zone)'가 있으며, 상피와 천층을 고정시켜주는 역할을 하며, 기저막대의 고정역할이 파괴되면 음성장애가 발생할 수 있음
- 성대의 앞 2/3는 막성 구조이며 정상 발성 시 진동하는 부위로 음성의 질에 영향을 줌. 성대의 뒤 1/3은 연골성 구조임
- 성대 길이 : 남성 약 17~20mm, 여성 약 11~15mm, 영유아 약 2.3~3mm

### (2) 가성대의 구조 및 기능

#### ① 구조 : 두 개의 두꺼운 막성주름, 좁은 섬유조직 띠와 후두실 인대로 싸여 있음

> **더 알아보기**
>
> **후두실(Laryngeal Ventricle)이란?**
> 진성대로부터 가성대를 분리하는 아주 작은 공간으로 진성대와 가성대를 도와주는 역할. 성대 진동에 용이하게 분비물 생산. 음성산출에 관여하여 일부 공명대 역할을 함. 가성대와 연관하여 복압상승을 보다 용이하게 하기 위한 공기 저장 역할을 함

#### ② 기능

- 가성대의 점액샘에서 나오는 점액이 진성대의 윤활유 역할을 함

**Check!** **챕터확인문제**

**1** 라인케씨 공간은 성대의 고유층에 위치한다. (O, X)

**2** 성대 구조 중 표층은 라인케 공간으로 성대 점막 파동이 발생하는 부분이다. (O, X)

**정답**

1 O

2 O

• 연하 시 : 무거운 물체를 들어올리는 노력이 필요한 활동을 하는 동안
이나 배설 또는 출산 같은 본능적 기능을 하는 동안에 닫혀 있음
• 발성 시 : 지속적으로 열려 있고, 오직 병적인 상태에서만 닫히게 됨

## ④ 연령에 따른 후두구조의 변화

### (1) 영유아기

① 후두의 위치(C1~C3)

② 갑상연골 판 약 120°

③ 성대길이 2.3~3mm

### (2) 성 인

① 후두의 위치(C4~C6)

② 갑상연골 판 남성 약 90°, 여성 약 120°

③ 성대길이 남성 약 17~20mm, 여성 약 11~15mm

---

**3절** | **음성산출의 원리**

---

## ① 근탄성 공기역학 이론(Van Den Berg, 1958)

① 발성 시 성대진동의 원리를 역학적으로 설명한 이론

② 성대 내전근의 수축으로 성대 내전 → 성문하압의 증가 → 성대가 외전
되며 기류 속도가 증가하고 압력은 감소함(베르누이 효과) → 성대의 탄
성력으로 인해 양쪽 성대가 다시 가운데로 모이며 내전됨

**더 알아보기**

• 성문하압 : 성문하압이 증가하여 성문상압보다 높아질 때 성대가 외전됨
• 베르누이 효과 : 외전된 성대 사이로 기류가 빠르게 흐르고 성문의 압력이 감소하여 성대가
내전되는 효과
• 성대 외전에 필요한 성문하압 : 성인기준 약 3~5cmH$_2$O

## ② 음원-여과기 이론(= 음원-필터이론, Fant, 1960)

모음의 산출과정을 음향학적으로 설명해주는 이론으로, 성대에서 발생하는
음원이 성도의 변화에 따라 여과 과정을 거쳐 모음으로 산출되는 과정을 설
명함

## ③ 성 구

성대진동 양상에 따라 가성구(Falsetto), 최빈성구(Modal), 성문프라이 (Glottal Fry)로 구분

### (1) 가성구

① 성인 남자 기준 약 300~600Hz

② 성대의 길이가 길어지고 긴장되며 가장자리가 얇고 휜 모양으로 나타남

③ 최빈발성에 비해 '기식적' 음질 특성을 보임

### (2) 최빈성구

① 성인 남자 기준 약 80~450Hz, 여자 기준 약 150~500Hz

② 적절한 성대긴장과 주기적인 성대진동을 보임

③ 최소 3~5H$_2$0의 성문하압과 100~350cc/sec의 평균기류율 필요

### (3) 성문프라이

① 성인 남 · 여 기준 35~90Hz

② 성대가 짧고 두꺼워지며 느슨해짐

③ 최소 2H$_2$0의 성문하압과 12~20cc/sec의 평균기류율 필요

## ④ 발성의 변경 요소

정상음성을 이루는 요소는 음도, 강도, 음질, 유동성 4가지이다.

### (1) 음도(Pitch) : 소리의 높낮이

① 요인 : 성대의 길이, 무게(단위길이당), 긴장도, 성문하압 및 성문기류율 정도, 내측의 압착에 따라 음도가 달라짐

예 성대가 길고 얇게 긴장되어 있으며 성문하압이 높을수록 고음 산출

② 관련근육 : 윤상갑상근, 갑상피열근의 성대부(성대긴장) ↔ 갑상근(성대 이완)

### (2) 강도(Loudness) : 소리의 크기

요인 : 성대 내측의 압착 정도, 성문하압, 성대 진동주기 중 폐쇄길이, 기류 속도에 따라 강도가 달라짐

예 성문하압이 증가하여 기류속도가 증가하고, 폐쇄길이가 길어지며 성대 내측의 압착이 강할수록 음성 강도가 커짐

### (3) 음질(Quality)

① 성대의 접촉방식과 관련 있으며, 소리의 맑고 유쾌함의 정도를 뜻함

② 정상음성, 기식음성(Breathy), 거친 음성(Rough), 목쉰 음성(Hoarseness), 연약한 음성(Asthenic), 긴장성 음성(Strained)

**Check!** 챕터확인문제

1 성대 길이가 (길고/짧고) 무게가 (무겁고/가볍고) 성문하압이 (높을수록/낮을수록), 음도가 상승한다.

**정답**

1 길고, 가볍고, 높을수록

③ MDVP를 사용하여 Jitter, Shimmer 등 다양한 측정값을 통해 음질을 객관적으로 평가할 수 있음

**(4) 유동성(Flexibility)**

① 상황에 따른 목소리의 변화

② 요인 : 성별, 나이, 체구, 환경, 뉘앙스 등

---

| 4절 | 공 명 |
|---|---|

(1) 성대에서 산출된 음원은 인두강, 구강, 비강, 입술강을 통해 소리가 증폭되고 소음이 제거됨

(2) 연구개와 팟사반트 영역(Passvant's Ridge)의 폐쇄가 일어나면 비강과 구강이 분리되어 구강음 산출

---

| 5절 | 호흡기관의 해부 및 생리 |
|---|---|

## ① 호흡근육(Respiratory Muscles)

**(1) 흡기근육(Inspiratory Muscles)**

① 횡격막(Diaphragm)

② 외늑간근(External Intercostals)

③ 흉쇄유돌근(Sternocleidomastoid m.)

④ 사각근(Scalene m.)

⑤ 대흉근(Pectoralis Major)

⑥ 소흉근(Pectoralis Minor)

**(2) 호기근육(Expiratory Muscles)**

① 내복사근(Internal Oblique)

② 외복사근(External Oblique)

③ 내늑간근(Internal Intercostals)

④ 복직근(Rectus Abdominis)

⑤ 복횡근(Transversus Abdominis) 또는 횡경복근

## ② 흡기와 호기

### (1) 흡 기

① 구조적 변화 : 횡격막 하강 → 흉곽의 수직적 길이 증가와 함께 폐 확장 → 복부장기들을 아래로 눌러 배가 나옴

② 밀도차에 의해 나타남(고밀도 → 저밀도) : 폐 내부의 공기밀도가 대기의 공기밀도보다 낮아지면 공기가 폐 안으로 들어옴

③ 흡기근육들이 수축하면서 발생하는 능동적이며 의지적임 힘

### (2) 호 기

① 구조적 변화 : 횡격막 원위치 → 흉곽의 수직적 길이 축소와 함께 폐 축소 → 복부장기들도 원위치

② 수동적 힘 : 탄성력, 중력, 내장기관 반동작용 등

③ 폐의 탄성과 같은 수동적인 힘

## ③ 호흡용적과 호흡용량

| 종 류 | 정 의 | 계 산 | 용 적 |
|---|---|---|---|
| 주기용적<br>(Tidal Volume, TV) | 일회 호흡주기에서 들이쉬고 내쉬는 공기의 양 | 측 정 | 500mL |
| 흡기비축용적<br>(Inspiratory Reserve Volume, IRV) | 주기적 흡기 종결을 초과하여 흡기될 수 있는 최대 공기량 | 측정,<br>VC−<br>(TV+ERV) | 3,000mL |
| 호기비축용적<br>(Expiratory Reserve Volume, ERV) | 주기적 호기의 마지막을 넘어서서 호기될 수 있는 최대 공기량 | 측 정 | 1,100mL |
| 잔기용적<br>(Residual Volume, RV) | 최대 호기 후에도 폐에 남아 있는 공기량 | 측 정 | 1,200mL |
| 흡기용량<br>(Inspiratory Apacity, IC) | 흡기할 수 있는 최대 공기량 | TV+IRV | 3,500mL |
| 기능적 잔기용량<br>(Functional Residual Capacity, FRC) | 휴식 시 주기적 호기 끝에서 폐와 기도에 있는 공기량 | ERV+RV | 2,300mL |
| 폐활량<br>(Vital Capacity, VC) | 최대 흡기 후에 폐와 공기로(Air Passage)로부터 호기할 수 있는 총 공기량 | TV+IRV<br>+ERV | 4,600mL |
| 총폐용량(Total Lung Capacity, TLC) | 최대 흡기 이후 폐와 기도에 있는 총 공기량 | TV+IRV<br>+ERV+RV | 5,800mL |

출처 : 유재연 · 황영진 · 한지연 · 이옥분 옮김(2015). 음성과 음성치료 제9판. 시그마프레스. 41p. 참고

**Check!** 챕터확인문제

1 흡기 시 흉곽이 (확장/축소) 된다.

2 내늑간근은 흡기 시 사용되는 근육이다. (O, X)

3 흡기 시 횡격막이 (상승/하강)하고, 흉곽의 수직 길이가 (증가/감소)한다.

4 주기용적, 흡기비축용적, 호기비축용적의 합은 ( )이다.

**정 답**

1 확 장

2 X (흡기 → 호기(날숨근육))

3 하강, 증가

4 폐활량

| 6절 | 기 타 |
|---|---|

## ① 정상음성의 기능적 특징

① 음성 강도 : 들을 수 있을 정도의 적당한 소리 강도
② 위생적 산출 : 성대의 외상 및 병변을 유발하지 않는 안전한 발성 산출
③ 유쾌한 음성
④ 유동적 음성 : 적절한 정서표현
⑤ 대표성 : 화자의 성별과 나이에 적합한 음성

## ② 후두 및 음성의 기능

### (1) 후두의 생물학적 기능

① 일차적 기능 : 호흡 및 흡인의 방지(후두의 거상, 후두개주름 · 전정주
　름 · 갑상피열근의 밸빙작용)
② 이차적 기능 : 발성

### (2) 후두의 정서적 기능

① 음성은 화자의 정서 상태를 나타냄
② 정서상태도 음성에 악영향을 줄 수 있음
③ 음성 재활 시 환자의 음성증상 이외에 정서 상태 등 다양한 측면에서 중
　재해야 함

### (3) 음성의 언어학적 기능

억양변화, 강세, 말속도 등 초분절적인 요소를 통해 같은 문장이라도 다른
의미로 전달할 수 있음

정답

1 O

**Check!** 챕터확인문제

**1** 성대마비로 인해 가성대로 발성하는 경우 보상형 가성대 발성장애에 해당된다.
(O, X)

**더 알아보기**

## 음성장애의 분류

| | | |
|---|---|---|
| **기능적 음성장애** | 과도한 근긴장 장애 | 근긴장성 발성장애, 가성대 발성장애 |
| | 심인성 장애 | 변성발성장애, 기능적 실성증, 기능적 부전실성증, 신체화 부전실성증 |
| **기질적 음성장애** | 선천적 장애 | 후두연화증, 식도폐쇄증 및 기식도누관, 성문하협착증 |
| | 후천적 장애 | 위산역류질환, 성대결절, 성대폴립, 후두염, 라인케부종, 낭종, 육아종, 혈관종, 유두종, 내분비선 기능장애, 과각화증, 백반증, 감염성 후두염, 성대구증, 후두횡격막, 후두암, 모세혈관확장증, 성대위축증 |
| **신경학적 음성장애** | | 성대마비, 본태성 음성진전, 연축성 발성장애, 파킨슨, 외상성 뇌손상, 대뇌혈관사고에 의한 음성장애 등 |

성대결절, 성대폴립, 성대부종 등은 학자들의 관점에 따라 분류방법이 다름. 즉, 음성 오·남용과 같은 질환의 발생원인에 초점을 맞추느냐, 성대 구조상 변화의 여부에 초점을 맞추느냐에 따라 분류방법에 차이를 보임. '후두음성언어의학(2016)'에서는 성대결절, 폴립, 부종이 성대 및 성문 주변의 구조적 변형을 동반하기 때문에 '기질적 음성장애'로 분류함. 반면 '음성과 음성치료(2014)'는 음성 오·남용으로 인해 발생하기 때문에 '기능적 음성장애'로 분류함
- '음성과 음성치료(2014), Daniel R. Boone'에서 성대결절, 성대폴립, 성대부종을 기능적으로 분류함
- '후두음성언어의학(2016), p.157'에서 성대결절, 성대폴립, 성대부종을 기질적으로 분류함

---

**1절** | **기능성 음성장애**

기질적·신경학적 원인 없이 기능적으로 음성에 문제가 있는 경우, 즉 과한 근육 긴장과 심리적인 원인으로 음성산출이 어려운 경우를 의미하며, 두 원인에 따라 심인성 발성장애와 근긴장성 발성장애로 구분할 수 있음

**정답**

1 O

# 1 가성대 발성장애(Ventricular Dysphonia)

## (1) 정 의
음성산출 시 가성대가 진성대의 진동을 병리적으로 방해해 생기는 음성장애

## (2) 원인에 따른 구분
① 보상형 가성대 발성장애 : 진성대 질환으로 인해 가성대가 진동하는 경우
② 비보상형 가성대 발성장애
  • 지나친 성대 남용 습관이 원인
  • 스트레스로 인한 심리적 · 정서적 문제가 원인
  • 원인이나 기전을 알 수 없음

## (3) 청지각적 특성
① 낮은 음도
② 단음도
③ 목 쉰소리
④ 기식성
⑤ 이중음성

## (4) 치료기법
① 음성치료 : 흡기발성, 음도 상승법, 하품-한숨법, 후두마사지 등 사용
② 성대마비나 진성대 질환으로 인한 보상형 가성대 발성장애의 경우 수술이나 약물치료(보톡스, 마취제 주입)와 음성치료를 병행함

# 2 근긴장성 발성장애(Muscle Tension Dysphonia, MTD)

## (1) 정 의
① 후두와 후두 주변 근육들의 과도한 긴장으로 발생하는 발성장애로 발성 시 진성대와 가성대의 과기능적 진동양상을 보임
② 후두 내 · 외근의 과도한 근긴장으로 인해 후두의 거상, 후두 또는 상후두의 과도한 수축, 설골과 후두 사이의 공간 감소하는 등의 증상을 보임

## (2) 원인에 따른 구분
① 일차성 근긴장성 발성장애 : 기질적 · 신경학적 · 심인적 문제가 없는 상태에서 유발(과한 발성 사용, 후인두역류, 장시간 음성 오 · 남용, 스트레스, 부적절한 자세 등이 원인이 됨)
② 이차성 근긴장성 발성장애 : 기질적 · 신경학적 · 심인적 문제가 원인이 되는 경우, 보상적으로 근육을 과도하게 사용하여 발생함

### (3) 청지각적 특성

① 음도일탈

② 기식음성

③ 음성피로

④ 긴장음성

⑤ 음역대 감소

---

**더 알아보기**

**근긴장성 발성장애의 시각적 분류 유형**

• 제1형 : 후두가 내전된 상태로 정적수축된 경우로 성문 뒤쪽에 성문 틈이 관찰됨
• 제2형 : 발성 시 가성대가 내측(정중선)으로 접근함
• 제3형 : 성문 상부의 앞뒤 수축, 성대 및 가성대의 관찰이 어려움
• 제4형 : 성문 상부가 완전 폐쇄

---

### (4) 치료기법 : 근육의 이완에 초점을 둠

① 후두 마사지

② 저작하기

③ 노래조로 말하기

④ 음성배치법

⑤ 손가락 조작법

⑥ 이완기법

⑦ 하품–한숨법 등

⑧ 흡기발성 : 근긴장성 발성장애 제2형, 4형과 같이 가성대 수축이 발생하는 경우 적용 가능

## ③ 기능적 실성증(Functional Aphonia)

### (1) 발생원인

스트레스, 후두질환, 급성후두감염 등의 원인으로 인해 음성이 상실된 경우. 후두의 기질적인 소견은 없지만 음성이 상실되어 속삭이는 소리로 말함

### (2) 평 가

① 후두 내시경 검사를 통해 기침, 목청 가다듬기 등의 행동을 살펴보고 성대 기능의 정상여부를 확인하여 성대마비와 같은 기질적 질환과 구별

② 기능적 실성증은 의도적인 발성은 어려우나 생리적 발성은 가능함. 하지만 성대마비 등의 기질적 질환은 생리적 발성도 어려움

**Check!** 챕터확인문제

**1** 기능적 실성증의 음성치료
는 기침이나 목청 가다듬기
와 같은 생리적인 발성을 이
용하여 치료를 하는 것이 효
과적이다.　　　　(O, X)

(3) 청지각적 특성

　① 제스처 및 속삭이는 음성산출

　② 고음도의 날카로운 음성산출

(4) 치료기법

　① 비구어적 발성(기침하기, 목청 가다듬기 등), 차폐소음, 허밍, 흡기발성
　　등을 이용

　② 심리치료 혹은 정신과 상담으로 정서적인 문제 해결

## 4 기능적 부전실성증(Functional Dysphonia)

(1) 발생원인

　① 신체적 또는 기질적인 문제 없이 음성장애가 나타나는 경우. 대다수가
　　심리적 문제 동반하고 있음

　② 후두 병리나 다른 질병이 동반될 경우 : 독감으로 인한 심한 기침 이후
　　성대 부종이 생겨 성대 진동이 어려운 경우 발생 가능

(2) 청지각적 특성

　속삭이는 음성, 기식음성, 긴장된 음성, 과다비성, 성과 연령에 부적절한
　음도산출 등 개인마다 다른 음성문제를 보임

(3) 치료기법

　① 상담기법을 통해 환자를 이해하고 도움

　② 다양한 음성치료법(비구어적 과제, 후두 마사지, 흡기발성, 총체적 음성
　　치료기법 등)을 사용하여 환자가 정상적인 음성을 찾을 수 있게 도움

## 5 신체화 부전실성증(Somatization Dysphonia)

(1) 특 징

　① 브리케 증후군, 해리운동장애, 변환성 음성장애의 한 종류로 음성장애는
　　전체적인 문제 중 일부임

　② 신체적인 증거 없이 음성문제를 보임

(2) 발병시기 및 발생률

　① 청소년기 후반부터 발생

　② 여성 : 남성 = 10 : 1

(3) 청지각적 특성

　① 고음도

　② 목쉰 음성

### (4) 치료기법

심리치료 및 정신과 치료를 통해 정신적인 문제 해결

## 6 변성발성장애(Puberphonia, Mutational Falsetto)

### (1) 특 징

① 사춘기(변성기) 이후의 남성이 비정상적인 고음으로 발화 음성을 사용하는 경우

② 음성특징 : 부적절한 고음, 쉰 목소리(Hoarseness), 음도일탈(Pitch Break), 부적절한 공명, 얕은 호흡 등이 관찰됨

### (2) 치료기법

① 기침하기, 실시간 음도 피드백(Visi-pitch, Real Time Pitch 등 사용), 손가락 조작법(갑상연골 앞쪽을 누르기), 반-삼킴 붐 기법, 이완기법, 차폐 등 다양한 방법을 사용하여 후두구조에 적절한 낮은 음성을 사용할 수 있도록 도움

② 필요 여부에 따라 심리상담 병행

## 7 과한 근긴장으로 인한 기능적 음성장애의 음성 특징

### (1) 이중음성(Diplophonia)

① 성대 진동이 불규칙할 때 발생하며, 2가지 음도가 동시에 산출됨

② 치료 시 두 번째 음성(부적절한 음도) 제거에 초점

### (2) 발성일탈(Phonation Break)

① 발화 시 갑자기 나타나는 일시적 음성상실

② 정상 발성 메커니즘의 부적절한 운동 및 성대의 과기능으로 인해 나타남

③ 치료 시 성대 과기능을 감소시키는 것에 초점(비음-유음자극, 노래조로 말하기 등)

### (3) 음도일탈(Pitch Break)

① 사춘기에 후두의 급격한 성장으로 인한 음도일탈, 오랜 시간 성대의 과기능 및 부적절한 음도로 발화하는 경우로 인한 음도일탈

② 부적절한 음도로 발화할 경우 한 옥타브 높거나 낮은 음도에서 음도일탈 발생

③ 2~3일 정도 음성휴식, 하품-한숨발성, 성대프라이 등으로 음도일탈 치료 가능

**Check! 챕터확인문제**

1 변성발성장애는 사춘기 이후 남성에게서 주로 발생하며 비정상적인 (고음/저음)으로 발성이 산출된다.

2 사춘기 이후 후두의 급격한 성장으로 인해 (    )이/가 발생한다.

**정답**

1 고음

2 음도일탈

## 1 선천적 이상

### (1) 성문하 협착증(Subglottic Stenosis)

① 유아 및 아동들의 급성 상기도폐색을 유발하는 원인 중 하나임

② 성문 아래와 첫 번째 기관고리 사이의 공간이 좁아지는 현상

③ 선천적 협착증 : 신생아~아동기의 아이들에게 천명을 일으키는 원인

④ 후천적 협착증 : 소아기 때 빈번하게 발병하는 후천적 병변. 12개월 이전에 발병했을 경우 기관절개술 필요함

### (2) 후두연화증(Laryngomalacia)

① 신생아 때 천명(Stridor) 유발, 심할 경우 흡기천명, 섭식곤란, 숨막힘, 청색증 등을 보임

② 후두연골이 경화되지 못해 후두개가 공기통로를 막을 수 있음

③ 생후 18~24개월 경 자연치유될 수 있음

④ 심할 경우 상성문부성형술(Supraglottoplasty)로 흡기폐색을 소거하기도 함

### (3) 식도폐쇄증(Esophageal Atresia, EA), 기관식도누공(Tracheoesophageal Fistula, TEF)

① EA : 식도의 끝이 폐쇄되어 작은 주머니 모양이 됨

② TEF : 기도와 식도 사이에 생긴 구멍

③ 출생 시 EA와 TEF로 진단되면 수술적 중재 후 중환자실에서 치료

④ 호흡곤란, 섭식장애, 흡인성 폐렴 등의 후유증 동반 가능성

⑤ SLP의 역할 : 일차적으로 섭식 중재, 이차적으로 음성재활

## ② 성대결절(Vocal Fold Nodules)

### (1) 발생원인
후두의 지속적인 오·남용

### (2) 특 징
① 성대의 가장자리에 흰색의 돌기들이 양측으로 발생
② 아동(특히 남아), 여성, 직업적 음성 사용자에게 많이 발생함
③ 발생률 : 여아 < 남아, 남성 < 여성

### (3) 발생위치
① 고유층 중 표층과 성대 막부에 양측으로 발생
② 성대의 앞쪽 1/3 지점에 발생

### (4) 청지각적 특성
① 기식음성
② 낮은 음도
③ 목쉰 음성
④ 지속적인 목청 가다듬기
⑤ 비정상적 공명

### (5) 치료기법
① 간접적 음성치료법인 음성위생교육과 직접적 음성치료법인 하품-한숨법, 허밍 등과 같은 이완발성 기법을 사용하여 부드러운 성대접촉을 유도함
② 시도치료 후 필요에 따라 수술적 접근을 할 수는 있지만, 대부분 보존치료로 호전됨

## ③ 성대폴립(= 성대용종, Vocal Polyp)

### (1) 발생원인
과도한 성대마찰, 만성적 위산역류, 장기적으로 과다한 음주 및 흡연, 장기적 항응고제 복용 등

### (2) 특 징
① 주로 편측성으로 발생
② 한 번의 성대 외상으로 발생 가능
③ 성인 남자에게 많이 발생

**Check! 챕터확인문제**

1 성대결절은 주로 (양측성/편측성)으로 발생하고, 성대폴립은 (양측성/편측성)으로 발생한다.
2 성대결절의 발생율은 (여아/남아), (남성/여성)에게서 높게 나타난다.
3 성대결절과 폴립은 음성 오·남용에 의해 발생하는 음성장애이다. (O, X)

**정답**
1 양측성, 편측성
2 남아, 여성
3 O

### (3) 발생위치
① 고유층 중 표층에 국소적으로 발생
② 성대의 앞쪽에서 1/3 정도에 발생

### (4) 구 분
① Sessile(무경형)
② Pedunculated(경상형)
③ Angiomatous(혈관종형)
④ Edematous(부종형)

### (5) 청지각적 특성
편측성 폴립환자의 경우 기식음성, 목쉰 음성, 목청 가다듬는 행동을 보임

### (6) 치료기법
① 음성위생교육을 통해 금연, 금주 등 원인을 소거하고 음성 오·남용을 줄임
② 초기폴립일 경우 보존적 치료로 호전이 가능하지만 크거나 오래된 폴립은 수술적인 접근이 필요할 수 있음
③ 수술 후 음성위생교육과 함께 올바른 발성과 성대 탄력성을 증진시키기 위해 필요시 음성치료를 실시할 수 있음

## 4 외상성 후두염(Traumatic Laryngitis)

### (1) 발생원인
성대 오·남용으로 발생하며 대부분 급성으로 발생, 만성기침, 고함지르기, 큰 소리로 힘주어 노래 부르기, 비명지르기 등 과한 음성사용으로 발생

### (2) 급성후두염(Acute Laryngitis)
비명 지르기, 고함치기 등 과한 음성사용으로 발생하며 성대의 무게와 크기가 증가함, 비정상적 음성(목쉰 음성, 거친 음성, 기식음성 등)이 산출됨, 음성의 오·남용 제거 및 음성휴식을 통해 치료 가능하며, 음성치료는 시행하지 않음

### (3) 만성후두염(Chronic Laryngitis)
① 지속적으로 음성을 오·남용하여 발생함(일시적 부종 발생 → 폴립형비대−성대결절, 폴립, 과각화증 등으로 악화될 수 있음)
② 약물치료와 함께 음성위생교육, 습윤치료(Hydration Therapy)를 병행할 수 있으며, 음성치료는 시행하지 않음

## 5 라인케부종, 폴립양변성(Reinke's Edema, Polypoid Degeneration)

### (1) 발생원인
흡연, 음주, 인후두역류, 만성적 성대의 오 · 남용, 갑상선 기능저하증 등

### (2) 시각적 특징
주로 양측성으로 좌우대칭을 이룸

### (3) 발생위치
① 성대 점막의 라인케씨 공간(고유층의 표층)에 부종이 발생
② 성문 가장자리 2/3 성대의 근육부위를 둘러싼 점막에서 발생

### (4) 청지각적 특성
① 거친 음성
② 목쉰 음성
③ 낮은 음도 등

### (5) 치료기법
① 금연, 음성위생교육 및 음성치료
② 보존적 치료가 효과 없을 경우 후두미세수술(미세피판법)시행, 수술 후 음성위생교육을 실시하여 흡연 및 음성남용을 소거해야하고, 올바른 발성을 위해 음성치료를 실시함

## 6 성대낭종(Intracordal Cyst)

### (1) 발생원인
선천적 혹은 후천적으로 발병

### (2) 병리조직학적 분류
① 유표피낭종(Keratin Cyst)
② 저류낭종(Mucus Retention Cyst)

### (3) 발생위치
편측성, 성대의 막성부 중간위치에서 발생

### (4) 치료기법
① 대부분 수술로 낭종을 제거 후 음성치료 실시함
② 수술 후 수일간 성대안정을 취한 후 음성치료를 통해 보상적인 음성산출을 감소

1  후두 육아종은 수술 후 음성
   재활을 실시하는 것이 원칙
   이다.              (O, X)

2  성대낭종이 생기면 점막파
   동이 잘 관찰되지 않는다.
                     (O, X)

**더 알아보기**

### 후두미세수술(Laryngomicrosurgery) 후 음성치료

- 성대용종, 성대낭종, 라인케 부종 등의 양성성대질환의 경우 보존적인 치료가 일차적인 치료 방안으로 고려되나 보존적 치료로 호전될 가능성이 낮은 경우 후두미세수술을 시행
- 후두미세수술 후 나타날 수 있는 음성문제 : 애성, 낮은 음도, 무력성, 과도한 노력발성 등
- 후두미세수술 후 음성치료는 수술 부위의 회복과 재발 가능성을 낮추며 최적의 음성산출을 돕는데 효과적임
- 치료기법
  - 호흡, 발성, 공명 협응 및 조절
  - 음성위생 및 적절한 음성사용에 대한 교육을 하는 간접치료와 복식호흡 및 공명훈련, 총 제적 음성치료 접근법인 직접치료를 병행

## ☑ 후두 육아종(Laryngeal Granuloma)

### (1) 접촉성 육아종(Contact Granuloma)
① 피열연골의 과도한 내전으로 피열연골의 성대돌기 안쪽 측면에 발생
② 증후 : 성대피로, 발성통(후두부위의 통증 및 한쪽 귀까지 통증 유발)
③ 원인 : 후인두역류, 저음산출로 인한 과도한 피열연골 접촉, 기침 등
④ 치료
- 보존적 치료를 우선으로 하며, 인후두역류 질환 치료도 함께 해야 함
- 지나친 저음 발성 및 습관적 목청 가다듬기 자제
- 보존적 치료로 효과가 없을 경우 $CO_2$ 레이저 절제술 시행
- 병변 부위에 스테로이드를 직접 주사하는 방법도 있음

> **TIP**
> 지속적인 저음사용 및 습관적인 헛기침 등의 원인으로 피열연골 성대돌기에 궤양이 생긴 경우 접촉성 궤양(Contact Ulcer)이라 하며, 궤양의 경우 감별진단을 통해 악성 유무를 확인해야 함

### (2) 삽관 육아종(Intubation Granuloma)
① 수술 시 기도보호를 위해 기관 내 삽관을 하거나 발관 시 피열연골부 점막 또는 연골막이 손상될 경우, 손상된 점막이 치유되는 과정에서 육아조직이 증식하여 발생함
② 아동이나 여성에게 자주 발생
③ 편측성 > 양측성

④ 치 료
- 보존적 치료를 우선으로 함(육아종이 자라면서 저절로 떨어져 나갈 수 있음)
- 약물치료(항생제, 인후두역류 치료 등)와 함께 음성치료와 음성휴식, 음성위생법을 실시
- 보존적 치료 후에도 육아종이 존재할 경우 $CO_2$ 레이저 절제술, 후두 미세수술을 시행

## 8 혈관종(Hemangioma)

### (1) 발생원인
성대 과기능, 삽관 시 외상, 후인두역류 등

### (2) 특 징
혈관이 채워진 낭(Sac)이며, 부드럽고 유연함(육아종 : 딱딱한 과립자 낭)

### (3) 발생위치
유아기 혈관종은 성문 아래부분에서 발생, 성인은 성문 후부에서 발생

### (4) 치료기법
수술로 혈관종 제거, 음성치료(음성위생 및 적절한 발성 사용 유도)

## 9 백반증(Leukoplakia)

### (1) 발생원인
지속적인 점막의 자극(흡연, 후인두역류 등)

### (2) 특 징
백반증은 암의 전조증상으로 악화될 경우 편평상피 세포암으로 진행될 수 있음

### (3) 발생위치
성대점막의 표면 또는 상피하공간 표면에 발생, 주로 혀 밑과 성대에 흰색 반점으로 나타남

### (4) 청지각적 특성
기식음성, 이중음성, 음성의 강도 저하, 발성기능 저하 등

### (5) 치료기법
내외과적 처치, 음성재활(가능한 최상의 음성산출을 도와줄 수 있음)

**Check! 챕터확인문제**

1 (    )은 암의 전조증상으로 악화될 경우 편평상피 세포암으로 진행될 수 있다.

**정답**

1 백반증

**Check!** 챕터확인문제

**1** 감염성 후두염의 경우 음성 치료만으로도 음성문제가 호전된다. (O, X)

## ⑩ 과각화증(Hyperkeratosis)

### (1) 발생원인

지속적인 점막 자극, 흡연과 후인두역류로 인한 구강 및 후두점막에 발생한 만성염증

### (2) 특 징

시간경과에 따른 관찰 필요(악성조직으로 바뀔 수 있음)

### (3) 발생위치

분홍빛의 거친 양성조직으로 주로 성대의 전교련, 피열연골의 돌출부, 혀 밑 부분에 발생함

### (4) 치료기법

수술로 과각화증 제거, 점막 자극 요인 제거, 음질 개선을 위한 음성재활

## ⑪ 내분비선 기능장애(Endocrine Changes)

### (1) 발생원인

뇌하수체기능의 저하, 갑상선 기능부전증, 부신계 이상, 월경, 갱년기(폐경)

### (2) 특 징

환자의 성별과 연령에 부적절한 후두발육이 관찰되면 내분비선 기능장애 의심

### (3) 증 상

후두 발육의 변화, 기본주파수의 변화(지나치게 높거나 낮은 음도)

### (4) 치료기법

호르몬 치료, 음성치료(호르몬 치료로 변화된 음성기관으로 최상의 음성을 산출할 수 있도록 도움)

## ⑫ 감염성 후두염(Infectious Laryngitis)

### (1) 발생원인

① 음성의 오 · 남용으로 인해 외상성 후두염 발병 후 상호흡기관 감염으로 감염성 후두염 발생

② 바이러스 감염, 박테리아 감염으로 발생

### (2) 증 상

발열, 두통, 목의 통증, 기침 등

**정답**

**1** X (약물치료병행)

(3) 치료기법

약물치료(항생제 등), 음성휴식, 충분한 수분 섭취

## ⑬ 재발성 후두 유두종(Juvenile Onset Recurrent Respiratory Papillomatosis, JORRP)

### (1) 발생원인

바이러스로 인해 발병, 대다수가 인유두종바이러스(HPV)에 기인함

### (2) 특 징

주로 6세 이하의 아동에게서 발병(아동이 목쉰 음성·짧은 호흡·흡기천명을 보일 경우 즉시 후두검사 요망)

### (3) 발병위치

① 혹처럼 생겼으며 기도 내에 습하고 어두운 부위에 주로 발생

② 그 외 구강, 기관지, 호흡기관에도 발생할 수 있음

### (4) 치료기법

① 수술적 방법 : 미세전기장치(Microdebrider)에 의한 절제, 레이저 수술, 전통적 제거수술

② 수술로 유두종 제거하여 기도 확보, 최적의 음성산출을 위한 음성재활 (호흡조절, 강도, 음도변화)

③ 기관 절개술을 받은 아동의 경우 정상언어발달을 도와주고 기능적 의사소통 개발에 치료의 초점을 맞춰야 함

④ 기문을 손가락으로 막거나 일방 밸브를 착용하여 발성 사용 유도

## ⑭ 위산역류질환

### (1) 위산역류 범위에 따른 분류

① 위식도역류질환(GERD) : 하식도괄약근의 약화로 위에서 식도로 위산이 역류되는 질병으로 식도염, 섭식장애, 궤양화, 전암상태인 바렛화생으로 악화될 수 있음

② 인후두역류질환(= 식도 밖 역류, LPRD) : 위산이 상식도괄약근을 벗어나 인두까지 자극을 줄 경우, 만성적 구인두 삼킴장애, 접촉성 궤양 및 육아종, 후두염, 인두이물감, 중이염, 후두 연화증, 성문하 협착, 부종 등의 원인이 됨

### (2) 증 상

① 속쓰림, 후두통증, 증상이 없는 경우 등 다양함

**Check! 챕터확인문제**

1 유두종은 주로 기관 내 삽관이나 인후두역류질환에 의해 발생한다. (O, X)

2 아동기 유두종의 경우 음성치료가 우선시 되어야 한다. (O, X)

**정답**

1 X (유두종 → 육아종)

2 X (수술적 처치가 우선)

**Check!** 챕터확인문제

**1** 성대구증은 후두협착으로 인하여 천명음이 산출된다.
(O, X)

**2** 성대구증은 주로 (양측성/외측성)으로 발생된다.

② LPRD의 증상으로 입 안의 시큼한 맛, 기침, 아침에 목쉰 음성, 잦은 목청 가다듬기 등이 나타나며 특히 복부보다 머리 위치가 낮아지면 증상들이 더욱 심하게 나타남

### (3) 치료기법

① 행동적 치료 : 수면 시 머리를 높게 하기, 자극적인 음식 섭취 금지, 탄산, 카페인 및 알코올 섭취 금지, 잠들기 전 물 먹지 않기, 금연, 식사 후 한 시간 정도 눕지 않기, 복부를 압박할 만한 행동 자제 등

② 약물치료 : 위장운동촉진제(Prokinetic Agent), 위산분비억제제(Proton Pump Inhibitor, PPI)

③ 수술적 치료 : 위저추벽성형술

④ 음성치료 : 기침 및 목청 가다듬기 감소, 한두 음계 음도를 높여 발성, 편안한 성대접촉 유도 등의 음성촉진접근법, 음성초점 변경

## 15 성대구증(Sulcus Vocalis)

### (1) 발생원인

선천적 가설, 후천적 가설(후인두역류, 음성 오·남용이 후천적인 원인이 됨)이 있으며, 특발성인 경우도 있음

### (2) 증 상

① 과도한 애성과 고음발성장애를 보임. 즉, 거의 변화 없는 음도에서 낮은 강도로 긴장된 음질을 보임

② 최대 연장 발성시간(MPT)이 짧아짐

### (3) 시각적 특성

① 주로 양측성으로 발생하며, 성대의 유리연을 따라 고랑처럼 홈이 있음

② 고주파수 음역대에서 성대점막의 파동이 정지되는 부위가 관찰되며, 발성 시 성대의 내연이 궁 모양으로 휘어져서 성문 폐쇄부전이 관찰됨. 또한 보상기전으로 가성대가 과도하게 내전되는 경우도 있음

### (4) 치료기법

① 음성치료는 성대의 부적절한 보상기전(가성대 발성 등) 소거와 성대기능 강화를 목표로 후두마사지, 음도변경 및 강도변경, 청각 피드백, 성대기능훈련(Vocal Function Exercise) 등의 발성 연습 시도할 수 있으며, 수술 이후 병행 가능함

② 수술적 방법 : 성대 내 주입술(지방, 실리콘, 근막 등), 갑상성형술 Ⅰ형, 성대구절제술

**정답**

**1** X (성대구증 → 후두 횡격막)

**2** 양측성

## 16 사춘기 변화

### (1) 발생원인

① 4~5년에 걸쳐 후두와 기도가 점차적으로 성장함

② 사춘기 마지막 6개월 동안 후두가 급격히 성장함

③ 이 시기 소년은 일시적 음성문제를 겪게 됨(변성기)

### (2) 청지각적 특성

사춘기 이후 남성과 여성의 음도 저하(아동기 : 265Hz, 남성은 한 옥타브 여성은 반 옥타브가 낮아짐)

### (3) 음성관리

사춘기(변성기)에 합창활동, 성악 등의 연습은 좋지 않음

## 17 후두암(Laryngeal Cancer)

### (1) 발생원인

백반증, 포진, 만성적 감염, 상처부위의 반복적 외상 등

### (2) 발생위치에 따른 분류

① 구강에 발생

• 혀 : 조음에 영향을 미침, 음성변화 없음, 부분적 혹은 전체 적출

• 경구개, 연구개 : 삼킴, 공명, 조음에 영향

② 후두암

• 성문상부암(Supraglottal) : 가성대, 후두개, 피열후두개주름, 피열연골, 하인두벽

• 성문암(Glottal) : 성대의 전교련~피열연골의 성대돌기

• 성문하부암(Subglottal) : 기도 및 윤상연골

### (3) 치료기법

① 암 크기가 작거나 중간일 경우

• 방사선치료

• 미세수술

② 암 발생 범위가 광범위한 경우

• 성문상부적출술

• 후두반적출술

• 후두전적출술 등

**Check!** 챕터확인문제

1 가성대와 후두개, 피열후두개주름, 피열연골, 하인두벽에 발생하는 암은 (성문상부암/성문암/성문하부암)이다.

**정답**

1 성문상부암

### ⑱ 후두횡격막증(Laryngeal Web)

양 성대 사이의 성문을 가로질러 얇은 막이 관찰되는 경우를 후두횡격막이라 하며, 이는 성대의 진동을 방해하여 고음의 거친 음성을 산출하게 됨

**(1) 선천적 후두횡격막**

 ① 원인 : 태생기 때 성대점막 분리가 이뤄지지 않아 생기며 출생 시 발견

 ② 증 상

  • 얕은 호흡, 천명음성, 고음도의 울음

  • 구개안면심장 증후군과 관련 가능성 있음

 ③ 치료 : 수술적 치료 후 4~6주 후 회복 됨

**(2) 후천적 후두횡격막**

 ① 원인 : 양쪽 성대 중앙 가장자리의 외상으로 인해 발병, 성대 표면의 자극으로 발병(심한 후두감염, 후두 및 기관수술, 성대외상 등)

 ② 증상 : 짧은 호흡 및 심한 음성장애 유발(후두횡격막 병변 크기에 따라 다름)

 ③ 치료 : 수술 후 6~8주 동안 용골착용(후두횡격막 재발 예방), 용골제거 후 음성재활을 통해 발성사용 회복

### ⑲ 성대위축증(Vocal Fold Atrophy)

**(1) 발생원인**

노화, 상후두신경 손상, 근무력증, 성대근의 염증으로 위축이 나타나는 경우, 지속적으로 과도하게 긴장된 발성을 사용하는 경우 등

**(2) 시각적 특성**

성대의 점막 표층 구조물은 정상적인 소견을 보임. 하지만 성대근육의 위축으로 인해 발성 시 성대접촉이 잘 이루어지지 않음

**(3) 증 상**

 ① 발성 시 호흡의 어려움

 ② 기식성 애성, 노력성 애성

 ③ 음성피로, 이물감, 발성통, 만성 기침 등

**(4) 치료기법**

 ① 호흡훈련(복식호흡, 충분한 호기 유도)

 ② 불필요한 후두근육의 긴장 소거, 흡기발성 등을 통해 성대접촉을 유도할 수 있는 음성치료

## ⑳ 모세혈관 확장증(Capillary Ectasia)

### (1) 발생원인

① 반복적인 진동성의 미세손상으로 인해 모세혈관 확장증 발생

② 성대의 점막하 출혈 또는 성대 점막의 부종을 초래할 수 있음

### (2) 특 성

음성을 많이 사용하는 여성에게서 주로 발병함

### (3) 증 상

발성 시 애성을 보임

### (4) 치료기법

① 1~2주의 완전한 음성휴식으로 개선될 수 있음

② 음성휴식 후에도 개선되지 않았을 경우 후두미세술을 실시함

---

### 3절 신경학적 음성장애

## 1 발성 및 공명과 관련된 말초신경계

### (1) 설인신경(CN Ⅸ)

① 운동 : 경상인두근, 인두의 상인두괄약근

② 감각 : 혀 뒤쪽 1/3의 미각, 연구개, 인두, 구협궁, 편도

### (2) 미주신경(CN Ⅹ)

① 상후두신경(SLN)

- 운동 : 윤상갑상근, 일부 하인두 수축, 진성대의 긴장 및 이완 운동에 중요
- 감각(손상)
  - 상후두 점막, 혀 기저부분
  - 윤상갑상근 외상 시 음도변경 어려움
  - 편측 윤상갑상근 마비 시 간헐적 이중음도 산출 및 목쉰 음성산출

② 회귀성 후두신경(RLN)

- 운동 : 후두내근(윤상갑상근 제외), 진성대의 외전 및 내전 기능에 중요
- 감각(손상)
  - 성문하부
  - RLN 손상 시 갑상피열근 마비
  - 성대 휨, 약화, 위축, 부전실성증 등 발생

**Check!** 챕터확인문제

**1** 후두와 관련된 운동신경은 ( )이다.

---

정답

1 미주신경

- 후윤상피열근 마비 시 편측성 외전근 마비 유발
- 측윤상피열근 마비 시 성대가 외전된 위치에서 마비

### (3) 척수부신경(CN XI)

① 운동 : 목의 보조근육 지배, 연구개올림근, 구개수, 흉쇄유돌근, 승모근 지배

② 감각(손상) : 부신경 손상 시 공명 및 호흡에 기여하는 보조근육들의 기능상 문제 발생

### (4) 설하신경(CN XII)

① 운동 : 설골근, 흉골설골근, 이설골근, 경상설근, 견갑설골근, 흉골갑상근 등의 근육 지배, 혀의 내부근육 지배

② 후두의 거상 및 하강, 혀 움직임 관여

③ 설하신경 손상 시 음질과 공명에 영향 미침

**더 알아보기**

- 상위운동신경원(UMN) = 손상 시 경직 유발
- 하위운동신경원(LMN) = 손상 시 이완형 편측성 성대마비 유발(회귀성 후두신경 절단)

## ② 성대마비

### (1) 편측성 성대마비(Unilateral Vocal Fold Paralysis, UVFP)

① 원인 : 외상, 종양, 특발성 질병에 의한 후유증, 회기성후두신경(RLN)의 질병이나 외상에 의해 생김

② 음성 특징 : 실성증, 목쉰 소리, 기식음, 단음도, 이중음도, 음도일탈, 음성 과기능, 발성지속시간 짧음

③ 외상성 성대마비의 경우 자연회복율이 높음(발병 후 6~12개월 이내)

④ 음성재활 : 보상기전을 소거하여 음성 과기능을 소거하고, 적절한 호흡과 편한 발성을 사용할 수 있도록 도움(머리/턱 조절법, 손가락 조작법, 반삼킴법, 음성배치법, /i/혀내밀기, 음도 상승법, 하품-한숨법, 흡기발성 등 다양한 치료방법을 사용)

⑤ 의학적 처치 : 성대 내전술(성대 내 주입술, 성대 신경 재생술, 제1형 갑상 성형술)

### (2) 양측성 성대마비(Bilateral Vocal Fold Paralysis, BVFP)

① 원인 : 신경학적 또는 기질적 손상에 의해 발병(미주신경의 상위 부분 또는 연수의 신경핵에 손상 시 발생)

② 아동의 경우 신생아 천명 유발

③ 양측 외전형 성대마비 : 양측 성대가 정중선에 고정되어 호흡문제가 유발되므로 기관절개술 필요

④ 양측 내전형 성대마비 : 양측 성대가 정중선으로 움직이지 못하므로 흡인 유발 및 발성 불능

⑤ 치료 : 수술적 처치(양측성 선택적 신경재생술 등)·임플란트·레이저 시술 등이 있으며, 일부 외전형 환자에게 흡기압 역치훈련을 실시하여 치료효과가 보고됨

---

**더 알아보기**

**마비된 성대의 위치에 따른 표현**

마비된 성대를 시각적으로 관찰하였을 때 정중위(Median Position)를 기준으로 3~5mm 차이 시 부정중위(Paramedian Position), 7mm 차이 시 중간위(Intermediate Position), 14mm 차이 시 전측위(Slight Abduction), 18~19mm 차이 시 측위(Full Abduction)로 구분함

---

## ③ 파킨슨병(Parkinson's Disease, PD)

### (1) 발생원인

도파민의 부족으로 기저핵의 기능이 저하되어 퇴행적인 운동장애를 보임

### (2) 신체적 증상

제한된 운동범위, 떨림, 강직, 운동이상증

### (3) 음성 특징

① 과소운동형 마비말장애 특징을 보임

② 기식화된 음성

③ 단음도 발성

④ 음성 강도의 감소

⑤ 빠른 말속도

⑥ 부정확한 자음산출로 말명료도 저하

⑦ 휴식 시 진전

**Check! 챕터확인문제**

1 성대마비는 음성의 남용으로 인하여 생긴다.  (O, X)

2 파킨슨병 환자는 신경학적 음성장애를 갖게 된다.  (O, X)

**정답**

1 X (음성의 남용 → 신경학적 병인)

2 O

Check! 챕터확인문제

1 연축성 발성장애의 치료법은 보톡스 주입술 후 음성치료를 병행하는 것이 가장 바람직하다. (O, X)

2 내전형 연축성 발성장애보다 외전형 연축성 발성장애가 발생률이 더 높다. (O, X)

### (4) 치료기법

의료적 처치와 함께 음성치료(총체적 음성치료 접근법(호흡, 발성, 조음, 공명), LSVT, PLVT, DAF)를 통해 말명료도를 개선해야 함

## ④ 연축성 발성장애(Spasmodic Dysphonia, SD)

### (1) 발생원인

① 중추신경계의 기능 이상으로 초래되는 신경학적 문제, 후두의 국소적 근긴장증(Focaldystonia)

② 과다운동형 운동장애 중 하나에 속함

③ 명확한 뇌손상 부위는 밝혀지지 않음

### (2) 특 징

주로 여성에게 발생하며, 수의적인 발성(대화) 시 억압된 음성, 발성일탈 등이 관찰되며 노래, 속삭이기, 생리적발성(웃음 등), 가성구에서는 비교적 음성문제가 나타나지 않음

### (3) 유형구분

① 내전형 연축성 발성장애(ADSD) : 강한 후두 내전을 보이며, 긴장되고 억압된 거친 음성을 산출함. 쥐어짜는 음성, 음도의 변이 폭이 크며 발성일탈, 부적절한 소리의 멈춤 등의 음성문제를 보임

② 외전형 연축성 발성장애(ABSD) : 발성 중 순간적 성대의 외전으로 일시적으로 실성증을 보이며, 발성일탈 · 기식화된 음성 등의 음성문제를 보임

③ 혼합형 연축성 발성장애 : 내전형과 외전형 특성이 함께 나타남

### (4) 연축성 발성장애에 적용할 수 있는 표준화된 척도평가

① USDRS(Unified Spasmodic Dysphonia Rating Scale)
- 연축성 발성장애 환자를 목적으로 개발된 표준화된 청지각적 음성평가
- 7점 등간격 척도를 통해 연축성 발성장애의 심각한 정도를 평가함
- 전반적 중증도(모음연장과제, 자발화), 음질, 갑작스러운 발성 시작, 말명료도, 말속도, 얼굴 찡그림, 수반된 운동 등을 평가함

② 청지각적 평가 후 기기적 평가 시행

정답

1 O

2 X

### (5) 치료기법

① 보톡스 주입(ADSD : 갑상피열근, 윤상피열근에 보톡스 주입, ABSD : 후윤상피열근에 보톡스 주입)

② 수술적 방법(회귀성 후두신경 절제술, 근육절제술, 갑상성형술)

③ 음성치료만으로는 효과가 크지 않으며, 대부분 보톡스와 음성치료를 병행함(보톡스 주입 후 10일~2주 이내 음성치료 실시)

④ ADSD 음성치료 : 부드러운 발성 시작, 호흡패턴 조절, 말속도 조절, 반폐쇄기법(LaxVox, 혀/입술 트릴) 등을 사용하여 발성 시작 시 강한 성대접촉, 성대 과기능 등의 음성증상을 감소시키는 것에 초점을 둠

⑤ ABSD 음성치료 : 발화가 어려운 특정 음소를 찾고 발성 시작 시 안정된 호흡을 사용하도록 촉진함(무성 마찰음, 무성 파열음 등을 과제로 이용할 수 있음)

## 5 본태성 음성진전(Essential Voice Tremor)

### (1) 발생원인

① 상염색체 우성 조건으로 어느 곳에서든 발생할 수 있고 양성임

② 과운동형 마비말장애의 한 종류임

### (2) 발생위치

혀, 인두, 후두, 연구개 등에서 발생 가능

### (3) 특 징

전반적으로 발성이 불안정하며, 모음을 길게 연장할수록 연구개, 혀, 인두 등에서 동시적으로 진전이 심해짐. 또한 음도가 빈번하게 변하며 불안정하고, 강도도 불안정함

### (4) 치료기법

① 상황에 따라 갑상연골에 보톡스 주입술이 필요하긴 하나 수많은 성문하 구조들로 인하여 추천되지는 않음

② 음성치료(음성강도 낮추기, 음도를 반음계 높이기, 발화 시 모음지속시간 줄이기, 모음으로 시작되는 단어 앞에 /ㅎ/를 부드럽게 산출하기)

**Check! 챕터확인문제**

**1** 근긴장성 발성장애의 음성을 개선하기 위해 보톡스 주입과 음성치료를 병행한다.
(O, X)

**정답**

**1** X

| 장 애 | 발병연령 | 성 별 | 의심되는 병인 | 출현증상 | 중 재 |
|---|---|---|---|---|---|
| 본태성 진전 | 제한 없음 | 여성 > 남성 | •중추신경계 •신경학 | •규칙적이고 리드믹한 성대 멈춤 •성문하 구조도 관련될 수 있음 | •행동학적 •수많은 성문하 구조들이 관련될 수 있기 때문에 보톡스는 추천하지 않음 |
| 성대 과기능 | 제한 없음 | 아동의 경우 남성, 청소년기와 성인기에는 여성에게 우세함 | 기능적 | 다양함(성문하 구조의 앞뒤 및 중간부위의 쪼임) | 행동학적 |
| 내전형 SD | 2/3 정도가 40~60대 발병 | 성인여성에게 우세함 | •중추신경계 •신경학적 | 불규칙적인 성대 멈춤 (TA근육 관련) | •보톡스 주입 •수 술 •행동학적 |

출처 : 유재연 · 황영진 · 한지연 · 이옥분 옮김(2015). 음성과 음성치료 제9판. 시그마프레스. 160p. 참고

## 6 외상성 뇌손상(Traumatic Brain Injury, TBI)

### (1) 발생원인
자동차 사고, 낙상, 머리타격 등

### (2) 증 상
① 일시적 또는 만성적, 경미~중증까지의 혼합형 마비말장애, 인지 및 언어장애 동반 가능
② 발화 시 복근과 늑골의 불협응으로 인해 부적절한 위치에서 흡기

### (3) 치료기법
① 손상 부위와 정도에 따라 특성이 다양하게 나타남
② 호흡, 발성, 조음, 공명에 기초한 평가 및 맞춤형 치료 요구
③ 호흡에 관련된 치료법으로 음도변경, 모음길이 감소 등이 있음

## 7 마비말장애(Dysarthria)

| 마비말<br>장애 유형 | 손상부위 | 신경생리학적<br>손상 | 연관된 신경학적<br>증후 | 두드러진 청지각적<br>구어 특성 |
|---|---|---|---|---|
| 이완형 | • 구어산출 관련 하위운동 신경원(CN V, Ⅶ, Ⅸ, Ⅹ, Ⅺ, Ⅻ)<br>• 쇄골과 흉곽 척수신경 | 약화 | • 반사감소(과소반사증)<br>• 근육긴장의 저하 예 이완성<br>• 근육 위축<br>• 축삭(Fasciculation), 휴식상태에 근육이 자동적으로 꼬아지는 것이 육안으로 확인됨 | • 분명하지 않으면서 힘이 드는 듯한 조음<br>• 과다비성<br>• 기식화된 음질 |
| 경직형 | 상위운동 신경원(양측성) | 경직성 | • 숙련된 동작의 손실<br>• 경직성이 두드러지는 과다긴장(Hypertonia)<br>• 과다반사<br>• 간대성(Clonus)<br>• 바빈스키 징후<br>• 호프만 징후 | • 말속도 느림<br>• 부정확한 조음<br>• 거친 음질<br>• 단음도와 단강도<br>• 짧은 구문식 발화 |
| 과소 운동형 | 추체외로(흑질) | • 강직성(Rigidity)<br>• 운동범위 감소<br>• 휴식 시 진전 | • 강직성<br>• Bradykinesia<br>• 무동증<br>• 휴식 시 떨림<br>• 비정상적인 자세 | • 강도 감소<br>• 단음도와 단강도<br>• 음절강세 감소<br>• 가속화되는 말속도<br>• 몰아치는 듯한 말투<br>• 동어반복증<br>• 부적절한 쉼 |
| 과다 운동형 | 추체외로 | 불수의적 운동 | 안면, 구강구조, 목, 사지 등 불수의적 운동 관찰됨 | 소리 높낮이, 크기 급변 중상 |
| 실조형 | 소뇌 | • 비협응<br>• 가능한 의도성<br>• 진전 | 비협응 | • 과도 및 평준 강세<br>• 불규칙적인 조음 파열<br>• 리듬장애<br>• 음의 연장<br>• 강도 과다 |
| 편측성 상위운동 신경원 | 상위운동 신경원(편측성) | • 약화<br>• 경직<br>• 협응부족<br>• 단독 혹은 복합적 | • 편마비/편측 약화<br>• 편측 안면 중앙과 혀 약화 | • 부정확한 조음<br>• 불규칙적인 조음 파열<br>• 느린 속도<br>• 거칠고 쪼인 듯한 혹은 기식화되고 목쉰 듯한 음성<br>• 강도 감소 |
| 혼합형 | 위 언급된 부위의 두 개 이상 | 위 증상들의 복합증상 | 위 언급된 증상들의 복합징후 | 위 언급된 증상들의 복합징후 |

출처 : 유재연·황영진·한지연·이옥분 옮김(2015). 음성과 음성치료 제9판. 시그마프레스. 151p. 참고

## 8 마비말장애 유형별 음성치료

음성치료(모든 마비말장애 치료 목표는 말명료도 개선에 초점)

| | |
|---|---|
| 이완형 | • 호흡능력 강화 및 조절력 강화<br>• 적절한 호흡을 통한 연장발성 유지<br>• 발성의 강도 증가 및 조절 |
| 경직형 | • 적절한 자세 유지(머리와 몸통이 중립을 유지)<br>• 하품발성 등으로 긴장된 후두를 이완<br>• 부드러운 발성 시작<br>• 부드럽게 발화와 발성을 할 수 있도록 유도 |
| 과소운동형 | • 호흡능력을 개선하여 성대 내전을 강화하고 발성의 크기를 증가시켜야 함<br>• 리실버만음성치료(LSVT) |
| 과다운동형 | • 하품-한숨법 등을 통해 발성 근육의 이완<br>• 부드러운 발성시작 촉진<br>• 발성 시 강도와 음도 일정하게 유지하기 |
| 실조형 | • 말속도 느리게 조절(지연청각피드백, DAF)<br>• LSVT, 액센트 치료 등으로 호흡/발성의 협응 증진 |
| 혼합형 | • 안정된 발성 유지하기<br>• 퇴행성 환자의 경우 퇴행이 심해 말명료도가 낮을 경우 AAC 사용 |

# CHAPTER
# 03 음성장애의 평가

---

| 1절 | 선별검사 |

## 1 Boone Voice Program for Children Voice Screening

① 대상 : 전 학년 학생들
② 평가항목 : 음도, 음질, 강도, 구강공명, 비강공명을 3점 척도로 평가함
③ 과제 : 자발화
④ 기준 : 5개의 매개변수 중 한 개 이상 장애로 확인되면 불합격

## 2 Quick Screen for Voice

① 대상 : 유치원 아동~고등학생
② 평가항목 : 호흡, 발성, 공명
③ 과제 : 자발화, 문장모방, 그림설명, 수세기, 문단 낭독
④ 기준 : 1가지 이상의 항목에 장애로 확인되면 불합격

---

| 2절 | 총체적 음성평가 |

## 1 문진

### (1) 문진 시 조사해야 할 항목

① 음성장애의 증상에 대해 자세히 기록(음질, 음도, 강도, 유연성, 통증 등)
② 음성장애의 발병 시기
③ 동반장애 유무(청각장애, 언어장애, 신경장애 등)
④ 평상시 습관(흡연, 음주, 카페인, 음성 오 · 남용, 습관적 헛기침 등)
⑤ 병력(과거 수술력, 복용중인 약물, 두경부 방사선검사, 내분비/호르몬 문제)
⑥ 사회력(직업)
⑦ 가족력(음성질환 및 두경부 종양 등 가족력 유무 확인)

## (2) 문진 시 관찰해야 할 항목

① 발성 시 태도(전반적인 자세, 턱 위치, 목/어깨 근육의 긴장상태, 호흡 방법, 구강 개방 정도)

② 청지각적 평가 및 기록(GRBAS 평가, 환자 음성의 전반적인 인상을 자세히 기록)

③ 환자의 감성 및 심리적 상태 파악

**더 알아보기**

### 음성에 영향을 미치는 일반 약물

| 약물 종류 | 부작용 |
|---|---|
| 항히스타민제(Antihistamines) | 상기도 및 성도를 건조하게 함 |
| 충혈완화제(Decongestant) | 점성 분비물 |
| 멀미약(Motion Sickness) | 성도를 건조하게 함 |
| 이뇨제(Diuretics) | 성도를 건조하게 함 |
| 항고혈압제(Antihypertensive) | 상부 호흡기관 점막 건조 및 점성 분비물 |
| 기침억제제(Cough Suppressant) | 성도를 건조하게 함 |
| 삼환계항우울제(Tricyclic Antidepressant) | 성도를 건조하게 함 |
| 세로토닌 재흡수 억제제<br>(Serotonin Reuptake Inhibitor) | 성도를 건조하게 함 |
| 항정신성의약품(Phenothiazines) | 성도를 건조하게 함 |
| Anti-Pakinsonian Drugs | 성도를 건조하게 함 |
| 항암 화학요법(Chemotherapy) | 성대마비 |
| Steroid Pulmonary Inhalers | 성대 염증, 칸디다균 증식 |
| Vitamin C | 성대 휨(Vocal Fold Bowing),<br>성도를 건조하게 함 |
| Retinoic Acid Derivatives | 성도를 건조하게 함 |
| Androgen | 음도 저하 |
| 아스피린/비스테로이드성 항염증제<br>Aspirin/nonsteroidal<br>Anti-inflammatory Drugs | 성대 출혈을 일으킴/혈액 응고 체계 방해 |

출처 : 대한후두음성언어의학회(2016). 후두음성언어의학 2판. 범문에듀케이션. 73p. 참고

## 2 청지각적 평가

객관적인 음성평가만으로는 음질의 총체적인 평가가 어려움. 따라서 검사자가 실시하는 청지각적 평가 및 환자의 주관적 평가를 고려하여 전반적으로 정확한 음성평가를 실시해야 함

### (1) GRBAS 척도

① 4점 간격 평정법(등간척도, Equal Appearing Interval scale, EAI), 0(정상)~3(심함)

② 구성영역

- G(Grade) : 전반적인 목쉰 소리 정도, 비정상적 음성정도
- R(Roughness) : 거친 정도, 성대진동의 불규칙성
- B(Breathiness) : 기식 정도, 성문 사이로 공기가 새나가는 정도, 바람 새는 소리
- A(Asthenicity) : 무력증, 약한 음성, 힘없는 음성
- S(Strain) : 긴장 정도, 쥐어짜는 정도

③ 장단점

- 장점 : 검사자 간, 검사자 내 신뢰도가 높아 실질적으로 많이 사용함
- 단점 : 음질만을 제한적으로 평가함으로, 음도나 강도 등의 세분화된 평가항목이 없음

### (2) CAPE-V(Consensus Auditory-Perceptual Evaluation of Voice)

① 검사 과제 : 모음/a/, /i/연장발성, 문장 및 자발화

② 주요 평가 항목 : 전반적인 중증도, 거친소리, 바람새는 소리, 쥐어짜는 소리, 음도, 강도

③ 추가 항목 : 공명, 이중음성, Vocal Fry, 가성발성, 실성증, 불안정음도, 진전, 가래끓는 소리, 기타 관련 항목 기술하게 구성됨

④ 사용 척도 : 표식이 없는 시각적 아날로그 척도(Visual Analog Scale, VAS)를 사용하여 100mm 연속선상에 표기함. 선의 왼쪽에 표시될수록 정상음성에 가까우며, 오른쪽에 표시될수록 비정상 음성에 해당됨

⑤ 장단점

- 장점 : 평가점수가 세분화 되어 있어 음질의 작은 차이점 파악 가능, 기타 음질의 특성을 보다 구체적으로 파악 가능
- 단점 : 훈련되지 않은 검사자의 경우 검사자 간 신뢰도가 낮은 경향을 보임

**Check! 챕터확인문제**

1 GRBAS와 CAPE-V는 주관적 평가이다. (O, X)

2 라인케부종은 GRBAS에서 쥐어짜는 소리(S)가 높게 평가된다. (O, X)

**정답**

1 O

2 X (목쉰 소리가 높게 나타남)

**Check!** 챕터확인문제

1 음성의 음도와 강도를 평가할 수 있는 청지각적 검사는 ( )이다.

2 음성장애지수(Voice Handicap Index)는 ( ), ( ), ( ) 범주로 나뉜 30가지의 질문으로 구성되어 있다.

## ❸ 환자의 주관적 음성평가(설문지)

환자는 설문지를 통해 음성장애가 자신의 일상생활에 얼마나 영향을 미치는지 체크 할 수 있음. 주관적 음성평가 중 임상에서 VHI와 V-RQOL을 가장 많이 사용함. 그 외 음성결과조사(Voice Outcome Survey, VOS), 음성증상척도(Voice Symptom Scale, VoiSS), 음성평가척도(Voice Rating Scale, VRS), 음성장애 대처능력 질문(Voice Disability Coping Questionnaire, VDCQ), 성대기능지수(Glottal Function Index, GFI) 등이 있음

### (1) 음성장애지수(Voice Handicap Index, VHI)

① 목적 : 환자 스스로 자신의 음성문제 정도를 측정 해 봄으로써, 음성장애 정도에 대한 자신의 지각과 일상생활 속에서 음성장애가 환자에게 미치는 영향을 평가할 수 있음

② 무후두환자(후두 적출 환자)를 포함한 모든 성인 음성장애 환자

③ 검사영역 및 항목
  • 신체적(P, Physical) 10문항, 기능적(F, Functional) 10문항, 정서적(E, Emotion) 10문항
  • 각 항목 당 5점 척도(0 = 전혀 그렇지 않다, 1 = 거의 그렇지 않다, 2 = 가끔 그렇다, 3 = 자주 그렇다, 4 = 항상 그렇다)

④ 평가 해석 : 0~120점까지 산출되며, 점수가 높을수록 음성장애 정도가 큼

⑤ p-VHI(pediatric Voice Handicap Index)
  • 아동용 음성장애지수 평가로 주양육자 또는 타인이 대신 작성할 수 있음
  • 각 항목(신체적, 기능적, 정서적) 당 5점척도 + 시각적 아날로그척도(VAS)가 포함되어 있음

⑥ SVHI(Singing Voice Handicap Index)
  • 노래 시 발생하는 음성장애를 판별하기 위한 기준임
  • 36문항으로 총 144점. 평가항목 및 해석은 VHI와 같음

### (2) 음성과 관련된 삶의 질(Voice-Related Quality of Life, V-RQOL)

① 목적 : 음성장애와 관련된 삶의 질을 평가하는데 유용함

② 평가영역 : 사회-심리 영역, 신체영역

③ 5점 척도(1 = 문제가 전혀 없음 ~ 5 = 문제가 심각함)

④ 총점을 세부 영역의 점수에 따라 표준화 함

| 원점수 | 표준화점수 |
|---|---|
| 10 | 100(Excellent) : 음성장애가 삶의 질에 아무런 영향을 미치지 않음 |
| 20 | 75(Fair to Good) |
| 30 | 50(Poor to Fair) |

**정답**

1 CAPE-V

2 신체적, 기능적, 감정적

| 40 | 25(Poor) |
| 50 | 0(Worst Possible) : 음성장애로 인해 삶의 질이 나쁨 |

**Check!** **챕터확인문제**

**1** 후두 스트로보스코피는 성대의 대칭성을 볼 수 있다.
(O, X)

## 4 성대진동평가

### (1) 후두 스트로보스코피(= 화상 회선경 검사, Stroboscopy)

① 검사 원리 : 망막에 노출된 여상은 0.2초 정도 망막에 잔상이 남는다는 Talbot의 원리를 이용한 검사. 모음 발성 시 기본주파수보다 느린 속도로 스트로보의 빛을 발광하여 실제 성대진동보다 느리게 영상을 보여줌

② 검사방법
  • 올바르게 앉은 자세에서 고개를 앞으로 빼고 혀를 거즈로 잡은 상태에서 실시
  • 발성패턴
    – 숨을 들이마신 후 편안한 음성 높이와 크기로 /e/ 발성하기
    – 편안한 높이에서 점차 높은 음으로 음도를 상승(글리산도) 및 하강
    – Glottal Attack(성문접촉) 체크 : /ee/ 음절을 빠르게 3~4회 반복적으로 산출하기

③ 측정항목
  • 성문폐쇄 형태 : 완전폐쇄, 불완전폐쇄, 불일치폐쇄 형태 등
  • 성대점막파동, 성대점막진동의 진폭, 성대점막의 무진동 부위
  • 성문폐쇄비
  • 발성 시 양측 성대의 개폐 시기의 대칭성
  • 주기성/규칙성
  • 수직 폐쇄 위치
  • 상후두 활동 : 가성대 발성 여부, 성문 앞–뒤 수축

④ 단 점
  • 혀를 내밀고 검사하여 실제적인 발성을 관찰할 수 없음
  • 2차원적 영상표현으로 병변의 깊은 정도 파악 어려움
  • 발성이 불안정할 경우 검사가 어려움
  • 환자가 비협조적일 경우(헛구역질을 많이 할 경우) 검사가 어려움

### (2) 비디오카이모그래피(Videokymography, VKG)

① 검사 원리 : 전체 성대 이미지에서 원하는 부분에 주사선(수평선)을 선택하여 선택된 한 부분을 시간의 흐름에 따라 수직으로 기록함

**정답**

**1** O

**Check! 챕터확인문제**

1 전기 성문파형 검사는 ( )의 원리를 이용한 검사이다.

2 EGG는 전기적 특성을 활용하여 성대 진동을 시각화한 평가법으로 간접적인 방법이다. (O, X)

3 성대 내전의 과기능을 보이는 환자들의 경우 CQ Ratio가 높다. (O, X)

② **측정항목** : 성대점막 진동의 소실, 성대 진동 시 가성대 등 주변조식의 간섭, 주기 다양성, 성문폐쇄 유무, 좌우 비대칭, 외측경계모양, 점막파동의 양상, 내측 경계모양, 주기 이상, 개대기/폐쇄기 차이 등

③ **장단점**

- 불규칙적인 성대의 움직임을 관찰할 수 있음
- 한 화면에 연속된 많은 수의 성대접촉 주기를 관찰할 수 있어서 스트로보스코피보다 객관적으로 검사할 수 있음
- '고속모드'에서는 성대의 전체를 촬영할 수 없고 부분만 촬영 가능하여 부분만 관찰 가능하며, 주사선 선택 지점이 부적절하면 검사 효과가 없음
- 화상의 선명도가 낮음

### (3) 초고속 비디오 후두경검사(High Speed Video-laryngoscopy, HSV)

① **검사 원리** : 성대 점막의 진동수보다 더 빠른 속도로 영상을 찍어 사람의 눈으로 관찰할 수 있는 느린 속도로 영상을 보여줌

② **측정항목** : 발화시점 및 종료시점에 대한 정보, 성대 주변 조직의 진동 여부, 간헐적 진동 단절, 성대 진동의 비대칭(그 외는 스트로보스코피와 항목이 비슷함)

③ **장단점**

- 신경음성질환(음성진전, 연축성 발성장애 등)의 감별진단 가능
- 발성방법에 따라 후두 형태 변화 측정 가능
- 성대진동이 불규칙해도 성대점막의 진동을 더욱 정확하게 관찰할 수 있음
- 검사비용이 비싸며 검사지표들이 표준화되지 않음

### (4) 전기성문파형검사(Electroglottography, EGG)

① **검사 원리** : 성대진동을 간접적으로 관찰하는 비침습적 검사로, Ohm's의 원리(전류는 전압에 비례하고 저항에 반비례함, 즉 성대가 외전하면 전기저항이 커지며, 내전하며 저항이 작아짐)를 이용하여 발성 시 성대접촉 정도를 평가함

② **평가 목적** : 발성 시 성대의 내전 및 외전에 따른 전기저항의 변화를 그래프를 통해 관찰하여 성대기능의 정상 또는 비정상을 간접적으로 평가함

③ **평가방법** : 갑상연골 양 측면 위치에 전극을 부착한 뒤 마이크로폰 앞에 위치. 편안한 발성으로 모음(예 /a/)을 약 5초간 연장발성 한 뒤, 그 중 가운데 3초 정도를 분석함

**정답**

1 Ohm's

2 O

3 O

④ **성문파형 분석** : EGG 파형은 성문폐쇄 진행단계(Closing Phase), 성문
폐쇄단계(Closed Phase), 성문개대 진행단계(Opening Phase), 성문개
대단계(Open Phase)로 나눌 수 있음

- 성문폐쇄 진행단계(1~3), 성문폐쇄단계(3~4), 성문개대 진행단계
(4~6), 성문개대단계(6~1)
- 성문하연폐쇄(1~2), 성문상연폐쇄(2~3), 성대접촉최대점(3~4), 성
문하연개대(4~5), 성문상연개대(5~6), 성대접촉최소점(6), 성대완전
개대(6~1)

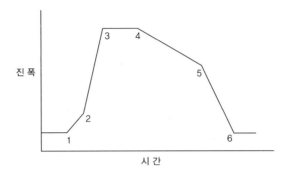

⑤ **측정 매개변수**

- 성문접촉비율(Closed Quotient, CQ) : 성대가 접촉하는 시간을 비율
로 나타낸 것(CQ = 폐쇄기/주기)으로 정상수치는 약 0.40~0.50
- 접촉지수(Contact Index, CI) : 성대가 어떠한 성구에서 진동하는지
에 대한 정보를 제공
- 폐쇄대개방비(Closed to Open Ratio, C/O Ratio) : 주기에서 폐쇄기
와 개방기의 상대적 길이에 대해 비교한 수치로 음성의 과대, 과소 기
능 정도를 평가할 수 있음
- 성대개방비율(Open Quotient, OQ), 성문접촉속도율(Speed Quo-
tient, SQ), 성문접촉률변동률(Contact Quotient Pertubation,
CQP), 성문접촉지수변동률(Contact Index Perturbation, CIP) 등의
매개변수들이 있음

⑥ **장단점**

- 대화상황에서 성대진동 양상에 관한 정보 수집 가능
- 발성패턴(정상, 기식, 긴장 등)에 따른 성대 내전 정도를 알 수 있음
- 성대결절, 마비 등의 음성질환의 진단, 치료, 예후 판정 등에 사용됨
- 후두상승 및 피부하 지방도가 높은 경우 파형 왜곡 및 정확한 검사 어
려움

## 5 음향음성학적평가

### (1) 음성분석프로그램

① 음성분석에 사용되는 프로그램 : CSL(Computerized Speech Lab), Dr.Speech, Praat 등

② CSL에서 사용되는 소프트웨어 : MDVP, VRP, Visi-pitch, Sona-match, Nasometer 등

③ Dr. Speech에서 사용되는 소프트웨어

- 음향, 생리학적 음성평가 : Vocal Assessment, Real Analysis
- 전기성문도측정 : Electroglottograph
- 비성도 측정 : NasalView
- 발성/조음훈련 : Speech Therapy, Speech Training, Pitch Master

### (2) 음성평가 시 주의사항

흡음장치가 설치된 녹음실 등 조용한 곳에서 평가를 실시하며, 환경소음을 철저히 차단해야 함

### (3) 음성평가방법 및 해석

① MDVP(Multi-Dimensional Voice Program)

- 목적 : 음성을 다양한 측면에서 분석하여 빠르고 쉽게 음질을 파악함
- 평가방법 : 모음 /아/를 편안한 음도와 강도로 약 4~5초 동안 연장발성함. 그 후 파형이 안정적인 중간 2~3초 정도를 구간설정 하여 분석함
- 해석방법 : 다이어그램에서 초록색 원은 정상범위를 의미하며, 정상성이 높을수록 초록색 원이 큼. 붉은색 비정형 부분이 원을 벗어나 있으면 정상범위를 벗어남을 의미함

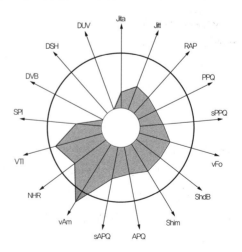

• MDVP 수치의 분류

| 군(Group)별 분류 | 해당 측정치 | 단 위 | 정상역치 |
|---|---|---|---|
| 기본주파수정보 관련 측정치 | F₀(Average Fundamental Frequency) | Hz | |
| | T₀(Average Pitch Period) | ms | N |
| | Fhi(Highest Fundamental Frequency) | Hz | N |
| | Flo(Lowest Fundamental Frequency) | Hz | N |
| | STD(Standard Deviation of F₀) | Hz | N |
| | PFR(Phonatory F₀-Range in Semi-Tones) | semi-tones | N |
| | Tsam(Length of Analyzed Sample) | sec | N |
| | SEG(Number of Segments Computed) | | N |
| | PER(Total Pitch Periods Detected) | | N |
| 장-단기 기본주파수 변이 관련 측정치 | Jita(Absolute Jitter) | us | 83.2 |
| | Jitt(Jitter Percent) | % | 1.04 |
| | RAP(Relative Average Perturbation) | % | 0.68 |
| | PPQ(Pitch Perturbation Quotient) | % | 0.84 |
| | sPPQ(Smoothed Pitch Perturb. Quotient) | % | 1.02 |
| | vF0(Fundamental Frequency Variation) | % | 1.10 |
| 장-단기 음성강도 변이 관련 측정치 | ShdB(Shimmer in dB) | dB | 0.35 |
| | Shim(Shimmer Percent) | % | 3.81 |
| | APQ(Amplitude Perturbation Quotient) | % | 3.07 |
| | sAPQ(Smoothed Ampl. Perturb. Quotient) | % | 4.23 |
| | vAm(Peak-Amplitude Variation) | % | 8.20 |
| 잡음 관련 측정치 | NHR(Noise to Harmonic Ratio) | | 0.19 |
| | VTI(Voice Turbulence Index) | | 0.061 |
| | SPI(Soft Phonation Index) | | 14.12 |

**Check!** 챕터확인문제

**1** 음성의 강도 단위는 (dBS PL/Hz)이다.

**2** MDVP는 음향학적 평가이다.
(O, X)

정답

1 dBSPL

2 O

| | Fftr(F₀-Tremor Frequency) | Hz | N |
|---|---|---|---|
| 진전 관련 측정치 | Fatr(Amplitude Tremor Frequency) | Hz | N |
| | FTRI(F₀-Tremor Intensity Index) | % | 0.95 |
| | ATRI(Amplitude Tremor Intensity Index) | % | 4.37 |
| 음성일탈 관련 측정치 | DVB(Degree of Voice Breaks) | % | 0 |
| | NVB(Number of Voice Breaks) | | 0 |
| Sub-Harmonics 관련 측정치 | DSH(Degree of Sub-Harmonics) | % | 0 |
| | NSH(Number of Sub-Harmonic Segments) | | 0 |
| 음성의 불규칙성 관련 측정치 | DUV(Degree of Voiceless) | % | 0 |
| | NUV(Number of Unvoiced Segments) | | 0 |

**더 알아보기**

**시험에 자주 출제되는 음향지표**
- 기본주파수(Fundamental Frequency, f₀) : 복합주기파에서 가장 낮은 주파수로 가장 낮은 배음을 뜻하며 단위는 Hz, 남성 평균 125Hz, 여성평균 225Hz
- 주파수변동률(Jitter) : 기본주파수의 주기가 얼마나 변동적인지를 측정하는 지표로 한 사이클과 그 전, 후 사이클과의 주기의 가변성을 측정함. 따라서 Jitter(1.04%)값이 낮을수록 좋음
- 진폭변동률(Shimmer) : 강도(음의 크기)와 관련된 지표로, 음파의 진폭이 얼마나 변동적인지 측정하는 지표임. 정상값은 3.81%이며 낮을수록 좋음

② 음성범위프로파일(Voice Range Profile, VRP)
- 목적 : 음의 높낮이 및 강도의 변화를 시각적으로 제공해 주는 도구이며, 후두의 원음 생성능력 및 후두의 적응 능력을 평가하는데 사용함
- 평가방법 : 모음 /아/를 음도 당 약 2초 이상 산출해야 함. 음도를 음악적 반음(Musical Semitone)으로 올려가면서 각 주파수에서 낼 수 있는 가장 작은 소리부터 가장 큰 소리까지 산출함. 같은 방법으로 피험자가 산출할 수 있는 가장 높은 주파수부터 음악적 반음씩 내려가면서 최저음까지 산출함
- 평가항목 : VRP 형태 및 윤곽, 습관적 주파수, 전체 기본주파수 범위, 최저/최고 기본주파수, 습관적 강도, 전체 강도범위, 최저/최고 강도 범위 등
- 평가적용 : 기능적/기질적 음성장애 환자 및 갑상선 수술환자, 전문적 음성 사용자들의 평가 및 치료 목적으로 사용함

- 정상성인의 VRP 평균

| 성 별 | 평균 주파수 | 최저음압 | 최고음압 |
|:---:|:---:|:---:|:---:|
| 남 | 99.05~289.72Hz | 67.57dB | 97.46dB |
| 여 | 164.72~605.02Hz | 80.35dB | 90.99dB |

출처 : 정성민(2000). 음성언어의 측정, 분석 및 평가. 학지사. 87p 재인용.

③ Nasometer
- 목적 : 공명문제를 보이는 대상자들의(청각장애, 구개열, 말운동장애 등) 비성 정도를 객관적으로 평가하고 치료하기 위함
- 정기적으로 헤드셋 마이크로폰을 Calibration 해줌
- 평가방법 : 헤드셋을 착용한 뒤 과제(비강음문장, 구강음문장, 혼합문장 등)를 읽게 함
- 평가항목 : 비음도(발화 동안 실시간으로 비음치의 변화 양상을 나타내는 그래프), 비음치(비강음향 에너지/(구강음향에너지+비강음향에너지)×100)
- 국내 정상성인 비음치 기준
  - 구강음 문장 : 17.56±5.15
  - 혼합문장 : 35.56±4.00
  - 비강음문장 : 62.29±4.06

출처 : 이수정, 고도흥(2003). 음의 크기가 정상성인의 비음도에 미치는 영향. 음성과학, 10(2), 191~203p. 참고

④ 켑스트럼(Cepstrum)
- 켑스트럼은 스펙트럼에 로그를 취하여 역 푸리에 변환으로 얻은 결과이며, 다른 음성분석과는 달리 배음의 구조 정도를 보는 평가임. 따라서 음성이 매우 불규칙적이고 비주기적인 중도 또는 심도 음성장애환자의 음성을 평가할 때 다른 음향지표보다 신뢰도가 높으며, 주로 CPP(Cepstral Peak Prominence)값을 사용함
- 소프트웨어 : ADSV(Analysis of Dysphonia in Speech and Voice)를 통해 환자의 음성을 포괄적으로 평가할 수 있음
- CPP(Cepstral Peak Prominence) : 음성신호의 주기성 정도 및 음성스펙트럼의 배음 성분의 일관성을 나타내는 값으로, 음성신호 주기에 해당하는 켑스트럼 정점의 두드러진 정도로 측정됨
- 기식화된 음성일수록 CPP값이 낮음

**Check!** 챕터확인문제

1 Nasometer로 공기역학적 평가를 수행할 수 있다.
(O, X)

**정답**

1 X (공기역학 → 음향학)

**Check!** **챕터확인문제**

**1** PAS는 공기역학적 검사에 해당되며 성문하압과 음압 수준 등을 평가할 수 있다.
(O, X)

## ⑥ 공기역학적 분석

음성산출에 사용되는 공기량과 기류량 등을 측정하기 위함

### (1) 공기역학적 평가기기

① PAS(Phonatory Aerodynamic System)
- 평가하기 전 기류헤드 영점 조정(Calibration Airflow Head)을 해야 함
- 측정 가능 파라미터 : 폐활량, 최대발성지속시간(Maximum Phonation Time, MPT), 발성 시 평균호기류율(Mean Airflow Rate, MAFR), 성문하압(Subglottal Pressure, SP), 발성지수(Phonation Quotient, PQ), 음성효율(Voice Efficiency) 등을 측정

② Aerophone Ⅱ
- 기류, 음압, 기압 측정 가능
- 매개변수
  - MFR(Mean Flow Rate) : 발성 시 1초 동안 성문 사이를 통과하는 공기의 양(ml)
  - MPT(Maximum Phonation Time) : 최대발성지속시간
  - SP(Subglottal Pressure) : 성문하압
  - A-T/min
- 시각적으로 호흡양상 관찰 : 횡격막호흡, 흉식호흡, 쇄골호흡

### (2) 공기역학적 평가의 주요 파라미터

① 최대발성지속시간(Maximum Phonation Time, MPT)
- 공기역학적 관점에서 발성 능력을 정량적으로 측정하는 방법으로, 초시계를 이용하거나 PAS 또는 Aerophone Ⅱ를 사용하여 검사할 수 있음. 검사방법은 숨을 깊게 들이마시고 최대한 길게 '아'를 연장 발성하게 하여 환자의 호흡조절, 발성지속능력, 발성양상을 평가함
- MPT 정상값 : 남성 약 22초, 여성 약 19초
- MPT가 짧은 경우 : 마비말장애, 폐활량 감소, 성문폐쇄장애(성대구증, 성대마비, 폴립 등)

② 평균호기류율(Mean Airflow Rate, MAFR)
- 발성 동안 일정 시간 내에 성문 밖으로 나오는 공기의 양을 의미하며, 발성 중 사용된 총 공기의 양을 발성시간으로 나눈 값임
- MAFR 정상값 : PAS 기준(남성 160ml/sec, 여성 140ml/sec), Aerophone 기준(남성 167ml/sec, 여성 129ml/sec)

**정답**

1 O

- MAFR이 비정상적으로 높을 경우 : 성문폐쇄부전(성대마비, 후두암, 용종, 구증 등)
- MAFR이 비정상적으로 낮을 경우 : 성문저항이 증가하는 경우(연축성 발성장애, Vocal Fry)

③ 성문하압(Subglottal Pressure, $P_{sub}$)
- 성문하부에 작용하는 폐압력으로 Aerophone 검사 시 '이-피-피', PAS 검사 시 '파-파-파' 과제를 통해 간접적으로 성문하압을 측정할 수 있음
- 성문하압 정상값 : PAS(남성 7.13cmH₂O, 여성 5.88cmH₂O), Aerophone(남성 4.1cmH₂O, 여성 3.5cmH₂O)
- 성문하압이 비정상적으로 높을 경우 : 성문암이 진행되었을 경우
- 성문하압이 비정상적으로 낮을 경우 : 기관지 협착, 심인성 실어증 등

④ 발성지수(Phonation Quotient, PQ)
- 발성지수 = 폐활량/최대발성지속시간
- Q의 정상값 : 남성 145ml/sec, 여성 170ml/sec
- Q가 비정상적으로 높을 경우 : 성대결절, 후두암이 진행되었을 경우 등

## 7 발성-호흡기계 효율성

### (1) 최대발성지속시간(Maximum Phonation Time, MPT)
① /a/ 모음 연장발성으로 검사
② 최대흡기 후 편한 음도 및 강도로 최대한 길게 연장하여 발성하기
③ 성인평균 20~25sec

### (2) s/z Ratio
① 후두의 기류에 대해 간접으로 산출한 지표로 /s/와 /z/를 최대한 길게 연장발성한 값을 비율로 계산한 수치
② 정상인 s/z Ratio = 1.0 미만

## 8 음성 사용량

### (1) 음성장애 환자들이 일상생활에서 올바른 발성을 사용할 수 있게 돕는 음성 분석 장치로, 일상생활 시 휴대용으로 몸에 착용하고 다닐 수 있음

### (2) 기계 : Ambulatory Phonation Monitor(APM)
치료사가 환자에게 맞는 적절한 매개변수를 기계에 설정, 환자가 일상생활 시 설정한 매개변수의 값을 초과할 때 환자에게 진동으로 생체피드백 제공

Check! 챕터확인문제

1 평균호기류율은 발성 시 1초당 유출되는 공기의 양을 의미하는 것으로 성대 폐쇄부전 환자들의 평균호기류율은 (낮/높)고 과기능적 음성 또는 성대프라이 환자들은 (낮/높)게 산출된다.

2 성인 평균 최대발성지속시간(MPT)은 ( )이다.

3 s/z Ratio의 값이 1.0보다 높게 나타난 경우 성대병변 유무를 예측할 수 있다.
(O, X)

정답
1 높, 낮
2 20~25sec
3 O

# CHAPTER 04 음성치료

| 1절 | 행동적 음성치료(Boone의 25가지 음성촉진접근법) |
|---|---|

## 1 음성촉진법이 영향을 주는 음성 매개변수

| 음성촉진접근법 | 영향을 미치는 음성 매개변수 | | |
|---|---|---|---|
| | 음 도 | 강 도 | 음 질 |
| 1. 청각적 피드백 | | O | O |
| 2. 강도 변경 | O | O | O |
| 3. 노래조로 말하기 | | O | O |
| 4. 저작하기 | O | O | O |
| 5. 비밀스러운 음성 | | O | O |
| 6. 상담(문제설명) | O | O | |
| 7. 손가락 조작법 | O | | O |
| 8. 남용제거 | | O | O |
| 9. 새로운 음도 확립 | O | | O |
| 10. 음성배치 | O | O | O |
| 11. 성대프라이 | O | O | O |
| 12. 머리 위치 변경 | O | | O |
| 13. 계층적 분석 | O | O | O |
| 14. 흡기발성 | O | O | |
| 15. 후두 마사지 | O | | O |
| 16. 차 폐 | O | O | |
| 17. 비음-유음 자극 | | | O |
| 18. 구강개방접근법 | | O | O |
| 19. 음도억양 | O | | |
| 20. 발성변경법 | O | O | O |
| 21. 이 완 | O | O | O |
| 22. 호흡훈련 | | O | O |
| 23. 혀 전방화 /i/ | O | | O |
| 24. 시각적 피드백 | O | O | O |
| 25. 하품-한숨 | O | O | O |

출처 : 음성과 음성치료, 제9판, 247p.

## ☑ 청각적 피드백

① 대상 : 모든 음성장애군
② 방법 : 박자기를 통한 속도조절, 루프 재생(자신 또는 임상가의 음성을 녹음하여 다시 듣기), 실시간 음성 증폭

## ☑ 강도 변경

① 대상 : 일차적으로 음성강도가 문제인 환자 또는 어떤 병변에 대한 이차적 증상으로 음성강도에 문제가 있는 경우(비정상적으로 큰 목소리, 작은 목소리)
② 주의사항 : 음성중재 전 환자의 병력(청력손실, 신체적인 문제, 성격, 심리적 문제 등) 파악
③ 방 법
- 강도 증가시키기 : 루프 재생 및 환자의 음성에 대한 토론, 적절한 음도 찾아 강도 조절, 롬바르드효과(Lombard Effect), 호흡훈련 등
- 강도 감소시키기 : 어린 아동일 경우 'Boone Voice Program for Children(Boone, 1993)'의 5개의 음성 강도 인식시키기
  ❶ 속삭이기, ❷ 잠자는 사람을 깨우지 않는 조용한 음성, ❸ 가족 또는 친구에게 말할 때 사용하는 정상음성, ❹ 건너편 방에 있는 사람과 말하는 음성, ❺ 바깥에 있는 사람을 부르는 소리 지르기 음성 사용. 루프재생 및 상담 통해 환자의 목소리 문제 인식

## ☑ 노래조로 말하기

① 대상 : 음성 피로, 강한 성대접촉, 음성을 과다하게 사용하는 환자
② 방법 : 강세 없이 운율을 일정하게 유지하며 특정한 음에서 노래하듯 발화과제(단어, 구문, 문장 등)를 산출하는 것. 이때 부드러운 성대접촉으로 발성할 수 있도록 유도해야 하며, 이 방법은 치료 시 일시적으로 사용함

## ☑ 저작하기

① 대상 : 발화 시 입을 작게 벌리거나 이를 물고 발화하는 습관이 있으며 성대 과기능이 있는 환자
② 방법 : 저작하며 수 세기, 발화과제(단어, 구문, 문장)를 연습함. 이 방법은 일시적으로 사용한 뒤 점차 정상적인 구강 움직임으로 바뀜

**Check!** 챕터확인문제

1 강도를 증가시키는 음성치료방법은 파킨슨병 환자에게 유용하다. (O, X)
2 대화 시 입을 작게 벌리고 말하는 환자에게 저작하기를 사용할 수 있으나 환자가 악관절이 있을 경우 사용하면 안 된다. (O, X)

정답

1 O
2 O

**Check!** 챕터확인문제

1 (성대결절/성대마비)환자에게는 손가락 조작법으로 음성개선에 도움을 줄 수 있다.

2 변성발성장애 환자들이 사춘기 이전의 음도 수준을 보이는 경우 (손가락 조작법/흡기발성)이 효과적이다.

③ 효과 : 전반적인 발성 및 조음기관의 이완, 부드러운 성대접촉을 유도해 음질 향상

## 6 비밀스러운 음성

① 대상 : 성대 과기능 환자

② 방법 : '속삭이는 음성'이 아닌, '작게 말하기' 또는 '조용하게 말하기'의 강도로 발화과제를 연습하며, 이는 치료 시 또는 정해진 기간 동안 일시적으로 사용함

③ 효과 : 음성남용, 성대 과기능 습관을 감소 및 제거

## 7 상담(문제설명)

① 대상 : 모든 음성장애군

② 방법 : 대상자의 발성 문제, 원인, 치료법 및 치료가 필요한 이유 등을 상담

## 8 손가락 조작법

① 대상 : 다양한 음성장애군(변성발성장애, 편측성 성대마비, 발성 시 후두가 상하로 지나치게 움직이는 환자)

② 방법 : 손가락 조작법을 통한 음도 하강(단모음 연장발성 시 손가락으로 갑상연골 살짝 누르기), 손가락 조작법을 통한 편측성 성대마비 환자의 음질개선(마비가 있는 쪽 갑상연골을 살짝 누르고 발성하였을 때 효과가 없을 경우 마비가 없는 쪽 갑상연골을 누르고 발성 시도), 손가락 조작법을 통해 후두의 상하 운동 느끼기

## 9 남용제거

① 대상 : 다양한 음성장애군

② 방법 : 환자의 음성습관 중 오·남용 행동을 조사한 뒤 그래프 혹은 체크리스트 등을 과제로 제시, 평상시 오·남용 행동의 횟수를 인식시켜줌

## 10 새로운 음도 확립

① 대상 : 환자의 후두 구조와는 적합하지 않은, 부적절한 고음/저음을 사용하여 발화하는 경우

정답

1 성대마비

2 손가락 조작법

② 방법 : 청각 피드백을 함께 활용할 수 있으며, 현재 환자가 사용하는 음도를 확인시켜 준 뒤 목표 음도를 설정하여 함께 연습 함. 발화과제(단어, 구, 문장) 동안 Visi-pitch 또는 Praat 등을 사용하여 시각적으로 피드백을 함께 제공할 수 있음

③ 효과 : 최적의 음도를 찾아 음질을 개선시킴

## ⑪ 음성배치(음성초점)

① 대상 : 발화 시 음성의 초점을 비정상적으로 전방화(혀의 위치가 구강 앞쪽으로 위치)하거나 후방화(혀의 위치가 구강 뒤쪽으로 위치)하여 사용하는 환자

② 방법 : 안면마스크 혹은 호흡조절을 통해 잘못된 음성산출 초점을 구강의 중간부분으로 이동

## ⑫ 성대프라이

① 대상 : 성대 과기능 환자

② 효과 : 성대프라이는 최소한의 성문하압력과 기류로 성대가 이완된 상태에서 산출됨. 따라서 성대가 이완되며 후두가 하강함

## ⑬ 머리 위치 변경

① 대상 : 다양한 음성장애 환자 및 신경학적 장애환자군(편측성 성대마비, 연하 시 흡인 등)

② 방법 : 머리위치 변경법 + 다른 음성촉진 접근법, 머리 위치를 다양하게 변경하며 가장 좋은 음질이 산출되는 위치를 찾음

예 편측성 성대마비 환자의 경우 머리위치를 좌우로 변경해 봄, 성대 과기능 환자의 경우 턱을 당기고 머리를 숙이게 해 봄

## ⑭ 계층적 분석

① 대상 : 상황에 따라 일정하지 않은 음성을 사용하는 음성장애 환자들

② 방법 : 음성산출이 가장 쉬운 상황부터 어려운 상황까지 리스트 작성. 가장 쉬운 상황에서 적절한 음성산출 연습 후 점차 어려운 상황으로 확장

## ⑮ 흡기발성

① 대상 : 기능적 음성장애, 가성대 발성, 기능적 실성증

**Check!** 챕터확인문제

1 음성 과기능 환자에게 성대 프라이를 사용할 수 있다. (O, X)

2 흡기 발성법은 (성대구증/가성대 발성)환자에게 유용하다.

정답

1 O

2 가성대 발성

**Check!** 챕터확인문제

**1** 기능적 실성증 환자에게 '차폐'는 유용한 치료방법이다. (O, X)

**2** 근긴장성 발성장애 환자에게 후두마사지를 시도할 수 있다. (O, X)

**3** 성대 과기능 환자에게 차폐 기법은 유용하다. (O, X)

② **방법** : 고음도의 흡기발성을 통해 발성 시 진싱대 사용 촉진

## 16 후두 마사지

① **대상** : 발화 시 후두 메커니즘에 과긴장을 보이는 기능적 음성장애 환자
**예** 근긴장성 발성장애, 가성대 발성장애, 변성발성장애 등

② **방법** : 하품-한숨법을 시도하였을 때 후두이완 및 하강이 나타나지 않을 경우 후두마사지를 실시함. 모음을 연장발성하게 하여 동시에 갑상연골을 위주로 후두 주변을 마사지해줌. 이때 음질과 음도 변화가 있는지 확인함

③ **효과** : 후두의 위치가 정상적으로 하강하고 후두근육들이 이완됨

## 17 차 폐

① **대상** : 기능적 실성증

② **방법** : 롬바드효과를 이용한 방법으로, 환자가 글을 읽는 동안 이어폰으로 차폐소음을 들려줌. 이때 환자는 차폐소음을 들으며 계속 글을 읽고, 임상가는 변화되는 환자의 목소리를 녹음하여 환자에게 들려줌. 차폐 전 환자에게 '차폐효과(차폐를 하면 음성 크기 증가함)'에 대해 설명하지 않음

## 18 비음-유음 자극

① **대상** : 성대 과기능 환자(기능적 음성장애, 성대결절, 비대, 연축성 발성장애 등)

② **방법** : 비음과 유음으로 구성된 단어 또는 문장으로 발화연습

③ **효과** : 후두 긴장을 감소시킴

## 19 구강개방접근법

① **대상** : 입을 작게 벌리고 발화하는 음성 과기능 환자

② **방법** : 거울을 통해 환자가 발화 시 구강을 제한적으로 움직인다는 것을 확인시킨 뒤 구강을 개방하였을 때와 차이점을 설명함. 그 후 턱을 아래로 더 내리게 유도하며 모음 /a/ 발성 및 개모음으로 구성된 단어 등을 말하게 연습함

③ **효과** : 성대 및 구강 긴장 감소, 구강공명 증가, 강도 증가, 음질 개선

**정답**

**1** O

**2** O

**3** X

## ⑳ 음도억양 조절

① 대상 : 대화 시 억양 없이 단음도로 발화하는 음성 과기능 환자, 성전환 환자(남성 → 여성)

② 방법 : 환자의 최적음도를 찾아준 뒤 음도 변화를 증진시킴

③ 효과 : 음질 향상 및 자연스러운 발화

## ㉑ 발성변경법

① 대상 : 기능적 실성증, 기능적 음성장애

② 방법 : 9가지 생리적 발성(가글링, 기침하기, 노래부르기, 목청 가다듬기, 웃기, 으흠, 카주놀이, 트릴링, 허밍)을 사용하여 올바른 발성을 찾은 뒤 대화 상황까지 올바른 발성 사용 일반화

## ㉒ 이 완

① 대상 : 스트레스로 인한 음성 과기능 환자

② 방법 : 몸통에서 가장 먼 곳(손가락, 발가락)부터 후두와 가까운 곳까지 전신을 점진적으로 이완시킴, 전신의 점진적 이완, 상황별 이완법(계층적 분석 + 이완), 후두구조 이완

## ㉓ 호흡훈련

① 대상 : 호흡에 문제를 보이는 음성 과기능 환자

② 방법 : 올바른 자세에서 복부-횡격막 호흡 연습 및 발화를 위한 흡기와 호기 조절 연습 진행

③ 효과 : 성대 긴장이 완화되며 음질이 좋아짐

## ㉔ 혀 전방화 /i/

① 대상 : 발화 시 주로 혀를 후방화하는 음성 과기능 환자

② 방법 : 혀를 입 밖으로 살짝 내밀고 /i/ 연장발성, 혀 내밀고 /미미미미미/ 발화, /i/ 모음이 포함된 단어과제 연습 등

③ 효과 : 후두입구 개방 및 성대의 가벼운 접촉

**Check!** **챕터확인문제**

**1** 총체적인 음성치료 기법으로는 (   ), (   ), (   ), (   )가 있다.

**2** 총체적음성치료 중 파킨슨 환자에게 주로 사용하는 치료법은?

**3** 하품-한숨법은 대부분의 음성 과기능 환자들에게 유용한 치료방법이다. (O, X)

**4** 이완발성 방법으로는 (성대프라이/차폐/하품-한숨법)이 있다.

## 25 시각적 피드백

① 대상 : 다양한 음성장애 환자

② 방법 : CSL, Visi-pitch, Nasometer, Praat 등의 프로그램을 사용하여 음도, 강도, 음질, 공명 등에 대한 시각적 피드백을 제공함

## 26 하품-한숨법

① 대상 : 음성 과기능 환자

예 성대결절, 폴립, 성대비대, 연축성 발성장애 등

② 방법 : 하품 뒤에 부드럽게 호기 발성, /ㅎ/ 또는 개모음으로 시작하는 발화과제(단어, 구문, 문장)를 부드럽게 말하게 함. 환자가 부드러운 발성을 유지할 경우 하품을 소거시킴

③ 효과 : 후두 하강 및 이완, 인두 이완으로 이완되고 편안한 발성 산출

---

### 2절 | 총체적 음성치료

---

음성산출과 관련된 호흡, 발성, 공명을 통합하여 전반적인 음성산출에 초점을 둔 음성치료를 의미한다. 액센트 기법, 공명음성치료법, 리실버만 음성치료법, 성대기능훈련 등이 해당된다.

## 1 액센트 기법(Accent Method)

① 대상 : 다양한 음성장애, 마비말장애, 유창성장애

② 목표 : 개인의 호흡, 발성, 조음, 몸동작, 언어와의 협응을 최대화 시켜서 정상기능을 증진시킴으로써 병리적 증상을 소거하는 것

③ 원 리

• 복부-횡격막 호흡

• 액센트를 넣은 리드미컬한 모음 발성 활동 및 후속적인 자음 발성활동

• 몸체와 팔의 움직임(즉, 자연스러운 말의 운율을 몸동작과 함께 적용시킴. 그 후 간단한 리듬에서 시작하여 점점 복잡한 리듬으로, 무의미 발성에서 시작하여 자발화로 확장하여 연습함)

**정답**

**1** 액센트 기법, 성대기능훈련, 리실버만 음성치료법, 공명음성치료법

**2** LSVT

**3** O

**4** 하품-한숨법, 성대프라이

④ 훈련방법
- 호흡훈련
  - 복부-횡격막 호흡을 강조하여 어깨와 목의 긴장을 이완시키고, 발성과 호기의 균형을 유지하게 함
  - 누워있는 자세로 호흡하기 → 앉은 자세로 호흡하기 → 서 있는 자세로 호흡하기
- 발성훈련
  - 발성 전 단계 : 라르고(Largo) 리듬으로 무성 마찰음 /s/, /ʃ/ 연습 후 유성 마찰음 /z/, /ʒ/으로 연습함
  - 템포 1(Largo) 리듬 → 템포 2(Andante) 리듬 → 템포 3(Allegro) 리듬으로 무의미발성(폐모음, 개모음, 이중모음 등)을 사용하여 연습함. 이 때 발성하는 동안 다이나믹한 몸동작과 팔다리의 움직임이 결합되어야 함
  - 낭독(Reading) → 독백(Monologue) → 일상대화(Dialogue)로 연습

## ❷ 공명음성치료(Resonant Voice Therapy)

① 대상 : 기질적 음성장애, 기능적 음성장애, 성대마비, 궁형성대 등
② 목표 : 발성 시 최소한의 노력과 성대 접촉으로 최대한 강하면서 맑고 고운 소리를 내는 것으로, 성대의 외상 등 성대 문제를 최소화하기 위해 개발된 기법
③ 원리 : 공명발성 동안 성대는 가벼운 운동을 유지하며 성대 표면의 충격을 감소할 수 있음. 또한 공명 발성 시 폐의 압력 역시 최소화 됨
④ 훈련방법
- 신경근육훈련 불활성화 단계 : 스트레칭 및 손을 사용하여 흉곽, 목, 어깨, 안면, 구강 등을 마사지함
- 신경근육훈련의 활성화 단계
  - 비음 /m, n, ŋ/을 사용하여 공명감각을 촉진시킴
  - 비음 연장발성 → 강도, 음도의 변화를 주며 비음을 연장발성함 → 비음으로 시작되는 단어 산출(예 나비, 매미 등) → 공명음성을 사용하여 노래조로 말하기(Chant) → 공명음성을 포함한 이야기 말하기 → 공명음성 사용하여 대화를 시도함

### ❸ 리실버만 음성치료법

① **대상** : 파킨슨병과 같은 운동감소성 발성장애(Hypokinetic Dysphonia)
② **목표** : 의사소통장애에 초점을 두지 않으며, 오직 전반적인 말의 강도를
증진시키는 것에 초점을 둔 방법
③ **원리**
  • 크게 소리치듯이 말한다고 생각하면서 발성하기
  • 음성 재조정(Calibration)에 초점을 둠
  • 한 주에 4회기씩 4주 연속으로 집중하여 치료함
④ **훈련방법**
  • 적절한 성대접촉을 통해 성대폐쇄를 극대화 함. 호흡훈련을 통해 발화 시
  깊은 숨을 자주 쉬면서 말할 수 있도록 유도
   예 "흡기가 끝나고 호기가 시작될 때 크게 말하세요."
  • 바른 자세로 숨을 깊은 흡기 후에 /a/ 연장발성
  • 환자에게 가장 높은 음도와 가장 낮은 음도에서 발성할 수 있게 유도함
  • 시각적 피드백과 동시에 호흡연습 진행
  • 연장발성에서 사용한 호흡 및 발성방법을 사용하여 구어과제 진행

### ❹ 성대기능훈련(Vocal Function Exercises)

① **대상** : 과기능성 & 과소기능성 음성장애, 정상음성사용자의 음성 향상
② **목표**
  • 발성에 적절한 자세
  • 충분한 호흡 지원
  • 후두근육 강화 및 근육 활동 간의 협응 증진
  • 발성, 대화, 노래 시 효율적인 호기 사용
③ **원리** : 호흡, 발성, 공명의 균형을 도움으로써, 후두근육의 균형 및 근력
을 증진
④ **훈련방법**
  • 준비운동(Warm-up) : 각자 정해진 음도에서 모음 /i/를 부드럽고 길게
  연장발성함
  • 성대확장운동(= 상승활창운동, Stretching) : 환자가 낼 수 있는 가장 낮
  은 음에서 가장 높은 음까지 모음 /o/를 활창함
  • 성대수축운동(= 하강활창운동, Contracting) : 가장 높은 음도에서 가장
  낮은 음도로 모음 /o/를 활창함

- 근력운동 = 내전력 강화 운동(Power Exercise) : 지정된 음도와 지정된 모음으로 최장연장발성을 함(준비운동단계 + 성대확장운동단계)
- 유지단계
  - 하루에(아침) 프로그램 전체를 2회씩 2번 실시함
  - 하루에 1회 1번 실시함
  - 4단계 훈련을 하루에 2회씩 1번 실시함
  - 4단계 훈련을 하루에 1회씩 1번 실시함
  - 4단계 훈련을 주 1회씩 3번 실시함
  - 4단계 훈련을 주 1회씩 1번 실시함

---

## 3절 | 음성위생법(간접치료)

### 1 음식물 조절방법

① 커피, 차, 탄산음료 등 카페인이 함유된 음료 제한하기 : 이뇨작용으로 수분배출이 높아지며, 성대의 수분을 빼앗아감

② 음주 및 흡연 금지하기 : 성대를 건조하게 하며 염증을 유발할 수 있음

③ 이뇨제, 우울증 약, 항히스타민제, 고혈압 약 등 복용 주의 : 성대를 건조하게 만듦

④ 자극적인 음식 섭취 줄이기 : 위산역류를 유발할 수 있음

⑤ 잠자기 전 수분섭취 금지 : 위산역류를 유발할 수 있음

⑥ 장시간 말을 해야 할 경우 그 전에 유제품 섭취 금지 : 유제품 섭취는 위산을 촉진하며, 이물감을 유발할 수 있음

⑦ 물 많이 섭취하기 : 성인의 하루 물 권장량은 1.5~2L 정도이며, 조금씩 자주 섭취하도록 유도 → 성대가 건조해지면 가래의 양이 많아져서 목청 가다듬기를 습관적으로 하게 됨

### 2 올바른 성대 사용

① 전반적으로 말 하는 시간 줄이기 : 직업적 음성 사용인의 경우 틈틈이 음성 휴식시간 갖기, 상기도감염 시 대화 줄이기 등

② 소리를 지르거나 큰 소리 내지 않기 : 아동의 경우 소리를 지를 수 있는 상황 소거, 교사의 경우 마이크 사용 등

③ 무거운 물건 들지 않기 : 성대의 과도한 마찰을 유도함

④ 기침 및 목청 가다듬기 소거하기 : 성대의 과도한 마찰을 유도하므로, 기침 또는 이물감이 느껴질 때 수분섭취로 대신 함

⑤ 속삭이는 소리 내지 않기 : 속삭이는 소리는 과도한 성대근의 긴장을 유발함

### ❸ 청결한 환경 유지

① 습도 조절하기 : 가습기 활용 등으로 인해 실내가 건조하지 않게 유지하기

② 습포(Inhalation Method)하기 : 따끈한 물에 수건을 적셔 그 수증기를 흡입함

③ 자주 환기시키기

④ 먼지 및 매연이 많은 곳 피하기

---

### 4절 | 기타 음성치료기법

---

### ❶ 다중음성치료기법(Seong-Tae Kim's Multiple Voice Therapy Technique, SKMVTT®)

① 대상 : 과기능 음성장애, 근긴장성 발성장애, 접촉성 궤양 및 육아종 환자들에게 주로 사용하며, 성문폐쇄부전 환자들에게 사용하면 안 됨

② 방법 : 웃음을 이용하여 부드러운 성대접촉을 유도하는 총체적 음성치료기법으로 4단계(문제인식, 새로운 음성확립, 전이훈련, 근육이완 및 호흡훈련)로 구성됨

### ❷ 생리적 발성기법(Seong-Tae Kim's Throat Clearing and Laughing Phonation, SKTCLP®)

① 대상 : 후두에 병변은 없지만 다양한 유형의 성대간격을 보이는 기능적 음성장애 환자(기능적 실성증, 변성발성장애 등), 과도한 성대접촉을 보이는 환자에게 사용하면 안 됨

② 방법 : 생리적 발성(목 가다듬기, 웃기 등)으로 연습하여 성대점막의 강한 접촉을 느낀 후 단계적 연습을 통해 정상 발성패턴으로 유도하는 프로그램임. 총 4~8회기로 주 1회 시행

**3** 후두보정기법(Seong-Tae Kim's Laryngeal Calibration Technique, SKLCT®)

① 대상 : 위축성 성대(노인성 음성장애)
② 방법 : 생리적 발성과 가창훈련을 접목하여 음성훈련을 실시함

**4** 반폐쇄 성도운동(Semi-Occluded Vocal Tract Exercises, SOVTE)

① 대상 : 연축성 발성장애
② 방법 : 입술트릴, 혀트릴, 락스박스(LaxVox), 빨대불기 등으로 발성 시 호흡 기능을 향상시켜서 후두의 위치를 낮추고 인두를 확장시키며 성도를 이완시키며 공명음성을 유도함

**더 알아보기**

**LaxVox**
물을 채운 물병에 실리콘튜브(약 33~35cm)를 넣고 입에 실리콘 튜브를 가볍게 문 뒤 발성 없이 불기, 발성하며 불기(활창, 스타카토, 메사디보체식 발성) 등을 통해 음성을 향상시킴. 그 후 물과 튜브 없이도 새로 습득한 음성을 사용하도록 일반화시킴

**Check!** 챕터확인문제

**1** 과소비성 평가 항목으로는
/ㅁ, ㅇ, ㄴ/음소가 들어간
단어, 구 등이다.  (O, X)

**2** 아데노이드 비데로 인하여
과소비성 또는 무비성이 나
타날 수도 있다.  (O, X)

**3** 구순구개열 아동에게 대표
적으로 나타나는 공명장애
는 (과대비성/과소비성)이다.

| 1절 | 공명장애 유형 |
|---|---|

## 1 과대비성(Hypernasality)

① 비음 /ㅁ, ㄴ, ㅇ/을 제외한 말소리에서 과다한 비강공명이 산출되는 경우
② 연인두 기능부전증(Velopharyngeal Dysfunction, VPD), 구개열, 청
각장애 등으로 발생

## 2 과소비성(Hyponasality)

① 비음 /ㅁ, ㄴ, ㅇ/ 발음 시 비강공명이 부족하여 /ㅂ, ㄷ, ㄱ/로 산출되는
경우
② 아데노이드 비대증, 코막힘, 알레르기성 비염, 후비공 폐쇄 등으로 발생

## 3 맹관공명(Cul-De-Sac)

① 비강 및 인두주변에서 공명된 소리가 구강 또는 비강의 막힘 문제로 인
해 소리가 입 안쪽에서 웅얼거리듯 들리는 현상
② 다양한 원인으로 발생(편도비대, 성도 중 특정 구간 폐쇄, 청각장애, 뇌
성 마비 등)

## 4 동화비성(Assimilative Nasality)

① 모음과 유성자음이 비음의 앞, 뒤에 위치하였을 때 비음화되는 경우
② 기능적 문제, 연구개 기능 문제

**정답**

**1** O
**2** O
**3** 과대비성

## 2절 | 공명관련 근육

### 1 연인두폐쇄

**(1) 구개올림근(Levator Veli Palatini)**

연구개 거상 기능, 연구개를 상·후방으로 이동시킴

**(2) 구개긴장근(Tensor Veli Palatini)**

유스타키오관 개방, 연구개 전방부 긴장

**(3) 상인두괄약근(Superior Pharyngeal Constrictor)**

Passavant's Ridge 형성에 관여함, 인두후벽의 전방이동, 인두측벽의 중앙이동

**(4) 구개수근(Musculus Uvulae)**

연구개 상승 및 길이 조절

### 2 연인두개방

**(1) 구개인두근(Palatopharyngeus)**

인두협부 수축, 후두 상승, 인두 하강

**(2) 구개설근(Palatoglossus)**

연구개 하강, 혀 상후방으로 당김

## 3절 | 공명장애 평가와 치료

### 1 공명장애의 평가

**(1) 일반적 검사**

① 청지각적 평가
- 공명장애 유형 파악(과대비성, 과소비성, 비누출 등)
- 평가과제 : 과대비성(모음, 무성자음), 과소비성(비성자음), 비누출(파열음, 마찰음), 동화비성(비음이 포함된 단어 중 유성자음 또는 모음 변화 관찰)
- 성대 과기능으로 인한 음성문제(기식음성, 목쉰 음성 등) 유무 파악

**Check! 챕터확인문제**

1 파사반트 융기를 형성하는 데 관여하는 근육은 구개긴장근(Tensor Veli Palatini Muscle)이다. (O, X)

2 공명장애는 크게 과대비성, 과소비성, 맹관공명, 동화비성으로 구분된다. (O, X)

**정답**

1 X (구개긴장근 → 상인두괄약근)

2 O

**Check!** 챕터확인문제

**1** 비누출 여부 평가 시 평가과
제로 '파열음, 마찰음'을 주
로 사용한다.          (O, X)

② 조음평가 : 조음평가를 통해 연인두의 기능 문제인지 조음 위치적 오류 문제인지 파악

③ 간편한 기기를 이용한 과대비성 및 비누출 평가

- 거울 : 무비성 자음으로 구성된 과제를 발화하는 동안 코 밑에 거울을 놓고 발화가 끝난 뒤 거울에 서리 유무 파악
- See-scape : 환자가 무비성 자음으로 구성된 과제를 발화하는 동안 튜브 안의 스티로폼 조각 움직임을 통해 시각적 피드백을 제공함
- Listening Tube : 튜브의 한쪽 끝은 환자의 콧구멍 아래 위치하고 다른 한쪽은 임상가나 환자의 귀에 위치한 뒤 무비성자음 발화과제 실시. 과대비성 또는 비누출 시 귀에 바람소리 감지됨

### (2) 구강구조 및 기능 검사

① 두부계측검사(정지 상태 측면 방사선 검사), 자기공명영상검사(MRI), 컴퓨터 단층 촬영 검사(CT)를 통해 구조적인 문제 여부 파악

② 비인두내시경검사를 통해 연인두폐쇄 기능을 검사할 수 있음. 굴곡형 내시경을 콧구멍으로 삽입하여 말과제를 수행하는 동안 연인두문, 인두 측벽과 후벽의 수축, 연구개 상후방 운동 등 연인두폐쇄의 모든 운동을 관찰할 수 있음

③ 구개에 구개열, 기공 여부, 구개 높이 확인, 수술 후 봉합 정도 등을 확인해야 함

### (3) 기기적 평가

① Nasometer

- 비침습적 음향학적 평가 기계로 비성의 정도를 측정
- 구어 과제(무비성문장, 비성문장, 비성과 무비성이 섞인 문장)를 수행하는 동안 비성도(Nasalance)를 측정해 공명문제 여부 파악

② 스펙트로그래피 : 조음 시 구강과 비강이 연결되어 있으면 말소리 스펙트럼이 달라짐. 즉, 비음성이 있는 경우 저주파수대 강도는 증가하여 진한 줄무늬가 나타나고, 고주파수대 에너지는 흡수되어 밝은 줄무늬가 나타남

③ PAS : 공기역학적 평가로 무비성문장 과제 시 비강기류 유무 확인

④ 구강내시경, 방사선 검사, 스펙트로그램

**정답**

1 O

## 2 공명장애의 치료

### (1) 과대비성

① 의학적 접근

구개천공, 구개열과 같이 기질적인 문제가 있을 경우 수술적 접근 또는 치과적 접근을 통해 연하문제를 해결하고 구어 산출을 향상시킴

② 음성재활

호흡훈련 등을 통해 큰 강도로 말하기, 환자의 음역에서 낮은 음도로 말하기, 혀를 낮게 뒤로 위치시키기, 구강개방 등(Nasometer, Listening Tube, 거울, See-scape 등을 함께 사용하여 시각적 · 청각적 피드백 제공할 수 있음)

### (2) 과소비성

① 비강 내 폴립, 아데노이드비대증 등의 기질적 문제가 있을 경우 의학적 처치 후 음성재활 실시

② 비강공명과 구강공명을 비교하여 설명해주거나 대조적으로 듣게 하여 청각적으로 피드백할 수 있게 함

③ 음성배치방법을 통해 소리의 초점을 안면 쪽으로 이동, 비음-유음자극, 다양한 기계를 통한 시각적 · 청각적 피드백(Nasometer, Listening Tube, 거울, See-scape 등)

### (3) 동화비성

① Nasometer, Listening Tube, See-scape 등과 함께 사용하면 더욱 효과가 좋음

② 청각적 피드백(구강모음 vs 비강모음), 상담 시 치료사가 잘못된 예와 올바른 예를 모델링으로 보여줌

### (4) 구인두 공명이상

① 감소된 구강공명

손가락조작법을 통해 음도 낮추기, 호흡훈련, 강도 증가, 혀를 뒤쪽으로 위치, 이완, 계층적 분석, 하품-한숨법, 구강개방 등

② 맹관공명(기능적 문제)

혀 전방화 /i/, 안면마스크를 사용하여 음성의 초점을 앞쪽으로 이동, 성대프라이, 비음-유음 자극, 이완, 계층적 분석, 청각 · 시각 피드백 등

**Check!** 챕터확인문제

1 구순구개열, 청각장애 환자, 이완형 마비말장애 환자들은 모두 공명문제를 가지고 있다. (O, X)

2 GRBAS에서 공명을 측정할 수 있다. (O, X)

3 연인두기능부전으로 과다비성을 평가하는데 적절한 평가 장비는 Nasometer이다. (O, X)

정답

1 O

2 X (공명은 측정 불가)

3 O

# CHAPTER 06 후두암 환자의 음성재활

| 1절 | 후두암의 의학적 처치 |
| --- | --- |

(1) 종양의 진행단계, 크기, 위치에 따라 수술(성대절제술, 후두부분적출술, 후두전적출술, 편측 후두적출술 등), 방사선치료, 항암치료 등이 실시된다.

(2) 이후 수술로 인한 흉터로 성대조직이 딱딱해지거나 내전 시 성문의 불완전한 접촉으로 인해 기식음성이 산출될 수 있다.

| 2절 | 성대발성이 가능한 후두암 환자의 음성촉진접근법 |
| --- | --- |

(1) 모음 /i/, /u/, /o/를 이용한 흡기발성

(2) 환자의 음성특성에 근거하여 음도를 높이거나 낮추는 음도변경법

(3) 성대프라이(성대가 너무 딱딱하지 않다면)

(4) 비음—유음 자극

(5) 머리를 한쪽으로 돌리고 갑상연골의 측면을 손가락으로 누르기

(6) 강도 변경(일반적으로 작게)

(7) 낮은 음도의 성대프라이

(8) 음성위생

출처 : 유재연 · 황영진 · 한지연 · 이옥분 옮김(2015). 음성과 음성치료 제9판. 시그마프레스. 363p. 참고

| 3절 | 후두적출술 전·후 음성재활 |
|---|---|

## 1 상담

(1) **수술 전** : 후두전적출 후 해부학적, 기능적 변화에 대한 설명, 다양한 음성 재활의 방법 안내, 심리적 지지 및 수술 후 환자가 잘 적응할 수 있도록 격려

(2) **수술 후** : 의사소통을 위해 환자 개개인에게 적합한 발성방법으로 재활 훈련 시행

## 2 무후두 환자의 음성재활

### (1) 무후두 환자

후두 전체를 적출한 환자를 의미하며, 발성 기능을 상실하게 됨. 삼킴 시 흡인은 일어나지 않지만 삼킴 기능이 약화되며, 미각이 저하되고 후각기능이 상실될 수 있으며, 혀 움직임의 장애가 있을 수 있음

### (2) 인공후두기

① 수술 후 초기에 사용하며, 추후사용 지속 여부는 선택사항

② 학습이 쉬우나 발화 시 단조로운 기계음이 산출되며, 항상 휴대해야 함

### (3) 공기압축식 인공후두기 '목소리(Moksori)'

① 장비의 한쪽 끝은 기관공에 대고, 소리발생기를 포함하고 있는 마우스피스를 입에 물고 조음하는 방법

② 억양을 자유롭게 조절 가능하며 기계적 소리 없이 명료하면서 자연스러운 소리 산출 가능, 기구가 외관상 보이고 한 손을 사용하지 못하는 단점 있음

### (4) 기식도발성(기관식도발성)

① 기식도천공(Tracheoesophageal Puncture, TEP) 사이 보철 삽입

② 기식도발성을 위한 조건

- 건강한 폐(Panje, 1981)
- 발화 시 기문을 폐쇄 또는 개방할 수 있고, 보철을 스스로 청소할 수 있는 인지력과 감각운동 능력이 있어야 함(Bosone, 1994)
- 발화 시 충분히 진동할 수 있는 인두식도 부위(Pharyngoesophageal, PE)

**PE 부위**
- 하인두괄약근(Inferior Pharyngeal Constrictor, IPC)
- 윤상인두근(Cricopharyngeus Muscle, CPM)
- 상부 식도 괄약근(Upper Esophageal Sphincter, UES)

③ **방법** : 발화 시 기문을 손 또는 단방향 밸브로 막으면 공기가 기관식도 천공의 보철기구를 통해 배출되며 인두식도분절을 진동시켜 발성하는 방법임

④ **보철기구 종류** : Blom-Singer, Provox, So-Mang 등이 있음

**(5) 식도발성**

① 구인두에서 압축된 공기를 식도로 이동시켜 다시 식도에서 공기가 나올 때 가성대(인두식도분절)를 진동시켜 발성하는 방법. 이때 조음구조를 변화시켜 발화를 산출함

② 주입법(촉진 음소로 파열음 이용) 학습 후 흡기법 학습

| 1절 | 음성의 노화 |
|---|---|

## 1 연령 증가에 따른 음성 변화 특징

① 음 도
  - 남성 : 상승
  - 여성 : 하강
② 음성 강도 저하
③ 음질 저하(Jitter, Shimmer, Spectral Noise 등 증가)

## 2 노인성 발성의 재활

① 노인성 발성의 관리로 후두성형술, 갑상성형술, 음성치료의 세 가지 치료접근법을 단독 또는 연합하여 사용할 수 있음(John 등, 2011)
② 노인성 발성에 사용할 수 있는 음성촉진법으로는 청각적 피드백, 음성 배치, 성대프라이, 차폐, 호흡훈련, 시각적 피드백이 있음

| 2절 | 소아 음성장애 및 재활 |
|---|---|

## 1 기질적 문제

후두 유두종, 낭종, 후인두 역류 등의 기질적인 문제가 있을 경우 일차적으로 의학적 중재 후 음성재활 실시

## 2 기능적 문제

① 음성 오 · 남용으로 인해 음성문제가 발생했을 경우, 아동의 환경 및 상황별 음성사용을 체크한 뒤 음성중재 실시
② 학령전기 아동의 경우 부모 상담을 위주로 하며, 학령기 아동의 경우 직접적인 음성중재를 통해 음성의 오 · 남용을 제거해야 함

---

**Check!** 챕터확인문제

**1** 남성은 노인이 될수록 음도가 (하강/상승)하고, 여성은 (하강/상승)한다.

**정답**

1 상승, 하강

**Check!** 챕터확인문제

**1** 아동의 경우 음성사용에 대한 인식이 충분하여 예후가 좋다. (O, X)

**2** 직업적 음성사용자의 음성치료는 직업에 따라 목표가 달라진다. (O, X)

**3** 교사의 경우 마이크와 같은 보완수단 사용을 권유하여야 한다. (O, X)

**4** 아동의 음성문제의 경우 음성과다 사용이 일반적이다. (O, X)

**3절 | 직업적 음성장애 및 재활**

### 1 직업적 음성사용인이란?

음성을 주로 사용하는 전문적인 직업을 가진 사람들로, 음성문제로 인해 직업을 바꾸거나 일자리를 잃는 등의 문제가 생길 수 있는 사람들

### 2 음성재활

① 호흡, 발성, 공명의 전반적인 부분을 다뤄야 함
② 직업적으로 음성을 사용할 때와 일상생활 시 음성사용에 방해되는 환경과 음성사용 패턴을 모두 관찰하고 중재해야 함
- 음성치료의 첫 회기와 치료 중간에 녹음을 통해 음성의 변화 피드백 제공
- 음성위생과 음성촉진기법들을 사용하여 음성을 중재해야 함
- 교사의 경우 마이크와 같은 보완수단 사용 권유

**4절 | 청각장애(농, 난청)의 음성재활**

### 1 청각장애의 음성특징

① 음도상승 및 음도변동
② 강도조절 문제
③ 공명장애(과소비성, 과대비성, 맹관공명 등)

### 2 청각장애의 음성중재

① 기기의 소프트웨어 등을 사용하여 발화 시 시각적 피드백 제공
② 이때 임상가는 목표 항목(음도, 강도 등)의 기준치를 알려줘야 함
- 손가락 조작법을 통해 음도변화 시 촉각적 피드백 제공(갑상연골 위에 손가락을 위치시켜 후두의 상하운동을 모니터하게 함)
- 음성배치법을 통해 음성의 초점을 전방화 하도록 유도

**정답**

1 X (인식이 떨어짐)
2 O
3 O
4 O

## 5절 | 성전환자의 음성재활

### 1 성별 간 차이를 보이는 의사소통 행동 10가지

① 언어/어휘
② 기식성
③ 얼굴표정
④ 제스처
⑤ 억양
⑥ 음도
⑦ 음도의 유동성
⑧ 속도
⑨ 음량 및 강도
⑩ 모음연장

### 2 성전환자를 위한 음성 및 언어재활

① 여성 → 남성(음성 남성화)
- 호르몬 치료법(테스토스테론)만으로도 후두가 길고 두꺼워져서 낮은 음도의 굵은 목소리 산출 가능함
- 수술적인 방법 : 제3형 갑상성형술
- 호르몬 치료만으로 남성적인 음성 산출이 가능하지만, 필요에 따라 음성치료를 병행하기도 함

② 남성 → 여성(음성 여성화)
- 호르몬 치료법(에스트로겐)만으로는 큰 효과가 없음
- 수술적인 방법 : 성대길이 단축술, 제4형 갑상성형술
- 수술적 접근과 함께 음성치료 병행

③ 음성언어치료는 '성별 간 차이를 보이는 의사소통 행동 10가지'를 중심으로 실시 함

**더 알아보기**

**갑상연골성형술 유형**
- 제1형 갑상성형술 : 성대 내전술. 편측성 성대마비나 성대위축환자에게 실시
- 제2형 갑상성형술 : 성대 외전술. 양측성 성대마비나 내전형 연축성 발성장애에게 실시
- 제3형 갑상성형술 : 성대이완술. 음도를 저하시킴. 변성발성장애, 음성남성화 환자에게 실시
- 제4형 갑상성형술 : 성대신전술. 음도를 상승시킴. 트렌스젠더(음성여성화) 환자에게 실시

**Check!** 챕터확인문제

1 갑상연골 성형술 2형은 성대 내전을 유도하는 술식으로 편측성 성대마비로 인한 성대 폐쇄부전이나 성대 위축증의 경우 주로 실시한다. (O, X)

**정답**

1 X (2형 → 1형)

## 6절 | 호흡문제로 인한 음성장애 및 음성재활

## 1 원인과 치료

| 기도폐색 | • 원인 : 구조물 또는 병변, 비정상적 후두 움직임<br>• 치료 : 의학적 · 수술적 중재 |
|---|---|
| 기류방해 | • 원인 : 박테리아 감염으로 인한 후두개와 성문상부 구조의 병변, 성문상부의 큰 부종, 크루프 또는 바이러스성 질병에서 많이 발생하는 성문하부 폐색, 유두종 육아종, 암, 또는 큰 낭종으로 인한 기도폐색 등<br>• 치료 : 약물치료, 방사선 치료, 수술과 같은 의학적 치료, 음성재활 |
| 성대마비 | • 원인 : 편측성 · 양측성 성대마비(양측성 외전근 마비의 경우 생명에 지장을 줌)<br>• 치료 : 수술 및 음성재활 |
| 천 식 | • 원인 : 기관지와 세기관지, 기도관이 좁아져 공기 통과에 방해를 줌<br>• 치료 : 일차적으로 염증 치료, 이차적 음성재활(호기당 음절 수 조절, 자세교정, 구강개방접근법, 음성 위생, 하품–한숨법 등) |
| 폐기종 | • 원인 : 흡연 및 장기간 먼지 노출로 생명 유지를 위한 충분한 호흡이 어려움<br>• 치료 : 일차적으로 의학적 치료 및 폐 전문가 또는 호흡치료사를 통한 호흡중재, 이차적으로 음성재활(자세교정, 횡격막 호흡훈련, 발성 길이 조절, 약간의 음도상승, 음성배치, 성대접촉 변경, 차폐, 음도 억양 등의 촉진기법 등) |
| 호흡 조정 문제 | • 원인 : 기질적인 질병 또는 기능적 원인<br>• 치료 : 다른 전문가들의 질병관리 및 치료방법, 음성재활(호흡음성기능 평가 및 치료, 음도–강도–음질 측면에 대한 일반적 접근) |
| 역행성 성대 움직임 | • 역행성 성대 움직임(Paradoxical Vocal Fold Movement, PVFM) : 흡기 시 성대가 부적절하게 내전되는 현상<br>• 원인 : 흡입(흡연, 가스, 증기), 온도(찬 공기 또는 높은 습도), 활동(말하기, 웃기, 심호흡, 삼키기, 운동), 내재성(목 감각, 짧은 호흡, 스트레스)<br>• 증상 : 만성적 기침, 천식과 비슷한 증상<br>• 치료 : 비디오 피드백, 하품–한숨법 등 |
| 기 타 | 만성기침, 기관절개술로 인한 음성문제 |

출처 : 유재연 · 황영진 · 한지연 · 이옥분 옮김(2015). 음성과 음성치료 제9판. 시그마프레스. 346~352p. 참고

# 확인문제

**01** 다음은 후두 내근에 대한 설명이다. 괄호 안에 해당하는 근육의 명칭을 쓰시오. ★

> 성대 내근은 성대운동에 직접적인 영향을 준다. (① )은/는 음도 조절에 관여하며 성대를 늘리고 긴장시키는 역할을 한다. (② )은/는 수축 시 성대가 외전된다. (③ )은/는 성대의 몸체를 형성하는 한 쌍의 근육이며, (④ )은/는 한 쌍의 근육이며 수축 시 성대를 내전 시킨다. (⑤ )은/는 횡피열근과 사위피열근으로 구성되며 수축 시 성대 내전과 중앙 압착을 돕는다.

① _____

② _____

③ _____

④ _____

⑤ _____

**정답과 해설**

① 윤상갑상근
② 후윤상피열근
③ 갑상피열근
④ 측윤상피열근
⑤ 내피열근

**02** 다음 회귀성 후두신경에 지배를 받는 근육들을 아래 기능에 따라 분류하시오.

> • 갑상피열근(TA)
> • 내피열근(IA)
> • 후윤상피열근(PCA)
> • 측윤상피열근(LCA)

① 외전 :

② 내전 :

③ 이완 :

④ 긴장 :

---

**정답과 해설**

① 외전 : 후윤상피열근
② 내전 : 측윤상피열근, 내피열근
③ 이완 : 갑상피열근
④ 긴장 : 없음(긴장근은 윤상갑상근으로 상후두신경의 지배를 받음)

**03** 근탄성 공기역학이론에 근거하여 성대 진동원리를 순서대로 나열하시오. ★★★

> 성대 내전근의 수축으로 성대 내전 →
> _____ → _____ → _____ → _____
> → 성대의 탄성력으로 인해 양쪽 성대가 다시 가운데로 모이며 내전

> ㄱ. 성문하압의 증가
> ㄴ. 베르누이효과
> ㄷ. 기류 성대 통과
> ㄹ. 폐로부터 기류 상승

---

**정답과 해설**

ㄹ → ㄱ → ㄷ → ㄴ

**04** 발성의 변경 요소 3가지를 적으시오. ★★★

① _____

② _____

③ _____

> **정답과 해설** ▸

① 음 도
② 강 도
③ 음 질

**05** 성대를 과하게 사용하는 환자에게 적용할 수 있는 치료방법을 3가지 기술하시오. ★★★

① _____

② _____

③ _____

> **정답과 해설** ▸

노래조로 말하기, 비밀스러운 음성, 후두마사지, 성대프라이, 비음—유음 자극 등

**06** 청지각적 검사 중 GRBAS에 대한 설명이다. 다음 설명을 보고 괄호 안을 채우시오. ★★★

> GRBAS는 (ㄱ)점 척도로 G–전반적인 목소리 정도, R–(ㄴ), B–(ㄷ), A–무력 정도, S–긴장 정도를 평가한다.

ㄱ. _____    ㄴ. _____    ㄷ. _____

> **정답과 해설** ▸

ㄱ. 4
ㄴ. 거친 정도
ㄷ. 기식 정도

**07** 압력측정과제와 관련된 공기역학적 평가를 할 수 있는 평가기기를 쓰시오. ★★

① /ipip/ :

② /pa/ :

정답과 해설

① /ipip/ : Aerophone II
② /pa/ : PAS

**08** 다음은 평균호기율에 대한 설명이다. 다음 설명을 보고 괄호 안에 알맞은 것을 고르시오. ★★

평균호기율은 발성 시 초당 공기의 유출량을 뜻하는 것으로 성대 폐쇄부전 환자들의 평균호기율은 (ㄱ. 낮/높)고 과기능적 음성 또는 성대프라이 환자들은 (ㄴ. 낮/높)게 산출된다.

정답과 해설

ㄱ. 높 ㄴ. 낮

**09** 음성치료의 종결 시점에 대한 설명으로 옳은 것을 모두 고르시오. ★

① 음성의 향상과 더불어 성대에 병변이 없어졌을 때

② 바람직한 음성산출을 모든 상황에서 적용하여 사용할 때

③ 치료를 어느 정도 시행 후, 더이상 향상이 없을 때

④ 음성치료 시작 시 설정한 목표에 달성했을 때

정답과 해설

모두 정답

**10** 총체적 음성치료 기법을 모두 쓰시오. ★★

① _____

② _____

③ _____

④ _____

정답과 해설

총체적 음성치료 기법
① LSVT
② 액센트 기법
③ 음성기능운동(Vocal Function Exercise)
④ 공명음성치료

**11** 다음은 공명문제에 대한 설명이다. 알맞은 것끼리 선으로 연결하시오. ★

① 과대비성 •       • 비음 /ㅁ, ㄴ, ㅇ/과 모음을 제외한 말소리에서 과다한 비강공명이 산출되는 경우

② 과소비성 •       • 공명된 소리가 구강 또는 비강의 막힘 문제로 인해 소리가 입 안쪽에서 웅얼거리듯 들리는 현상

③ 맹관공명 •       • 모음과 유성자음이 비음의 앞, 뒤에 위치하였을 때 비음화 되는 경우

④ 동화비성 •       • 비음 /ㅁ, ㄴ, ㅇ/ 발음 시 비강공명이 부족하여 /ㅂ, ㄷ, ㄱ/으로 산출되는 경우

정답과 해설

① 과대비성 ————— 비음 /ㅁ, ㄴ, ㅇ/과 모음을 제외한 말소리에서 과다한 비강공명이 산출되는 경우

② 과소비성 • 공명된 소리가 구강 또는 비강의 막힘 문제로 인해 소리가 입 안쪽에서 웅얼거리듯 들리는 현상

③ 맹관공명 • 모음과 유성자음이 비음의 앞, 뒤에 위치하였을 때 비음화 되는 경우

④ 동화비성 • 비음 /ㅁ, ㄴ, ㅇ/ 발음 시 비강공명이 부족하여 /ㅂ, ㄷ, ㄱ/으로 산출되는 경우

**12**  연인두 폐쇄에 관여하는 근육을 모두 쓰시오.  ★

①  _____

②  _____

③  _____

④  _____

**정답과 해설**

연인두 폐쇄에 관여하는 근육
① 구개올림근
② 구개긴장근
③ 상인두괄약근
④ 구개수근

**13**  후두적출술 후 음성재활 시 가능한 음성재활방법을 모두 쓰시오.  ★★

①  _____

②  _____

③  _____

**정답과 해설**

후두적출술 후 음성재활 시 가능한 음성재활방법
① 인두후두기
② 기식도 발성
③ 식도 발성

**14** 노화로 인한 음성의 변화로 옳은 것을 모두 고르시오.

① 남성의 경우 음도가 상승한다.

② 여성의 경우 음도에는 변화가 없다.

③ 음성의 강도는 남녀 모두 저하된다.

④ Jitter값이 증가한다.

**정답과 해설**

①, ③, ④ 연령이 증가함에 따라 남성의 음도는 약간 높아지고 여성의 음도는 약간 낮아진다. 또한 남녀 모두 음성의 강도가 저하되며 음질이 저하된다(Jitter, Shimmer, Spectral Noise 등 증가).

**15** 직업적 음성장애 환자를 위한 치료에서 일반 환자들과 구별되어야 할 것들에 대해 서술하시오.

**정답과 해설**

직업적으로 음성을 사용할 때와 일상생활 시 음성사용에 방해되는 환경과 음성사용 패턴을 모두 관찰하고 중재해야 함. 생계와 관련된 직업적 문제로 인하여 음성문제가 발생하였기 때문에 음성의 과용을 최대한으로 줄일 수 있는 보완 수단을 권유하여야 함

**16** 청각장애 환자의 음성 특징을 적으시오.

① _____

② _____

③ _____

정답과 해설 ▶

청각장애 환자의 음성 특징
① 음도상승 또는 음도의 변동
② 강도조절 문제
③ 공명장애

**17** 다음 중 의학적 처치가 우선적으로 고려되는 장애군은? ★★★

① 성대구증(Sulcus Vocalis)

② 기능적 실성증(Functional Aphonia)

③ 성대결절(Vocal Fold Nodules)

④ 변성발성장애(Puberphonia)

정답과 해설 ▶

①번 이외의 장애군은 음성치료를 우선적으로 실시

**18** A환자는 말할 때 숨이 차고 목이 건조한 느낌이 자주 들며, 말할 때 목쉰 소리를 호소하였다. 음성평가 결과 GRBAS에서 'B' 수치가 가장 높았으며, 공기역학적 평가 결과 MPT가 짧고 MFR이 높게 나타났다. 이 환자의 병변으로 의심되는 장애군으로 짝지어진 것은? ★★

① 내전형 성대마비, 라인케부종

② 편측성 성대마비, 성대구증

③ 편측성 성대마비, 내전형 성대마비

④ 변성발성장애, 내전형 성대마비

**정답과 해설**

② GRBAS 중 'B'는 기식성을 나타내는 항목으로 B 수치가 높은 것은 기식성이 높음을 뜻함. MFR은 발성 시 1초 동안 성문 사이를 통과하는 공기의 양을 나타내는 수치임. MPT는 한 호기당 최대 발성 시간을 나타냄. 따라서 MPT가 짧고 MFR이 높다는 것은 발성 시 성대 내전이 잘 이루어지지 못해서 성문에 틈이 생김을 예측할 수 있음. 따라서 이와 같은 문제가 있는 장애군은 편측성 성대마비와 성대구증임

**19** 본 환자는 여성 환자로 직업은 초등학교 교사이다. 이 환자는 수업 시 쥐어짜는 음성과 호흡의 어려움 및 불규칙적인 음성단절(음성 끊김) 문제를 호소하였다. GRBAS 평가결과 R = 2, S = 3점으로 나타났으며 MDVP 검사결과 Jitt, Shim의 값이 높게 나타났다. 하지만, 하품-한숨이나 웃기 시에는 음성단절 현상이 감소하는 것으로 관찰되었다. 이 환자의 장애군과 치료방법으로 올바르게 짝지어진 것은? ★★★

① 편측성 성대마비(UVFP) : BTX-A 주입, 이완기법

② 근긴장성 발성장애(MTD) : 후두마사지, 공명 및 이완발성기법

③ 내전형 연축성 발성장애(ADSD) : 제1갑상성형술, 하품-한숨법

④ 내전형 연축성 발성장애(ADSD) : BTX-A 주입, 이완기법

**정답과 해설**

④ ADSD는 40~60대 여성에게 많이 발생하며, 쥐어짜는 음성과 억압된 거친 음성 산출이 특징임. 또한 발성 시 음도와 강도의 변이가 큼. 따라서 GRBAS 중 R(거친 정도)과 S(긴장 정도)가 높게 나타나며, 음향학적 검사 시 Jitt(단구간 기본주파수 변동률), Shim(단구간 강도 변동률)의 값이 높게 나타남. ADSD에 적절한 의학적 치료로는 회귀성 후두신경 절제술, BTX-A 주입법이 있으며 발성 시 이완을 유도하는 음성치료 기법(하품-한숨, 이완기법 등)을 사용할 수 있음

S D E D U

합격의
공식

합 격 의
공 식
SD에듀

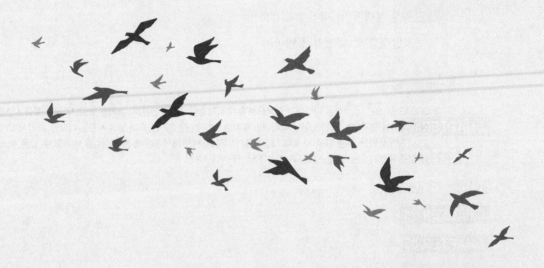

팀에는 내가 없지만 팀의 승리에는 내가 있다.

(Team이란 단어에는 I 자가 없지만 win이란 단어에는 있다.)

There is no "i" in team but there is in win

마이클 조던

# PART 4

# 언어발달장애

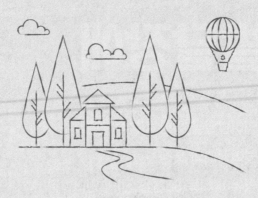

꿈을 꾸기에 인생은 빛난다.

– 모차르트 –

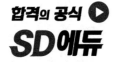

자격증 · 공무원 · 금융/보험 · 면허증 · 언어/외국어 · 검정고시/독학사 · 기업체/취업

이 시대의 모든 합격! SD에듀에서 합격하세요!

www.youtube.com → SD에듀 → 구독

# 언어발달을 위한 기본적 이론

## 1절 | 언어발달이론의 역사

| | | |
|---|---|---|
| 1950~<br>1960년대 | 구문론적 | 1. 언어행동주의(Skinner)<br> • 자극(언어 자극) – 반응(모방) – 강화(칭찬 및 보상)에 의해 학습된 행동<br> • 한 계<br>  – 들은 언어를 모두 모방하지 않음<br>  – 들은 경험이 없는 말을 사용하기도 함<br>  – 아동의 바른 구어에 대한 부모의 강화가 10% 내외<br>  – 행동수정 과정에만 적절<br>2. 선천적 언어능력(Chomsky)<br> • 인간은 타고난 문법적 지식이 있다고 생각<br> • 선천적 구문적 지식을 통한 문장구조 습득 및 발전<br> • 한 계<br>  – 타고난 언어 능력 증명이 어려움<br>  – 과소평가되는 외부자극<br>3. 생득론/경험론<br> • 생득론(생성론) : 언어와 관련된 지식은 타고 남<br> • 경험론(구성주의론)<br>  – 경험을 통해 언어지식을 배움<br>  – 사회적 상호작용 이론(Social Interactionist Theory) |
| 1970년대<br>전반 | 의미론적 | • Bloom(1970)<br> – 인지 · 언어발달 관계 강조<br> – 의미론적 혁명(Semantic Revolution)<br> – 우선적으로 인지발달이 되어야 하며 의미적 분석을 강조<br>• 의미관계<br>• 상징적 행동<br>• 보편적 지식 |
| 1970년대<br>후반 | 화용론적 | • 화용론적 혁명 – Pragmatic Revolution(Bruner, Bates, Halliday, Dore)<br>• 언어는 기능, 상호작용, 경험을 통해 습득 |
| 1980년대<br>이후 | 다원적 | • 다원적 언어습득 모델(Transactional Model of Language Acquisition)<br>• 내용, 형식, 기능을 습득함으로써 언어를 습득하게 됨 |

**Check! 쳅터확인문제**

1 자극-반응-강화 매커니즘을 따르는 이론은 언어행동주의이다. (O, X)

2 1970년대 전반기의 학자들은 언어는 상호작용이나 경험에 의해 습득되는 것이라고 하였다. (O, X)

3 Bloom(1970)은 인지 · 언어발달 관계와 의미적 분석을 강조하였고, 우선적으로 언어발달이 되어야 한다고 이야기하였다. (O, X)

**정답**

1 O

2 X (1970년대 후반기)

3 X (인지발달이 선행되어야 함)

1 상황에 필요한 정보를 상대에게 제공한다는 낱말 습득 원리는 무엇인가?

2 여러 대상은 하나의 같은 이름을 가질 수 없다는 것을 의미하는 원리는 무엇인가?

3 실현될 가능성이 있다고 판단되는 대로 이해하는 문장 이해전략은 무엇인가?

4 낱말이 사물 전체를 나타낸다는 것을 의미하는 원리는 무엇인가?

5 문장 이해 전략 중 어순 전략은 3세 이전에 나타난다. (O, X)

6 낱말을 습득하는 원리로서 아동의 생각을 표현할 수 있는 능력이 확장되는 것은?

**정답**

1 변별성 원리
2 상호배타성 가정
3 실현 가능성 전략
4 사물 전체 참조 원리
5 X (3세 이후)
6 확장성 원리

---

**더 알아보기**

**언어정보처리 이론**
- 인지적 기능에 초점
- 정보처리 모델(Information Processing Model)
- 실행기능(집행기능) 요소
  - 청각적 집중(Auditory Attention) : 중요한 소리를 들었을 때 집중하고 유지하는 것
  - 청각적 변별(Auditory Discrimination) : 소리의 차이 변별
  - 조직화(Organization) : 입력 정보 저장
  - 청각적 기억(Auditory Memory) : 입력되어 저장된 소리자극 인출

## 2절 | 언어발달을 위한 이론

### 1 초기 낱말 개념 형성 원리

① 확장가능성 원리 : 한 낱말이 여러 가지 비슷한 사물을 말할 수 있다는 것(범주가정)
② 상호배타성 가정 : 여러 대상은 하나의 같은 이름을 가질 수 없다는 것
③ 사물 전체 참조 원리 : 낱말이 사물 전체를 나타냄
④ 관습성 가정 : 하나의 사물을 일관된 표현으로 사용한다는 것

**더 알아보기**

**문장 이해 전략**
- 실현 가능성 전략 : 2세, 실현될 가능성이 있다고 판단되는 대로 이해
- 생물체 행위자 전략 : 3세 이전, 생물체(주어), 사물(목적어)로 이해
- 어순 전략 : 3세 이후

### 2 낱말 습득 원리

① 상관성 원리 : 초기 낱말은 아동이 생각하는 것과 관련됨
② 변별성 원리 : 필요한 정보를 상대에게 제공
③ 확장성 원리 : 아동의 생각을 표현할 수 있는 능력이 확장
④ 반응의 효율성 원리 : 여러 가지 상징체계를 사용 → 반응이 가장 효율적인 상징체계 사용

## ③ 초기 어휘 발달

① 조작해 본 사물 관련 낱말, 긍정적 낱말, 의사소통 기능이 높은 낱말, 저밀도·고빈도 낱말을 우선적으로 습득
② 명사 사용이 많음
③ 부사, 형용사 보다 동사 먼저 습득
④ 문맥의 영향
⑤ 부모의 반응(적절한 강화 및 반응) 중요

---

**3절 | 평 가**

## 1 진단 및 평가

### (1) 평 가

① 선별(Screening)과 진단(Evaluation)
- 선별 : 심화평가를 실시해야 하는 아동 판별(Identification)
  - 쉽고 빠른 진행 및 채점이 용이해야 함
  - 간략하게 구성
- 진단 : 장애 진단
② 공식검사, 비공식검사를 통해 음운, 의미, 구문, 화용 능력 평가

### (2) 평가방법

① 공식검사 : 표준화된 검사를 사용하며 또래와 비교 가능
② 비공식검사 : 심화평가로 각각의 의사소통 영역을 자세하게 평가 가능
③ 표준화 검사
- 구조화된 검사
- 타당도 및 신뢰도
- 규준과 비교
- 현행수준 및 언어에 문제가 있는지 판별 가능
④ 비표준화 검사·행동관찰
- 아동의 문제점에 대한 심화 평가 가능
- 검사가 쉽고 간단
- 아동에 따라서 검사 수정 가능
- 언어 문제 유무를 아는 것보다 평가 및 치료 계획 설정에 유용함
- 대표성 있는 언어표본, 모방과제를 통한 언어 이해 및 표현 평가

---

**Check! 챕터확인문제**

1 아동은 의사소통 기능이 높고, 긍정적이고, 고밀도·고빈도 낱말을 우선적으로 습득한다. (O, X)

2 심화평가를 실시해야 하는 대상자를 선정하는 검사로 비교적 간단한 방법으로 실시할 수 있으며, 쉽고 빠른 진행이 가능한 검사는 무엇인가?

3 표준화된 검사를 사용하여, 또래와의 비교가 가능한 검사는 무엇인가?

4 표준화된 검사는 구조화된 검사로 규준과 비교할 수 있고, 현행수준 및 언어에 문제가 있는지 판별이 가능하다. (O, X)

5 비표준화·행동관찰은 언어 문제 유무를 아는 것에 유용하다. (O, X)

**정답**

1 X (저밀도·고빈도 낱말을 먼저 습득)
2 선별검사
3 공식검사(표준화 검사)
4 O
5 X (평가 및 치료계획 설정에 유용)

**Check!** 챕터확인문제

**1** 동반장애로 검사가 어렵거나, 어린 아동에게는 어떤 검사를 실시하는가?

**2** 부모보고는 다양한 환경을 이용하기 때문에 요인의 영향을 많이 받는다. (O, X)

**3** 직접검사는 검사자가 부모보고나 행동관찰을 통해 검사하는 것이다. (O, X)

**4** 부모보고로 이해 및 표현 어휘력 평가를 실시할 때 연령은 어떻게 제한하는 것이 좋은가?

**5** 진단보고서에는 기본 정보, 배경 정보, 평가 시 태도, 평가 항목, 평가 결과, 요약 및 권고사항의 내용을 포함시켜야 한다. (O, X)

**6** 장·단기 치료 계획 설정 시 양육자의 의견은 고려하지 않는 것이 좋다. (O, X)

⑤ 직접검사
- 검사자가 아동에게 직접검사
- 신뢰도가 높고 객관적인 자료 수집

⑥ 간접검사
- 간접평가(부모보고, 행동관찰)
- 동반 장애로 인해 검사의 실시가 불가능한 경우나 어린 아동에게 실시
- 부모보고의 장점
  - 사용이 쉽고 경제적
  - 대표성 있는 자료 수집 가능
  - 자료수집 시 다양한 환경 이용
  - 부모 개입 가능
  - 심화검사 시 도움 제공
  - 모니터링
- 부모보고 주의사항
  - 현행 수준에 대하여 평가
  - 설문지 이용
  - 어휘력 평가 시 연령 제한(이해 : 18개월 미만, 표현 : 30개월 미만)

## 2 보고서 작성

### (1) 진단보고서
① 기본 정보
② 배경 정보
③ 평가 시 태도
④ 평가 항목
⑤ 평가 결과
⑥ 요약 및 권고사항

### (2) 장·단기 치료 계획서
① 계획 설정 시 양육자의 의견 고려
② 중재 기간 내에 달성 가능한 목표를 계획
③ 장기계획, 단기계획 설정
④ 단기계획 설정 시 구체적인 준거, 행동, 상황을 포함
⑤ 계획서 작성 시, 현행수준 및 장·단기 계획 포함

**정답**

**1** 간접검사
**2** X (요인의 영향을 덜 받음)
**3** X (검사자가 아동에게 직접 진행)
**4** 이해 : 18개월 미만, 표현 : 30개월 미만
**5** O
**6** X (고려해야 함)

### (3) 회기보고서

장 · 단기 계획, 날짜 및 시간, 세부계획, 목표언어, 강화, 결과 등을 포함

### (4) 진전보고서

① 치료 종결 및 장기목표 종료 시 작성

② 다음 계획 설정을 위한 근거자료로 사용

③ 부모 및 타 전문가에게 도움 제공

④ 장 · 단기목표 진전 정도 기술

---

## 4절 | 치 료

### 1 언어치료 목표

| 구 분 | 발달적 접근법 (Bottom-up Approach) | 기능적 접근법 (Top-down Approach) | 절충법 (발달적+기능적 접근법) |
|---|---|---|---|
| 대 상 | 또래보다 약간의 발달지체를 보이는 아동 | 중증 언어장애 아동 | • 언어 목표 : 일상생활에서 많이 사용하는 것<br>• 활동 및 발화 : 아동의 발달수준 고려 |
| 방 법 | 아동의 낮은 언어능력을 또래아동의 언어 수준으로 올리기 | 가장 필요하고 기능적인 언어 및 의사소통 기술을 목표로 함 | |

### 2 목표 달성을 위한 전략

#### (1) 수평적 목표달성 전략(Horizontal Goal Attack Strategy)

① 방법 : 한 회기에 2~3가지 목표에 대한 훈련이 동시에 진행

② 장점 : 빠른 일반화 및 기능적 언어 습득에 도움

③ 단 점

• 아동이 혼동을 느낄 수 있음

• 인지가 낮거나 산만한 아동에게 부적절

**Check! 챕터확인문제**

1 회기에 도입하지 못한 목표는 진전보고서에 포함시키지 않는다. (O, X)

2 아동의 낮은 언어능력을 또래 아동의 언어 수준으로 올리고자 하는 접근법은?

3 진전보고서는 장기목표가 달성되었을 때만 작성한다. (O, X)

4 중증 언어장애 아동의 경우 기능적(Top-down) 접근법으로 목표를 잡아야 한다. (O, X)

5 ( )은 한 회기에 두 가지 이상의 목표를 동시에 훈련한다.

6 절충법의 경우 아동의 발달 수준을 고려하여 활동을 계획한다. (O, X)

**정 답**

1 X (도입하지 못하였더라도 언급)

2 발달적 접근법

3 X (치료 종결 및 장기목표 종료 시 작성)

4 O

5 수평적 목표달성 전략

6 O

**Check!** 챕터확인문제

**1** 수직적 목표달성 전략은 빠른 일반화와 기능적 언어 습득에 도움을 준다. (O, X)

**2** 목표 행동을 진전 정도가 아닌 주기별로 차례대로 반복하여 훈련하는 전략은?

**3** 치료사중심법은 치료사가 중재 목표, 활동, 강화를 정하여 효율적이지만 일반화가 어렵다. (O, X)

(2) **수직적 목표달성 전략(Vertical Goal Attack Strategy)**

　　① 방 법

　　　　• 발달단계에 따름

　　　　• 하나의 목표를 수행준거에 도달할 때까지 훈련

　　　　• 도달 시 다음 단계의 목표 훈련

　　② 습득 기준

　　　　• 정반응, 반응 빈도

　　　　• 높은 습득 기준 → 반복 비율이 높아 아동의 흥미 저하

　　③ 단점 : 전 단계에 훈련된 목표 언어를 잊거나 활용 못함

(3) **주기적 목표달성 전략(Cyclical Goal Attack Strategy)**

　　① 방법 : 여러 목표 행동을 주기별로 차례대로 반복하여 훈련

　　② 장점 : 여러 측면을 짧은 기간 동안 동시에 훈련 → 다른 준거보다 효과적

　　③ 단점 : 낮은 정확도로 인한 좌절, 싫증을 느낌

## ③ 치료 구조화

| | |
|---|---|
| 아동중심법 | • 자연스러운 상황에서 아동의 흥미나 주도를 따라가는 것으로 언어 및 의사소통의 전반적인 능력을 증진시킴<br>• 학습된 것은 일반화가 잘 되나 새로운 목표를 습득시키는 데 어려움 |
| 치료사중심법 | • 치료사가 중재 목표언어, 활동, 강화를 정함<br>• 효율적이나 일반화가 어려움 |
| 절충법 | • 아동중심법+치료사중심법<br>• 활동중심중재(Activity-Based Intervention, ABI)<br>　– 아동이 선호하는 상황에서 치료목표를 달성할 수 있도록 유도<br>　– 집단치료를 강조함<br>　– 전반적 언어 기술을 목표로 함<br>　– 일반화 단계에서 효과적 |

**정답**

**1** X (빠른 일반화 및 기능적 언어 습득에 도움이 되는 전략은 수평적 목표달성 전략)

**2** 주기적 목표달성 전략

**3** O

# CHAPTER 02 언어장애의 특징

---

**1절 | 장애별 특징**

## 1 지적장애(ID)

### (1) 기 준

18세 이전에 시작, 평균 이하의 지적능력 및 적응행동의 결함

### (2) 언어 및 의사소통 특성

① 의 미
- 수용언어능력 저하
- 비유어 이해 및 표현 어려움
- 낱말 뜻의 고정적인 사용

② 구문 및 형태
- 느린 발달 속도(일반아동과 비슷한 순서로 발달)
- 복잡한 형태 구문의 제한된 산출
- 새로운 형태를 습득하는데 걸리는 시간이 긺
- 문장 따라말하기 어려움

③ 음 운
- 비일관적이며 빈번한 조음오류(자음생략)
- 조음 오류 형태가 일반아동, 기능적 조음장애 아동과 유사함

④ 화용 및 담화
- 전제능력이 늦게 시작
- 저하된 명료화 요구 능력
- 참조적 의사소통 능력 지체
- 보속현상(Perservation)
- 소극적인 대화자

**Check! 챕터확인문제**

1 지적장애 아동은 첫 낱말 산출이 느리며 구문구조 발달이 일반아동에 비하여 느리다. (O, X)

2 지적장애 아동은 주로 자음 대치오류를 보인다. (O, X)

3 지적장애 아동의 조음오류는 일관적이다. (O, X)

4 지적장애 아동은 구문구조 발달이 느리지만 일반아동과 비슷한 순서로 발달한다. (O, X)

**정답**

1 O
2 X (자음생략)
3 X (비일관적)
4 O

**Check!** 챕터확인문제

**1** 단순언어장애(SLI) 아동들의 구문오류는 일반아동의 발달과는 차이를 보인다.
(O, X)

**2** 단순언어장애(SLI) 아동들은 지연된 언어능력뿐만 아니라 사회적 상호작용 능력에 어려움을 보인다. (O, X)

**3** 단순언어장애(SLI) 아동은 명사보다 동사 습득에 어려움을 보인다. (O, X)

**4** 단순언어장애(SLI)는 ( ) 측면에서 어휘 습득 지체, 동사 습득 어려움, Word-Finding 결함을 보인다.

## ② 단순언어장애(SLI)

### (1) 판별조건(Leonard, 1998)

① 정상보다 지체된 언어능력(표준화 검사 시 - 1.25SD 이하)

② 지능 정상(비언어성 IQ 85 이상)

③ 신경학적 이상 없음(이로 인한 약물 복용 경험 없음), 구강구조 및 기능의 이상 없음

④ 사회적 상호작용 능력에 심각한 문제 및 장애 없음

⑤ 청력 정상, 진단 시 중이염 없음

### (2) 언어 및 의사소통 특성

① 의 미
- 초기 낱말 산출 지체(어린 정상아동과 비슷한 유형)
- 어휘 습득 지체
- 동사 습득 어려움
- Word-finding 결함
- 의미관계 산출 제한
- Fast Mapping 어려움

② 구문 및 형태
- 구문 산출 지연 및 구문 이해 어려움(정상아동과 비슷한 패턴)
- 문장 구성요소 생략
- 형태소 습득, 사용의 어려움
- 문법형태소 이해의 어려움

③ 화용 및 담화
- 언어 표현력의 제한으로 인한 제스처 사용(정상아동과 유사한 의사소통 기능)
- 대화 시 적극적인 태도를 보임
- 대화 능력의 어려움
- 제한된 발화 수정 전략 및 명료화 요구하기 능력
- 전제, 참조적 기능 사용의 어려움

**정답**

**1** X (일반아동과 유사함)

**2** X (어려움을 보이지 않음)

**3** O

**4** 의 미

**더 알아보기**

**전제(Presupposition)**
• 듣는 사람에게 필요한 정보가 무엇인지 아는 능력
• 상대방에 따라 말하는 방법, 말의 내용을 수정하는 능력

**참조적 의사소통(Referencial Communication)**
• 특정 참조물에 대한 정보를 타인과 주고받는 것
• 지시하기, 설명하기, 기술하기
• 학령기에 지속적으로 발달

## ❸ 사회적 의사소통장애(Social(Pragmatic) Communication Disorder)

### (1) DSM-5 진단기준

① 다음과 같은 모든 증상이 명백하여 언어적 및 비언어적 의사소통의 사회적 사용이 지속적으로 곤란하다.

- 사회적 맥락에 적절한 방법으로 인사 및 정보 공유와 같은 사회적 목적을 위한 의사소통에서의 결함
- 운동장과는 다르게 교실에서 말하기, 어른과는 다르게 아이에게 말하기, 과도한 공식언어를 피하기 등과 같이 맥락이나 청자의 욕구를 충족시키기 위하여 의사소통을 바꾸는 능력의 손상
- 대화에서 차례로 말하기, 이해하지 못할 경우 다시 말하기, 억양을 조절하기 위해 언어적 및 비언어적 신호를 사용하는 법을 알기 등과 같이 대화 및 이야기하기의 규칙 따르기 곤란
- 명백하게 진술되지 않은 것(예 추론하기) 혹은 언어의 비문자적 혹은 애매한 의미(예 관용어, 유머, 은유, 맥락에 달려있는 다양한 의미)를 이해하기 곤란

② 이런 결함이 효과적인 의사소통, 사회참여, 사회관계, 학업 혹은 작업수행에 기능적 제한을 가져온다.

③ 이런 증상들이 초기 발달기에 나타난다(그러나 사회적 의사소통 요구가 제한능력보다 클 때 결함이 분명하게 나타날 수도 있다).

④ 이런 증상은 또 다른 의학적 혹은 신경학적 상태나 단어구조와 문법영역에서의 능력저하에 기인하지 않아야 하며, 자폐스펙트럼장애, 지적장애, 광범위성 발달지연이나 또 다른 정신장애로 설명되지 않는다.

출처 : 권준수 · 김재진 · 남궁기(2015) DSM-5 정신질환의 진단 및 통계편람. 학지사. 참고

Check! 챕터확인문제

**1** 아동은 어제 치료실에서 "물 줘"를 배웠다. 아동이 오늘 치료실에 오자마자 "물 줘, 물 줘"를 반복했다면 이것은 어떤 반향어인가?

**2** "물 먹을래?"를 듣고 "물 먹을까"라고 표현하였다면 ( ) 반향어이다.

**3** 자폐 범주성 장애(ASD) 아동은 짧고 간단한 문장구조를 사용하며 제한된 의사소통기능을 보인다. (O, X)

**4** 자폐 범주성 장애(ASD) 아동은 범주어 및 관계어 습득이 어렵고, 명사보다 주로 동사를 사용한다. (O, X)

**5** 특정 대상에게만 소리를 산출하는 함묵증은?

**6** 함묵증의 예후와 관련된 요인 5가지를 적으시오.

## ④ 자폐 범주성 장애(ASD)

### (1) 언어 및 의사소통 특성

① 의 미
- 범주어 및 관계어 습득의 어려움
- 주로 명사 사용 > 제한된 동사 사용
- 문장의 의미를 낱말의 순서에 따라 파악

② 구문 및 형태
- 짧고 간단한 문장구조 사용
- 제한된 문법 구조 및 문장형태
- 상투적·고정적 형태의 언어 산출
- 형태소 사용의 어려움

③ 화용 및 담화
- 가장 심한 결함
- 의사소통 의도 부족
- 제한된 의사소통기능
- Turn-taking(차례지키기), Eye Contact(눈 맞춤), Attention Gathering(주의 끌기) 등의 어려움
- 대화 능력 부족
- 비언어적 단서, 간접, 은유 이해 및 사용의 어려움
- 마음읽기 결함

④ 기 타
- 높고 단조로운 음도, 운율(억양, 강세, 리듬)의 결함
- 다른 영역에 비해 좋은 조음발달

### (2) 함묵증 및 반향어

| | |
|---|---|
| 함묵증 (Mutism) | • 완전 함묵증(Total Mutism) : 소리를 내지 않음<br>• 기능적 함묵증(Functional Mutism) : 약간의 소리만 산출<br>• 준함묵증(Semi-mutism)<br>• 선택적 함묵증(Elective Mutism) : 특정 대상에게만 소리 산출<br>• 예후에 영향을 미치는 요인 : 함묵증 유지 기간(5~6세까지 지속될 경우 예후 나쁨), 지능 IQ 50~70 이상, 음소 산출 능력, 사회적 반응도, 구어 모방 능력 |
| 반향어 (Echolalia) | 들어 본 표현을 의도 없이 반복하는 것<br>• 즉각 반향어 : 듣고 바로 반복하는 것<br>• 지연 반향어 : 일정 시간 후 반복함<br>• 변조 반향어 : 들었던 말의 일부를 바꾸어 반복 |

정 답

**1** 지연 반향어

**2** 변조

**3** O

**4** X (주로 명사 사용, 제한된 동사 사용)

**5** 선택적 함묵증

**6** 함묵증이 유지된 기간, 지능 수준, 음소 산출 능력, 사회적 반응도, 구어 모방 능력

## ⑤ 주의력결핍 과잉행동장애(ADHD)

① 심각한 화용 결함

② 의사소통이 어렵고 타인의 말에 집중하지 못함

③ 대화 기술 부족

④ 문제해결능력의 결함

⑤ 사회적 기술의 결핍

## ⑥ 특정학습장애(Specific Learning Disorder) - DSM-5-TR 진단기준

① 학업적 기술의 습득 및 사용에 어려움이 나타남. 이에 대한 교육을 제공하였음에도 아래의 증상들 중 하나 이상이 6개월 이상 지속됨(최소 6개월)

- 단어 읽기가 느리고 힘들며 부정확함
- 읽은 내용의 의미 이해에 어려움을 보임
- 철자에 어려움을 보임
- 쓰기에 어려움을 보임
- 수 감각, 단순 연산을 암기하거나 연산 절차를 이해하여 수행하는데 어려움
- 수학적 추론에 어려움을 보임

② 표준화 성취도 검사, 종합 임상 평가 결과에서 학업적 기술이 생활연령에 비해 현저히 낮은 수행을 보이며 일상생활, 학업 및 직업 수행을 현저히 방해한다는 것이 확인되어야 함. 17세 이상인 경우 과거 학습적 측면의 어려움이 표준화된 검사를 대신할 수 있음

③ 학습적 측면의 어려움은 학령기시기에 시작. 그러나 해당 학습 기술을 요구하는 정도가 개인의 능력을 넘어서는 시기에 드러날 수 있음

④ 학습적 측면의 어려움은 지적장애, 교정되지 않은 시력 및 청력문제, 기타 정신적 또는 신경학적 장애, 정신사회적 어려움, 교사의 언어에 대한 미숙함, 충분하지 않은 교육으로 설명되지 않음

- 주의(부호화) : 어려움이 있는 학업 영역(읽기 손상 동반, 쓰기 손상 동반, 수학 손상 동반)과 기술을 기록. 손상이 하나 이상의 영역에서 손상이 있을 시 각각 기록

  – 특정학습장애 중 읽기 손상이 동반된 경우 : 읽기 정확도, 읽기 속도 및 유창성, 독해력 저하

  (난독증 : 해독 능력 부족, 철자 능력 부족, 정확하고 유창한 낱말재인에 어려움 보임)

챕터확인문제

1 뇌성마비는 주로 18세 이전
   에 발병된다고 보고된다.
                    (O, X)

2 다음의 특징을 보이는 장애
   유형은 무엇인가?

   2세 이전 발병되는 뇌
   손상으로 인한 신경계
   장애로 언어 발달이 지
   체되며 호흡, 음성, 조음,
   유창성, 운율의 어려움을
   보임

3 청각장애 아동들은 기능어
   에 비해 내용어 사용이 제한
   된다.             (O, X)

4 청각장애 아동은 듣기 경험
   의 부족으로 어휘 산출 능력
   이 지체된다.        (O, X)

• 심각도 명시 : 경도, 중등도, 고도

출처 : 권준수, 김붕년, 김재진 외 10명 공역(2023). DSM-5-TR 정신질환의 진단 및 통계
편람(제5판 수정판). 학지사 참고

## 7 뇌성마비(CP)

① 2세 이전 발병

② 뇌 손상으로 인한 신경계 장애

③ 언어 발달 지체됨

④ 발달적 마비말장애(성인 마비말장애와 구분) : 호흡, 음성, 조음, 유창성,
   운율의 어려움

## 8 청각장애

① 듣기 경험의 부족으로 인한 어휘 산출 능력 지체

② 전보식 발화(기능어 사용 제한)

③ 문장 성분 생략, 문법형태소 오류, 낱말순서 오류 등

④ 정형화된 구문 구조

⑤ 난청 정도

   • 정상 : 15dB HL 이하

   • 미도 : 16~25dB HL

   • 경도 : 26~40dB HL

   • 중도 : 41~55dB HL

   • 중고도 : 56~70dB HL

   • 고도 : 71~90dB HL

   • 심도 : 91dB HL 이상

## 9 말 늦은 아동(Late Talkers)

3세 이전의 아동 중, 다음과 같은 어려움이 있는 아동을 말함

   • 2세까지 표현 어휘 수가 50개 미만, 두 낱말 조합이 산출되지 않음

   • 표현어휘발달의 현저한 지체

     (표준화된 검사 시, < 10%ile 또는 -1SD 미만)

   • 다른 발달영역에서는 뚜렷한 결함을 보이지 않음

## 2절 | 아동언어장애 언어영역별 특성

**Check!** 챕터확인문제

**1** 언어영역별 특성 중 의미영역에서 어려움이 있는 경우 나타날 수 있는 특성을 3가지 이상 적으시오.

### ① 의미론적 특성

① 범주어, 은유 이해 및 표현의 어려움

② 가상적 낱말 이해 어려움

③ 신조어 사용

④ 접속문 이해의 어려움

⑤ 과소 · 과대일반화

⑥ 이름대기의 어려움

⑦ 조작 가능한 낱말 > 상태어, 동작어, 과정을 표현하는 낱말

⑧ 제한된 수용 · 표현 어휘 수 및 의미관계 유형

### ② 구문론적 특성

① 낱말순서 변경

② 문법형태소 이해, 표현의 어려움

③ 복문 이해, 표현의 어려움

④ 주로 내용어 사용 → 짧은 MLU

### ③ 화용론적 특성

① 직설적, 융통성 없는 화법

② 반향어, 기계적 상투어

③ 의사소통 기능의 제한

④ 차례 지키기의 어려움

⑤ 준언어적 의도 파악 어려움

⑥ 원인-결과 이해의 어려움

⑦ 완곡 · 간접 표현 인식의 부족

⑧ 전제, 가정의 어려움

⑨ 상대어, 관계어, 지시어의 어려움

**정답**

**1** 신조어 사용, 범주어 및 은유 표현의 어려움, 과소 · 과대일반화 등(의미론적 특성 참고)

**Check!** **챕터확인문제**

**1** 엄마 목소리에 반응할 수 있고 억양 구별이 가능해지며 다양한 모음소리가 시작되는 영유아 발달 시기는?

**2** 6~9개월에는 '마마', '바바'와 같이 다양한 자음 소리를 산출하기 시작한다. (O, X)

**3** 좋고 싫음을 표현하며, 특정 언어에 적절한 몸짓으로 반응하는 시기는 언제인가?

## 1절 | 영유아 발달지표

| 구 분 | 인 지 | 수용언어 | 표현언어 | 사회적 기술 |
|---|---|---|---|---|
| 0~3 개월 | • 주변 살핌<br>• 자신의 손 관찰 | • 목소리에 반응<br>• 소리 나는 곳을 눈으로 좇음 | • 배고픔, 불편함 느낄 시 울음<br>• 목구멍 소리 가능 | • 신체적 접촉 즐김<br>• 시선 맞추기 가능 |
| 3~6 개월 | • 딸랑이 놀이 시작<br>• 친숙한 활동 반복<br>• 손과 입을 사용해 사물 탐색<br>• 자신의 신체 놀이 | • 엄마 목소리에 반응<br>• 억양 구분(친절/화난 소리 구분)<br>• 자신의 이름에 반응<br>• 구어/말 경청 | • 다양한 모음소리 시작<br>• 주고받기 가능<br>• 싫음/흥분 표현 | • 사회적 미소 가능<br>• 낯선 사람 구별<br>• 관심 요구<br>• 기쁨/나쁨 표현<br>• 사회적 놀이 즐김<br>• 엄마에게 손 뻗음 |
| 6~9 개월 | • 원하는 물건을 향해 손 뻗음<br>• 행동 요구하기 시작<br>• 하나의 장난감을 2~3분 가지고 놂<br>• 사물의 소리에 관심 | • 사진 바라보기 가능<br>• 친숙한 이름 듣고 찾기 가능<br>• 제스처로 간단한 요구 가능<br>• 일상생활 어휘 인식 가능<br>• 말을 하면 듣기 가능 | • 옹알이 시작<br>• 다양한 자음소리<br>• '마마, 바바' 등 주의를 끌기 위한 구어 사용 | • 엄마 인식(4~8개월)<br>• 낯가림<br>• 거울 속 자신에게 미소 짓기<br>• 분리불안 |
| 9~12 개월 | • 몸짓 모방<br>• 책보기 가능 | • '아니, 안돼' 이해<br>• 친숙한 단어 이해 | • 단일 자음 음절 옹알이<br>• 특정 언어(예 바이바이 해)에 적절한 몸짓으로 반응 | • 차례 지키기<br>• 좋고 싫음을 표현<br>• 자신의 장난감을 다른 사람에게 보여줌 |
| 12~18 개월 | • 성인이 가리키는 것 이해<br>• 도형 맞추기 가능(동그라미, 정사각형)<br>• 깡통 쌓기 가능<br>• 거울 속 자신을 인지 | • 간단한 언어요구에 반응<br>• 하나의 신체부위를 식별<br>• 많은 명사 이해<br>• 간단한 지시(물건 가져오기) 가능 | • 다양한 의사소통 기능을 위해서 몸짓과 음성을 함께 사용<br>• 한 낱말 사용 가능<br>• 3~10개 이상의 표현 어휘를 습득 | • 독립적인 행동<br>• 성질부리기 행동<br>• 오래 앉아 있기가 힘듦<br>• 관심의 중심이 되기를 원하고 즐김 |

**정답**

**1** 3~6개월

**2** O

**3** 9~12개월

| | | | | |
|---|---|---|---|---|
| **18~24 개월** | • 사물영속성<br>• 움직이는 장난감 작동<br>• 사물 분류<br>• 사진에서 자신을 확인<br>• 동물과 소리를 짝 짓기 가능 | • 3~6개 신체부위를 식별<br>• 동요를 즐김<br>• 2단계 지시를 수행<br>• 300개 이상 수용 어휘를 습득 | • 두 낱말 문장을 말함<br>• 동요 부르기 시도<br>• 3~4낱말 문장 모방<br>• 50~100개 이상의 표현 어휘를 습득 | • 애정을 표현<br>• 다양한 감정을 표현<br>• 다른 사람을 조절하려고 노력<br>• 또래 상호작용 시도 |
| **24~36 개월** | • 그림책 보기 : 사물 명명, 사물 식별, 사물 짝짓기<br>• 링을 크기 순서로 쌓기 가능<br>• 길고 짧음을 이해<br>• 모양과 색깔을 짝 짓기 가능 | • 이름을 말하면 물건들을 그림에서 찾음<br>• 부정문을 이해<br>• 의문사를 이해<br>• 이야기 듣기 가능<br>• 500~900개의 수용어를 습득 | • 50~75%의 말명료도<br>• 빈번한 두 낱말 문장 표현<br>• 이름을 표현<br>• 무엇과 어디 질문<br>• 대화가 2~3회 가능<br>• 50~250개 이상의 표현어휘 습득 | • 다른 아동들의 놀이에 짧은 시간 동안 참여<br>• 자신의 소유 주장<br>• 소꿉놀이 시작<br>• 성별 구분 |

## 2절 | 인지적 능력 - 인지 발달

### 1 영유아 아동(36개월 전)의 주요 인지 기술

**(1) 수단-목적**

목적을 이루기 위해 여러 가지 물체들을 수단으로 사용할 수 있다는 것

**(2) 대상영속성**

눈에 보이지 않아도 지속적으로 존재하고 있다는 것을 이해하는 것

① 0~1개월 : 시야에서 벗어날 경우 관심 보이지 않음

② 1~4개월 : 고개를 돌려 찾기 시작함

③ 8~12개월 : 일부가 가려져도 전체로 인식함

④ 12~18개월 : 완전히 가려져도 존재하고 있다는 것을 인식함

**(3) 인과관계**

타인 혹은 물체도 행동, 사건 등의 원인이 된다는 것을 이해하는 것

**(4) 모 방**

행동이나 소리를 모방하는 것

**(5) 상징놀이**

어떤 대상을 상징화하여 하는 놀이

**(6) 도 식**

체계화 하거나 학습될 수 있는 개념

**Check!** 챕터확인문제

1 50~100개 이상의 표현 어휘를 습득하며 또래와의 상호작용을 시도하는 시기는 언제인가?

2 영유아 아동의 주요 인지기술 6가지를 적으시오.

3 영유아 아동의 인지기술 중 눈에 보이지 않아도 사물이 존재하고 있다는 것을 이해하는 것을 무엇이라고 하는가?

4 36개월 전 영유아 아동에게는 상징놀이가 나타나지 않는다.　(O, X)

**정답**

1 18~24개월

2 수단-목적, 대상영속성, 인과관계, 모방, 상징놀이, 도식

3 대상영속성

4 X (나타남)

## 2 Piaget의 인지 기술의 발달과정

| 구 분 | 수단-목적 인과관계 | 대상영속성 | 모 방 | 상징놀이 및 도식 |
|---|---|---|---|---|
| 반사기 (0~1개월) | | 시야에서 사물이 사라지면 관심을 갖지 않음 | 반사적 행동 | |
| 일차순환 반응기 (1~4개월) | | 고개를 돌려 따라감 | 성인이 따라한 자신의 동작/소리 모방 | |
| 이차순환 반응기 (4~8개월) | 자기중심적 | | 자신의 음성목록에 있는 것 모방 | |
| 이차순환 협응기 (8~12개월) | | 사물의 일부가 가려져도 전체로 인식 | 눈에 보이는 것들에 한해서 새로운 동작이나 소리 모방 가능 | 일상적 사물의 기능 놀이 |
| 삼차순환 반응기 (12~18개월) | • 원하는 것을 얻기 위한 수단 만듦 • 효과적인 행동 반복 • 관습적 몸동작 사용 • 탈자기중심적 | 사물의 전체가 가려져도 인식 | 눈에 보이는 것 + 자신의 동작을 볼 수 없는 것 모방 | 자기중심적 형태의 가상행동 |
| 표상과 예측기 (18~24개월) | 통찰력의 발달로 가장 효과가 있는 수단을 사용하며 다양한 의사소통 기능 사용 | | 이전에 모방했던 소리/동작을 적절히 표현 | 계획적 상징놀이 |

## 3절 | 언어발달 과정

### 1 이해

| 0~10개월 | • 0~2개월 : 음소 및 음의 높낮이 변별<br>• 2~4개월 : 목소리 변별<br>• 6~8개월 : 억양 변별 및 모방<br>• 8~10개월 : 친숙한 음소, 억양 구분 |
|---|---|
| 10~30개월 | • 비구어적 단서(몸짓, 표정 등)<br>• 초분절적 · 준언어적 단서(운율, 강세)<br>• 상황 단서 |
| 30~36개월 | 구문구조, 문법형태소, 어순 등을 고려한 문장 이해 |

### 2 표현

| 0~10개월 | • 초기 옹알이(Cooing) : 2~3개월, 목울림 소리, 모음과 유사한 소리<br>• 음절성 옹알이(Babbling) : 6~8개월 |
|---|---|
| 10~14개월 | 첫 낱말기<br>• 첫 낱말 시기 : 여아 > 남아<br>• 첫 낱말은 아동이 자주 접하는 상황과 관련되어 습득<br>• 13~16개월 : 문맥 의존적 → 탈문맥적 어휘 사용<br>• 과대일반화, 과소일반화 |
| 18~24개월 | 어휘 폭발기 : 전형적 · 탈문맥적 낱말들을 많이 습득함 |
| 약 24개월 이후 | 문법으로의 전환기<br>• 불규칙한 두 낱말 조합 산출<br>• 단단어 발화 : 두 개의 단단어가 연결된 형태<br>• 병렬적 형태의 문장<br>• Fast Mapping |
| 약 36개월 이후 | 구문발달기 : 낱말들을 연결하여 문장 만들기 시작(불규칙한 형태→의미적 관계가 있는 문장) |

**Check!** 챕터확인문제

1 0~10개월의 수용 발달 과정을 순서대로 나열하시오.

　㉠ 목소리 변별
　㉡ 음소 및 음의 높낮이 변별
　㉢ 친숙한 음소 및 억양 구분
　㉣ 억양 변별 및 모방

2 구문구조, 문법형태소, 어순을 고려해 문장을 이해하는 시기는 언제인가?

3 Fast Mapping이 나타나며 불규칙한 두 낱말 조합이 산출되는 시기는 언제인가?

정답

1 ㉡ - ㉠ - ㉣ - ㉢
2 30~36개월
3 24개월 이후

더 알아보기

- 몸 짓
  - 비언어적 수단
  - 몸짓을 사용하여 의도 표현
  - 언어 이전기 시기에 가장 많이 나타남
  - 지시적 몸짓 : 보여주기, 뻗기, 가리키기, 주기 등
  - 관습적 몸짓 : 손 흔들기(바이바이), 고개 끄덕이기, 고개 가로젓기 등
  - 표상적 몸짓 : 컵으로 마시기, 손을 옆으로 뻗고 흔들며 새 표현하기 등
- 의사소통 수단
  - 언어적 : 구어, 문어 등
  - 비언어적 : 몸짓, 표정 등
  - 준언어적 : 억양, 말속도, 강세 등
- 영유아 사회적 의사소통
  - 눈 맞춤, 응시하기
  - 모방하기
  - 공동주목(Joint Attention)
  - 차례 주고받기(Turn-taking)
- 엄마말(Motherese) 특징
  - 단순하고 짧은 발화
  - 과장된 억양
  - 높은 음도
  - 느린 말속도
  - 말 사이 쉼 많음

## 4절 | 사회적 능력

## 1 사회적 능력

### (1) 의사소통 의도 표현

① **언표외적(언향적, Perlocutionary, 4~8개월)** : 아동의 행동에 의도가 포함되어 있지 않음

② **언표내적(Illocutionary, 8~12개월)**
- 의도적 의사소통 행동이 나타나며 목표를 이루기 위해 수단을 사용함
- 관습적 몸짓, 발성을 사용하여 의도 표현
- 자기 드러내기 → 보여주기 → 다양한 몸짓(보여주기, 주기, 기다리기, 요구하기 등) 발달

③ **언표적(Locutionary, 12개월 이후)** : 언어를 사용하여 의도를 표현함

## (2) 의사소통 행동 발달

① 초보적 의사소통 행동(Primitive Communicative Behaviors, 0~3개월)
- 초보적, 반사적인 의사소통 행동(울음, 미소 등)
- 수단-목적, 인과관계 개념 미형성

② 목표지향적 의사소통 행동(Perlocutionary Communicative Behaviors, 4~7개월) : 자신의 행동이 환경 및 타인(성인)의 행동에 영향을 준다는 것을 깨닫지만 즉각적인 목표에 한정됨

③ 도구적 전환기 의사소통 행동(Transitional Instrumental Communicative, 8~11개월)
- 목표를 성취하기 위한 명확한 신호를 보냄
- 수단-목적 개념 형성

④ 의도적 의사소통 행동(Illocutionary Communicative Behaviors, 11~14개월)
- 의도적 의사소통 행동 나타남
- 목표를 성취하기 위해 다양한 방법을 사용함
- Halliday(1975)의 의사소통 기능(10~18개월)

| 조정적 기능 | '해주세요'와 같이 타인 통제를 위한 행동(행동요구하기, 지시하기) |
|---|---|
| 도구적 기능 | 자신이 원하는 것을 충족시키기 위한 행동(물건요구하기) |
| 개인적 기능 | 자신이 있음을 알리는 행동 |
| 상호작용적 기능 | 타인과의 상호작용, 사회적 관계 형성을 위한 행동(주고받기) |
| 발견적 기능 | 정보요구하기 |
| 가상적 기능 | 가상적 상황과 관련된 행위 |

⑤ 언어적 의사소통 행동(Locutionary Communicative Behaviors, 14~16개월)
: 언어를 통해 의사소통 목적을 이룸

**Check! 챕터확인문제**

1 울음, 미소와 같은 반사적인 의사소통 행동을 하는 시기는 언제인가?

2 수단-목적 개념은 목표지향적 의사소통 행동 단계에서 형성된다. (O, X)

3 자신이 원하는 것을 얻기 위한 의사소통 행동을 조정적 기능이라고 한다. (O, X)

**정답**

1 초보적 의사소통 행동(0~3개월)

2 X (도구적 전환기 의사소통 행동 단계에서 나타남)

3 X (도구적 기능)

| 1절 | 평 가 |
|---|---|

## 1 평가 절차

① 배경 정보 수집
② 신체기능평가
③ 언어 및 의사소통 능력 평가(공식/비공식 평가)
④ 기타 영역 평가

## 2 평가방법

**(1) 공식평가**

① 한국형 맥아더–베이츠 의사소통발달검사(K M–B CDI)
- 대상 연령
  - 영아용 : 8~17개월
  - 유아용 : 18~36개월
- 내 용
  - 영아용 : 표현 및 이해 어휘, 제스처, 놀이
  - 유아용 : 표현 어휘, 문법과 문장
- 방법 : 부모보고
- 규준/준거 : 백분위수
② 영유아 언어발달검사(SELSI)
- 대상 연령 : 생후 4개월~35개월
- 내용 : 수용 및 표현언어
- 방법 : 부모보고
- 규준/준거 : 등가연령, 백분위수, 표준편차

③ 한국형 영유아 언어 및 의사소통발달선별검사(K-SNAP)
- 대상 연령 : 6~36개월
- 내용 : 발성과 제스처, 단어 및 의미 사용, 문장과 문법 사용 정도, 다양한 의사소통 상황에서 화용적으로 어떻게 상호작용하는지 평가
- 방법 : 부모보고
- 규준/준거 : 표준점수, 백분위수

④ 영유아 언어, 인지, 사회 · 정서 발달 평가 도구
- 대상 연령 : 영유아(2~5세)
- 내용 : 영유아 발달
- 방법 : 교사 관찰
- 규준/준거 : 표준점수, 백분위수

⑤ 한국형 의사소통 및 상징행동 척도(K CSBS DP)
- 대상 연령 : 6~24개월
- 내용 : 구성영역(사회적, 발화적, 상징적), 세부요인(정서 및 시선사용, 의도적 의사소통 행동, 몸짓, 말소리, 낱말, 언어이해, 사물사용놀이)
- 방법 : 영유아 체크리스트, 행동샘플검사, 양육자 보고 검사
- 규준/준거 : 평균, 표준편차, 백분위수

## (2) 비공식평가

① EASIC
- 대상 연령 : 언어 이전기
- 내용 : 감각, 사물 개념, 수단-목적, 동작 모방, 짝짓기, 거부나 요구 나타내기, 이해와 몸짓으로 전달하기, 사회성 평가

② 포테이지 아동발달지침서
- 대상 연령 : 0~6세
- 내용 : 유아자극, 신변처리, 운동성, 사회성, 인지, 언어 영역 평가

③ 양육자 면담
- 검사 수행이 어려운 아동들의 경우 양육자 면담을 통한 평가 실시
- 면담 또는 체크리스트 평가

④ 기타 : 행동 관찰, 모-아 상호작용 평가, 의사소통 환경 평가 등

1 다음 설명의 상징행동 시기
  를 적으시오.
  ① 포크로 음식을 먹는 흉내
     를 냈다.
  ② 엄마가 할머니께 전화하
     는 흉내를 낸다.

**더 알아보기**

## 상징놀이

상징화 할 수 있는 능력(어떤 사물 또는 행동 → 다른 사물 또는 행동)

| 단 계 | 발달시기 | 예 |
|---|---|---|
| 초기 및 전환기적 상징놀이 | 탐험놀이(9~10개월) | 물건을 탐색한다. |
| | 전 상징기적 행동 (11~13개월) | 숟가락을 들어 입으로 가져간다. |
| | 자동적 상징행동 (14~15개월) | 빈 우유병을 들고 마시는 흉내를 낸다. |
| 상징놀이 단계 | 단순 상징행동 (16~17개월) | 엄마가 요리하는 흉내를 낸다. |
| | 단순 상징행동 조합 (18~19개월) | 과자를 강아지, 고양이, 토끼 인형에게 주는 흉내를 낸다. |
| | 복합 상징행동 조합 (20~23개월) | 칼로 과일을 자른다. 과일을 접시에 넣는다. 인형에게 먹여준다. |
| 계획적 상징 행동 단계 | 물건대치 상징행동 (24~35개월) | 블록을 자동차처럼 사용한다. |
| | 대행자 놀이 (24~35개월) | 엄마의 앞치마를 입고 요리를 시작한다고 한다. |
| 사회적 역할놀이 단계 | 2가지 사회적 역할 놀이(36~47개월) | 선생님 인형이 인사하면 학생인형도 인사를 한다. |
| | 3가지 사회적 역할 놀이(48~59개월) | 의사가 환자를 진료하고, 간호사가 주사를 놓아주고, 환자가 감사하다고 말한다. |
| | 복합적 사회적 역할 놀이(60~72개월) | 선생님 인형이 학교에서 학생들을 가르치고, 집에 와서는 엄마 역할을 한다. |

**정답**

1 ① 자동적 상징행동(14~15개
     월)
  ② 단순 상징행동(16~17개
     월)

## 2절 | 중 재

### 1 원리

① 평가 → 개별화 교육 계획 → 중재 → 진전평가
② 아동의 의도적 의사소통 행동 및 발성을 고려하여 중재

### 2 언어 이전기 중재방법 및 활동

| 방 법 | 활 동 |
|---|---|
| 의사소통 의도 | • 주의 끌기, 거부하기, 반응하기, 인사하기, 요구하기 등<br>• 아동 스스로 조작하기 어려운 장난감이나 의사소통 수단 및 기능을 유도할 수 있는 상황 설정<br>  예 아동이 좋아하는 장난감을 요구할 때까지 무시하거나 높은 곳에 올려놓기 등 |
| 방향 찾기<br>(Localization) | 소리의 근원 찾기, 인과성 관계 인식, 청각 관련 도식 형성 |
| 공동 주목<br>(Joint Attention) | 아동이 선호하는 물건이나 장난감 활용하기 |
| 공동 활동<br>(Joint Action) | • 타인과 함께 상호작용하기<br>• 차례 지키기(Turn-taking)를 배우기 시작<br>• '까꿍', '짝짝꿍' 놀이와 같은 사회적 게임 활용 |
| 의사소통 수단 | • 복잡한 수준의 의사소통 의도 및 수단으로 확대시킴<br>• 제스처 → 관습적 제스처 → 제스처 + 발성 → 발성(허밍하기, 노래하기, 소리-제스처 놀이, 간지럼 놀이 등을 활용)<br>• 적절한 의사소통 행동 시범 보이기 : 아동의 행동에 따른 적절한 모델링 제공<br>  예 원하는 장난감을 보고 빼앗아 간다면 제스처와 발성을 동반하며 "주세요." 모델링 |
| 차례 지키기<br>(Turn-taking) | 공 던지기, 공 넣기, 볼링놀이 등과 같은 교대놀이 활용 |
| 상징놀이 | 소꿉놀이, 목욕놀이, 병원놀이, 인형놀이 등을 활용 |
| 선행 행동에<br>따른 반응 | 아동의 발성이나 행동에 대해 반응하기 |
| 명명하기<br>(Naming) | 질문놀이, 이름 맞추기 게임 등을 활용 |
| 모 방 | 아동의 발성이나 행동 따라하기 |

**Check!** 챕터확인문제

1 언어 이전기 아동의 중재방법 중 '까꿍', '짝짝꿍' 놀이와 같은 사회적 게임을 활용해야 하는 중재법은 무엇인가?

2 언어 이전기 아동의 의사소통 수단 발달과정을 적으시오.

3 의사소통 수단 중 발성 중재 시 활용 가능한 방법을 쓰시오.

4 언어 이전기 아동을 중재할 때에는 아동의 의도적 의사소통 행동이나 발성을 고려해야 한다. (O, X)

**정답**

1 공동 활동(Joint Action)
2 제스처 → 관습적 제스처 → 제스처 + 발성 → 발성
3 허밍하기, 노래하기, 소리-제스처 놀이, 간지럼 놀이 등을 활용
4 O

## ③ 초기 어휘 중재

① 자연스러운 상호작용 상황에서 중재 실시

② 짧은 발화, 쉬운 낱말, 단순한 구문구조, 과장된 억양을 사용

③ 아동의 수준에 맞는 도구 사용

## ④ 부모교육

### (1) 모-아 상호작용의 중요성 강조

### (2) 상호작용 시 양육자 고려 사항

① 아동의 발화에 대한 긍정적이고 적절한 반응 제공

② 아동의 주도 따르기

③ 아동의 발화에 대한 확장

④ 아동과 비슷하게 행동하기

⑤ 아동의 반응 기다리기

⑥ 분명하고 정확한 모델링 제공하기

⑦ 질문 줄이기

### (3) 부모교육 프로그램

| | |
|---|---|
| ITTT<br>(It Takes Two<br>to Talk) | • 대상 : 언어 이전기~두세 낱말 조합 단계의 언어 발달 지체 아동 부모<br>• 자연스러운 상황에서 대화 실시<br>• 상호작용을 강조<br>• 총 13회기로 진행<br>• 프로그램 내용<br>  – 오리엔테이션(1회기)<br>  – 프로그램 전 상담(1회기)<br>  – 그룹회기(8회기) : 아동이 주도하게 하기, 아동의 주도 따르기, 상호작용 유지하기, 상호작용에 언어 첨가하기, 이해 증진을 위한 언어, 놀이를 이용한 촉진하기, 책 읽기, 음악을 이용하여 촉진하기<br>  – 비디오 촬영 및 피드백(3회기) |
| 플로어 타임<br>(Floor-time) | • 대상 : 발달장애 아동<br>• 하루에 20~30분 모-아 상호작용 진행<br>• 아동의 놀이 발달 및 모-아 상호작용 촉진<br>• 플로어 타임(Floor-time)의 5단계<br>관찰하기 → 접근하기 → 아동의 주도에 따라가기 → 놀이의 확장 및 다양화 촉진 → 아동이 의사소통 끝내기 |

---

**Check!** 챕터확인문제

**1** 초기 어휘 중재는 구조화된 상호작용 상황에서 실시해야 한다. (O, X)

**2** 부모는 아동과 상호작용 시 많은 질문과 모델링을 보여주어야 한다. (O, X)

**3** 언어 이전기~두세 낱말 조합 단계의 언어 발달 지체 아동의 부모에게 실시할 수 있는 프로그램은?

**정답**

**1** X (자연스러운 상황에서 실시)

**2** X (질문 줄이기)

**3** ITTT(It Takes Two to Talk)

---

| 1절 | 의미관계 발달 |

## 1 2~3세 아동들에게 자주 나타나는 의미관계

| 의미관계 | 2세 | 3세 |
|---|---|---|
| 2낱말 | 실체–서술 | 대상–행위 |
| | 대상–행위 | 실체–서술 |
| | 배경–행위 | 배경–행위 |
| | 배경–서술 | 행위자–행위 |
| | 행위자–행위 | 배경–서술 |
| 3낱말 | 실체–배경–서술 | 실체–배경–서술 |
| | 대상–배경–행위 | 대상–배경–행위 |
| | 행위자–대상–행위 | 행위자–대상–행위 |
| | 행위자–배경–행위 | 행위자–배경–행위 |
| | 대상–용언수식–행위 | 실체–용언수식–서술 |
| 4낱말 | 행위자–배경–대상–행위 | 행위자–대상–용언수식–행위 |
| | | 행위자–배경–대상–행위 |
| | | 체언수식–대상–배경–행위 |
| | | 소유자–실체–배경–서술 |
| | | 배경–실체–용언수식–서술 |

출처 : 김영태(2014). 아동 언어장애의 진단 및 치료(2판). 학지사. 참고

| | 연결어미 | 발달 시기 |
|---|---|---|
| 병렬 | -고 | 3;6~4;6개월 |
| | -(으)면서 | 5;6개월 이후 |
| 인과 | -아/어서 | 4;6~5;0개월 |
| | -니까 | 4;6~5;6개월 |
| 전환 | -다가 | 4;0~4;6개월 |
| 목적 | -려고 | 4;6~5;0개월 |
| 지속 | -아/어서 | 4;6~5;0개월 |
| 상황 | -는데 | 4;6~5;0개월 |

출처 : 김귀숙(2002). 3~5세 유아의 전성어미와 연결어미의 발달. 대구대학교 교육대학원 석사학위논문. 참고

## 3절 | 문법형태소 발달

### (1) 격조사

공존격 → 장소격 → 주격(가) → 주격(는) → 목적격 → 도구격

### (2) 동사 형태소

문장어미 → 과거형 → 미래형 → 수동형 → 진행형

## 1절 | 평가

### 1 공식평가

| 검 사 | 대상 연령 | 내 용 | 규준/준거 |
|---|---|---|---|
| 영유아 언어, 인지, 사회 · 정서 발달 평가 도구 | 영유아 (2~5세) | 영유아 발달 | 표준점수, 백분위수 |
| 취학 전 아동의 수용언어 및 표현언어 발달 척도(PRES) | 2~6세 | 수용 및 표현 언어 | 언어발달연령, 백분위수 |
| 수용 · 표현 어휘력 검사 (REVT) | 만 2세 6개월~ 만 16세 이상 성인 | 수용 및 표현 언어 | 등가연령, 백분위수, 평균, 표준편차 |
| 그림 어휘력 검사 | 2~8세 11개월 | 수용 어휘 측정 | 등가연령, 백분위수 |
| 구문의미 이해력 검사 | 만 4~9세(또는 초등학교 3학년) | 구문 이해력 | 백분위수, 평균, 표준편차 |
| 언어문제해결력 검사 | 만 5~12세 | 상위 언어기술 측정(원인이유, 해결추론, 단서추측) | 백분위수, 평균, 표준편차 |
| 아동용 한국판 보스톤 이름대기 검사(K–BNT–C) | 3~14세 | 이름대기 측정 | 등가연령, 백분위수 |
| 우리말 조음 · 음운 평가 (U–TAP) | 2~12세 (3~6세 아동에게 가장 적합) | 조음음운능력, 오류패턴 | 자음정확도, 모음정확도, 평균, 표준편차 |
| 우리말 조음음운검사2 (UTAP2) | 만 2세 6개월~ 만 7세 | 음소 목록 파악, 음운오류패턴 분석, 모음문맥 분석, 비일관성 평가 | 자음 정확도, 모음 정확도, 단어단위 음운지표(단어단위 정확률(PWC), 평균 음운길이(PMLU), 단어단위근접률 (PWP)) |
| 아동용 발음평가(APAC) | 만 3세 이상의 취학 전 아동, 조음음운에 어려움이 있는 학령기 아동 | 조음음운능력, 오류패턴 | 자음정확도, 백분위수 |
| 언어이해 · 인지력 검사 | 3~5세 11개월 | 언어 이해력 · 인지력 측정 | 등가연령, 백분위수 |

| 한국 아동 토큰 검사 (K-TTFC-2) | 3~12세 11개월 | 듣기 이해력 평가 수용언어장애 유무 | 등가연령, 백분위수, 표준화 점수 |
|---|---|---|---|
| 기초학력검사 (KISE-BAAT) | 5~14세 11개월 | 읽기, 쓰기 | 학력지수, 환산점수, 백분위수 |
| 한국어 이야기 평가(KONA) | 학령전기 (만 4~6세), 학령기 (초등 1~6학년) | 이야기 구성, 구문 및 문법, 이야기 유창성(이야기 유창성은 학령기만 해당) | 연령 및 학년준거, 표준편차 |
| 한국 아동 메타-화용언어 검사(KOPLAC) | 만 5~12세 | 메타-화용언어 능력 | 표준점수, 백분위수 |
| 아동 간편 읽기 및 쓰기 발달 검사(QRW) | 만 5세~ 초등학교 4학년 | 음운조작 능력, 읽기 능력, 쓰기 능력 | T점수, 백분위 |

## ② 비공식평가 - 자발화 평가

(1) 약 50~200발화 수집, 약 70~100발화 분석

(2) 수집 방법

  ① 대 화

    • 여러 명의 대화 상대자와의 대화자료 수집

    • 라포형성 중요

    • 질문 : 개방형 > 폐쇄형

    • 충분한 발화 기회 및 시간 제공

  ② 상황적 문맥 및 자료 : 다양한 상황과 장소에서 대화 자료 수집

(3) 수집 시 유의사항

  ① 직접적인 질문보다 간접적인 말, 독백 등으로 시작

  ② 아이의 행동을 따라갈 것

  ③ 아이의 수준에 적절한 놀이나 질문으로 유도

  ④ 질문 줄이기

  ⑤ 아이의 생활연령에 맞는 다양한 놀잇감 준비

  ⑥ 검사자의 말은 아이 발화 수준에 따라 조절

  ⑦ 발화 간 쉼에는 별다른 반응을 보이지 말 것

  ⑧ 검사자의 엉뚱한 행동이나 말로 자발화 유도

## ❸ 발화의 구분

(1) **발화** : 문장, 작은 언어단위

(2) **동일한 말이지만 다른 의미 · 상황 · 문맥으로 산출 시 발화 구분**

(3) 3~5초 이상 시간이 경과된 경우, 운율이나 주제가 바뀔 시 구분

(4) **제외** : 자발적 수정, 낱말 또는 구 반복, 간투사, 감탄사, 무의미 소리, 자동구어

## ❹ 분석 내용

(1) **구 문**

① 평균 발화길이(Mean Length of Utterance, MLU)

- 발화에 포함된 낱말 또는 형태소 수의 평균
- 최장발화길이(Upper Bound Length, UBL) : 긴 낱말 또는 형태소의 길이
- 최단발화길이(Lower Bound Length, LBL) : 가장 짧은 낱말 또는 형태소의 길이

② MLUw, MLUm, MLUc 구하기

- 평균 낱말 길이(MLUw) : 각 발화의 낱말 수 합/총 발화 수
- 평균 형태소 길이(MLUm) : 각 발화의 형태소 수 합/총 발화 수
- 평균 어절 길이(MLUc) : 각 발화의 어절 수 합/총 발화 수

(2) **의 미**

① 어휘다양도

- 어휘다양도(Type-Token Ratio, TTR)
  - 아동이 사용한 다양한 낱말 수
  - 서로 다른 낱말 수(NDW)/전체 낱말 수(NTW)
- 서로 다른 낱말 수(Number of Different Words, NDW) : 품사별 서로 다른 낱말 수의 합
- 전체 낱말 수(Number of Total Words, NTW) : 품사별 전체 낱말 수의 합
- 생활 연령 증가할수록 NDW, NTW 증가함

② 의미관계, 의미유형 사용 및 분석

- 단문과 복문 구분
- 단문 분석 : 문장 내 의미유형, 의미관계

**Check!** 챕터확인문제

1 다음 보기에 해당하는 의미 관계를 적으시오.
① 엄마 밥 먹어.
② 동생 코 자.
③ 이거 싫어.

정답

1 ① 행위자-대상-행위
② 행위자-행위
③ 실체-부정

- 복문 분석 : 문장 산 의미관계 → 문장 내 의미유형, 의미관계
- 의미관계 : 주로 사용하는 의미관계, 일반아동과의 차이점
- 개별 의미유형 : 출현되지 않았거나 주로 사용하는 의미유형, 일반아동과의 차이점

### (3) 화용

① 자발어(Spontaneity) 및 모방(Imitation) 분석
- 자발어 : 자발적 개시, 대답
- 모방 : 즉각 · 지연 · 완전 · 부분 · 변형모방

② 초기 의사소통 기능 및 대화기능 분석
- 초기 의사소통 기능 : 저항(Protesting), 인사(Greeting), 부르기(Calling), 명명(Labeling), 반복(Repeating), 대답(Answering), 행동요구(Requesting Action), 대답요구(Requesting Answer)
- 대화기능 : 요구(Request), 반응(Response), 언급(Comments), 주관적 관찰 진술, 대화내용 수신표현, 대화내용 구성요소, 발전 표현

## 5 분석 방법

### (1) 품 사

| 구 분 | 기 능 | 분 류 | 의 미 |
|---|---|---|---|
| 체 언 | 조사와 결합<br>주어, 목적어,<br>보어로 사용 | 명 사 | 사람, 사물, 추상적 대상이름의 단어 |
| | | 대명사 | 사람, 사물, 장소의 이름을 대신하는 단어 |
| | | 수 사 | 수량 또는 순서를 나타내는 단어 |
| 수식언 | 다른 단어 꾸며줌 | 관형사 | 체언을 꾸며 주는 단어 |
| | | 부 사 | 용언을 꾸며 주는 단어 |
| 관계언 | 단어들의 관계표현 | 조 사 | 체언 뒤에서 문법적 관계, 의미를 더해주는 역할을 하는 단어 |
| 독립언 | 독립적 | 감탄사 | 놀람, 느낌, 부름, 대답을 나타내는 단어 |
| 용 언 | 서술어 기능 | 동 사 | 사람이나 사물의 움직임 표현하는 단어 |
| | | 형용사 | 사람이나 사물의 상태나 성질을 표현하는 단어 |
| | | 동사와 형용사의 판별<br>① '-는다', '-ㄴ다'를 붙여본다.<br>② '-아라', '-어라'를 붙여본다. → 동사에서 모두 실현 | |

## (2) 조 사

| 조사유형 | 문법형태소 | | |
|---|---|---|---|
| 복 수 | ~들, ~희 | | |
| 격조사 | 주 격 | ~가, ~이 | |
| | 목적격 | ~을, ~를 | |
| | 관형격 | ~의 | |
| | 부사격 | 처 소 | ~(으)로, ~에, ~에게, ~한테 |
| | | 도 구 | ~로(써) |
| | | 비 교 | ~과, ~처럼, ~만큼, ~보다 |
| | | 동 반 | ~와, ~하고, ~(이)랑 |
| | | 변 성 | ~로 |
| | | 인 용 | ~(라)고 |
| | 서술격 | ~(이)다, ~이요, ~인지 | |
| | 보 격 | ~가 | |
| | 호 격 | ~야 | |
| 접속조사 | ~하고, ~이며, ~에다, ~랑 | | |
| 보조사 | ~은/~는, ~도, ~만 | | |

## (3) 용 언

| 용언 유형 | 문법형태소 | |
|---|---|---|
| 시 제 | 현재형 | ~ㄴ~, ~는~ |
| | 과거형 | ~았~, ~었~, ~였~ |
| | 미래형 | ~겠~, ~(으)ㄹ |
| 태 | 피동형 | ~이~, ~히~, ~리~, ~기~ |
| | 사동형 | ~이~, ~우~, ~기~ |
| 존 대 | ~(으)시~, ~세~, ~요 | |
| 문장어미 | 평서문 | ~다, ~요, ~네 |
| | 의문문 | ~나?, ~니?, ~냐?, ~디?, ~는가?, ~ㄹ까?, ~오?, ~요? |
| | 명령문 | ~(아, 어, 거)라, ~게, ~야지, ~오, ~ㅂ시오 |
| | 청유문 | ~자~, ~(으)라 |
| | 감탄문 | ~구나 |
| 파 생 | 명사형 | ~이, ~기 |
| | 관형형 | ~ㄴ, ~은 |
| | 부사형 | ~게 |

**Check!** **챕터확인문제**

1 의미를 나타내는 최소 단어를 형태소라고 한다. (O, X)

2 명사, 동사, 형용사, 부사와 같이 형태소 사이의 문법 관계와 의미가 있는 형태소는 무엇인가?

### (4) 형태소(의미를 나타내는 최소 단어)

| 자립 및 의존 | 자립형태소 | 홀로 사용될 수 있는 형태소 – 명사와 부사 |
|---|---|---|
| | 의존형태소 | 홀로 사용될 수 없는 형태소 – 형용사, 관형사, 부사, 조사 |
| 어휘 및 문법 | 어휘형태소 (실질형태소) | 형태소 사이의 문법 관계와 의미가 있는 형태소 – 명사, 동사, 형용사, 부사 |
| | 문법형태소 (형식형태소) | 형태소와 결합하여 문법적 의미를 갖게 하는 형태소 – 어미, 접사, 조사 |

### (5) 문장의 구조

| 문장 | 단문 | | 주어와 서술어가 하나씩 있고 '주어 + 서술어'가 한 번만 나타난 문장 |
|---|---|---|---|
| | 복문 | 안은 문장 (내포문) | 문장 안에 다른 문장이 포함된 문장<br>예 이 책은 내가 (읽은/읽는/읽을/읽던) 책이다. |
| | | 이어진 문장 (접속문, 연결문) | 둘 이상의 문장들이 나란히 이어져 더 큰 문장을 만듦<br>예 형은 학교에 가고, 동생은 놀이터에서 논다. |

**더 알아보기**

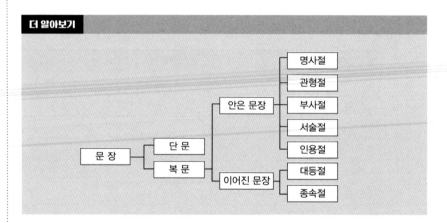

**정답**

1 O

2 어휘형태소(실질형태소)

## (6) 문장성분

| 구 분 | 갈 래 | 정의와 특징 | 예 |
|---|---|---|---|
| 주성분<br>: 문장의<br>필수적<br>성분 | 주 어 | • 문장의 주체가 되는 성분<br>• '무엇이', '누가'에 해당되는 말 | 지은이는(주어) 나를(목적어) 좋아한다(서술어). |
| | 서술어 | • 주어의 동작, 작용, 상태 등을 설명하는 성분<br>• '어찌하다(동사)', '어떠하다(형용사)', '무엇이다[체언+서술격 조사('-이다')]'에 해당하는 말 | |
| | 목적어 | • 서술어의 동작의 대상이 되는 성분<br>• '무엇을'에 해당하는 말<br>　- 목적격 조사 '을/를'이 결합하여 실현<br>　- 목적격 조사 대신 보조사로 실현 가능, 생략가능 | |
| | 보 어 | • 불완전한 서술어 '되다', '아니다'의 뜻을 보충해 주는 성분<br>• '누가', '무엇이'에 해당하는 말<br>　- 보어가 사라지면 문장은 불완전함<br>　- 체언에 '이/가'가 결합하여 실현 | 지은이는 곧 대학생이(보어) 되었다. |
| 부속성분<br>: 주성분의<br>내용을<br>수식하는<br>성분 | 관형어 | • 체언을 꾸며서 그 의미를 규정해주는 성분<br>• '어떠한', '무엇이' 등에 해당하는 말<br>　- 체언만으로 실현<br>　- 체언에 관형격 조사 '의'가 붙어 실현<br>　- 관형절로도 실현 | • 지은이는 옛 친구를 만났다(관형사).<br>• 지은이는 커피의 향기를 좋아한다(체언 + 관형격 조사).<br>• 지은이는 그녀가 돌아온 사실을 알았다(관형절). |
| | 부사어 | • 주로 용언이나 다른 부사를 꾸며주는 성분<br>• '어떻게', '어찌'에 해당하는 말<br>　- 성분부사어 : 문장 속의 특정한 어떤 성분을 꾸민다(서술어, 부사어, 관형어).<br>　- 문장부사어 : 문장 전체를 꾸며줌 | • 약속이 늦었으니, 어서 갑시다(서술어를 꾸밈).<br>• 지은이는 아주 멋진 사람이 되었다(관형어를 꾸밈).<br>• 확실히 오늘 신나는 날이었어(문장 전체). |
| 독립성분 | 독립어 | • 다른 성분과 아무 관계없이 독립적으로 쓰이는 성분<br>• 감탄, 부름과 응답을 나타내는 말 | |

> ① 너가 선물을 사든지 케이크를 사든지 선택해.
> ② 새로 나온 가방을 사려고 돈을 모으는 중이다.
> ③ 내가 쓰던 컴퓨터를 중고시장에 팔았다.

## (7) 연결어미

| 어말어미 | 연결어미 | 대등적 연결어미 (= 대등절) | • 나열(-고) : 형은 학교에 가고, 동생은 놀이터에서 논다.<br>• 대조(-지만) : 형은 군대에 갔지만 동생은 아직 가지 않았다.<br>• 대조(-나) : 절약은 부자를 만드나, 절제는 사람을 만든다.<br>• 선택(-든지) : 산으로 가든지 바다로 가든지 어서 결정합시다. |
|---|---|---|---|
| | | 종속적 연결어미 (= 종속절) | 종속적 연결어미(개념) : 앞 절과 뒤 절의 의미 관계가 독립적이지 못하고 종속적임<br>• 조건(-면) : 내가 일찍 일어나면 아버지께서 칭찬하신다.<br>• 원인 이유<br>  - -서, -니까 : 시간이 다 되어서 나는 일어났다.<br>  - -므로 : 열심히 공부했으므로 합격을 하였다.<br>  - -라고 : 나는 공부하느라고 힘들었다.<br>  - -고 : 밤새 비가 많이 왔고 오늘 우리는 소풍을 가지 못했다.<br>• 양 보<br>  - -어도, -더라도 : 아무리 시험이 어렵더라도 문제 없다.<br>  - -든지 : 누가 무엇을 하든지 신경을 쓰지 않는다.<br>• 목적/의도<br>  - -러, -자 : 나는 공부를 하러 도서관에 간다.<br>  - -려고 : 나는 책을 빌리려고 도서관에 간다.<br>• 미침(-게, -도록) : 내가 공부하게 조용히 해라.<br>• 필연, 당위(-어야) : 산에 가야 범을 잡지.<br>• 전환(-다가) : 나는 웃다가 울었다.<br>• 비유(-듯(이)) : 땀이 비 오듯이 흐른다.<br>• 더함[~(으)ㄹ수록/~(으)지언정] : 벼는 익을수록 고개를 숙인다. / 자기가 속을지언정 남을 속이지 마라.<br>• 동시(-자) : 까마귀가 날자 배 떨어진다.<br>• 배경(-는데) : 내가 집에 가는데, 저쪽에서 누군가 달려왔다. |
| | 전성어미 (= 종속절) | 명사형 | 종류 : -ㅁ, -기, -는 것<br>예 그는 돈이 많음이 분명하다.<br>  가장 부강한 나라가 되기를 원하는 것은 아니다.<br>  지구가 둥글다는 것은 오래 전에 증명되었다. |
| | | 관형사형 | 종류 : -ㄴ, -은, -는, -ㄹ<br>예 이 책은 내가 (읽은/읽는/읽을/읽던) 책이다. |
| | | 부사형 | • 게(예 꽃이 아름답게 피었다)<br>• 이(예 산 그림자가 소리도 없이 다가온다) |

| 2절 | 중 재 |
|---|---|

## 1 기능적 중재방법

생활연령 및 정신연령 수준의 수용 · 표현 언어능력 증진 및 차이 줄이기

① 자연스러운 물질적 · 사회적 강화 제공

② 아동 주도적 의사소통 행동 따르기

③ 중재계획 설정 시 정상 언어발달을 고려

④ 구어적 · 비구어적인 다양한 맥락 사용

<table>
<tr><td rowspan="4">구어적<br>맥락</td><td>시범</td><td>• Parallel-talk(평행적 발화 기법) : 아동이 표현할 말을 아동의 입장에서 말하여 들려줌<br>• Self-talk(혼잣말 기법) : 부모나 치료사가 본인의 입장에서 말하여 들려줌</td></tr>
<tr><td>직접적<br>구어적 단서</td><td>질문, 선반응 요구—후시범, 대치요청</td></tr>
<tr><td>간접적<br>구어적 단서</td><td>• 아동의 반응을 요구<br>　– Self Correction Request(자기교정 요청하기) : 아동이 표현한 말이 맞는지 묻거나 되물으며 아동이 스스로 자신의 말을 수정하도록 함<br>　– Correction Model/Request(수정모델 후 재시도 요청하기) : 아동의 잘못된 말을 수정해준 후 다시 말하게 함<br>　– Error Repetition/Request(오류반복 후 재시도 요청하기) : 아동의 오류표현을 수정하지 않고 똑같이 반복 후 아동이 다시 말하도록 함<br>　– Repetition Request(반복 요청하기) : 아동의 적절한 표현을 다시 반복하게 함<br>　– Expansion Request(확장 요청하기) : 완성된 구나 문장을 표현하도록 함<br>　– Turnabout(주제 확대하기) : 아동의 말을 이해했다는 표현 후 더 이야기 하도록 함<br>　– Contingent Query(이해하지 못했음을 표현하기) : 아동의 말을 이해하지 못했다고 하여 아동 스스로 다시 말하거나 수정 후 말하게 함</td></tr>
</table>

Check! 챕터확인문제

1 학령전기 아동을 중재할 때에는 다양한 맥락을 사용하는 것이 좋다.    (O, X)

정답

1 O

| | |
|---|---|
| | • 아동의 반응을 요구하지 않음<br>  – Imitation(모방) : 아동이 표현한 말을 똑같이 모방함<br>  – Extension(확대) : 아동이 표현한 발화에 정보를 첨가하여 들려줌<br>  – Expansion(확장) : 문법요소를 알맞게 수정해서 들려줌<br>  – Recast Sentences(문장의 재구성) : 아동이 산출한 문장을 재구성하여 들려줌<br>  – Breakdowns & Buildups(분리 및 합성) : 아동이 표현한 발화를 개개의 요소로 분리해서 말해주었다가 다시 합쳐서 들려주는 것<br>  – Fulfilling the Intention(아동의 요구 들어주기) : 아동의 요구를 들어주어 아동의 메시지가 전달되었다는 것을 알려주는 것<br>  – Continuant(이해했음을 표현하기) : 아동의 말에 대한 반응(예 끄덕이기, "응/그래" 등)을 제공하여 아동의 말을 이해했다는 것을 알려주는 것 |
| 비구어적<br>맥락 | 주고받기 및 물건 요구하기 기능, 저항하기, 지시 따르기 및 지시하기 기능, 정보 요청/제공하기 기능, 도움 요청하기 기능을 위한 맥락 |

# 학령기 아동의 언어발달

## 1절 | 의사소통 능력 발달

| 주요 기능 | | 사용 | 예 |
|---|---|---|---|
| 지시적 기능 | 자기 지시적 | 모니터링 활동 | 아동은 단어와 함께 행동을 설명한다. |
| | | 주의 통제 | "그거 돌리지 마. 나는 도움이 필요해." |
| | | 앞으로의 계획 | "나는 이 찰흙을 두 개로 자를 거야. 그리고 평평하게 할 거야." |
| | 타인 지시적 | 설 명 | "좋아하는 것을 여기에 놔." |
| | | 지 시 | "조심해, 그거 밀지 마." |
| | | 앞으로의 계획 | "네가 그것을 끝내려면 다른 블록이 필요할 거야." |
| | | 예상 협력 | "우리 달리기 시합하자. 네가 빨리 달리면 그들은 잘 할 수 있을 거야." |
| 해석적 기능 | 현재 및 과거 사건 보고 | 이름붙이기 | "저건 카우보이야, 저건 보안관이야." |
| | | 정교하게 말하기 | "우리는 벤치에 갔고, 수영하러 가기엔 너무 추워서 돌과 조개들을 주웠어." |
| | 추 론 | 연 상 | "나는 하나가 있는데 그것은 하나를 좋아하지 않는다." |
| | | 모순 인식 | "그 집은 인형보다 너무 작아." |
| | | 연속적 사건의 의식 | "우리는 휴가를 Bob과 함께 갔고 가서 수두에 걸렸어." |
| | | 원인 인식 | "소프트 아이스크림을 냉장고에 넣는 것을 잊었다." |
| | | 원리 인식 | "만약 네가 그들의 물건을 뺏는다면 사람들은 너를 좋아하지 않을 것이다." |
| 투사적 기능 | 예 측 | 사건예측 | "나의 아빠는 내 놀이집을 지어주신다." |
| | | 결과예상 | "만약에 네가 집에 늦게 들어오면 너의 엄마는 정신이 나갈 것이다." |
| | | 양자택일 | "우리는 기차 또는 차를 타고 할머니에게 갈 것이다." |
| | | 가능성 예측 | "만약 나의 보온병이 깨지면, 내 점심에 우유가 모두 새어 나올 것이다." |
| | | 문제 인식과 해결책 예측 | "내 지퍼가 고장났다. 아마 아빠는 렌치로 고칠 수 있을 것이다." |

**Check!** 챕터확인문제

**1** 학령기 아동의 의사소통 능력 중 자기 또는 타인과 관련된 의사소통 기능은 무엇인가?

**정답**

1 지시적 기능

**Check!** 챕터확인문제

**1** 예측, 공감, 상상하는 능력
은 해석적 기능이다. (O, X)

| | | | |
|---|---|---|---|
| | 공감 | 다른 사람들의 기분과 경험 이해 | "그녀는 그의 장난을 좋아하지 않는다. 그래서 그녀는 그것을 좋아하지 않기 때문에 울었다." |
| | | 또 다른 반응 예측 | "그녀는 그것을 좋아하지 않는다." |
| | 상상 | 개명하기 | "이것은 집이라고 해." |
| | | 놀이 언급 | 장난감 전화 – "의사선생님, 내 아기가 아파요." |
| | | 상황 만들기 | "여기는 큰 병원이야. 이건 내 아기. 알겠지?" |
| | | 역할놀이 | 의사놀이 – "존슨씨, 당신의 아기가 다 나았어요." |
| 관계적 기능 | 자기 유지 | 필요 표현 | "날 봐! 나는 할 수 있어." |
| | | 자신의 흥미 유지 | "내 것이야! 나중에 줄게." |
| | | 정당화시키기 | "나는 빨간색을 원해. 그래야 소방차를 그릴 수 있어." |
| | | 비판하기 | "나는 너의 그림을 좋아하지 않아." |
| | | 협박 | "나에게 그걸 주지 않으면 널 때릴 거야." |
| | 상호작용 | 자기강조 | "나의 하나는 엄마이다." |
| | | 다른 인식 | "내 차를 지금 돌려주세요." |

출처 : RHEA PAUL(2007). LANGUAGE DISORDERS. Mosby. 489p. 참고

**정답**

**1** X (투사적 기능)

## 2절 | 읽기 발달

### 1 읽기의 두 가지 지표

(1) 낱말재인(Word Recognition)

① 글자를 알아보는 것으로 초기 읽기 단계에서 매우 중요

② 유치원 시기, 학령기 초기 시기에 발달

③ 평가

- 읽기 유창성(Reading Fluency)
- 음운해독기술(Phonemic Decoding Skill)
- 낱말 읽기 정확도(Word Reading Accuracy)

(2) 읽기이해(Reading Comprehension)

① 의미적 지식을 알고 텍스트의 내용을 이해하는 것

② 평가 시 문제해결, 추론, '예/아니오' 반응하기, 다시 말하기, 내용이해 과제 등을 활용

③ 이해과제

- 사실적 이해(텍스트의 내용을 이해하는 것)
- 추론적 이해(예측 및 추측하는 것)

### 2 음운인식 능력(Phonological Awareness)

① 읽기 발달에서 중요한 소리 및 음운 구조에 대한 상위 언어 능력

② 자소-음소 대응규칙을 인식하는 것

③ 연령이 증가할수록 음운인식 능력이 발달함(큰 단위 → 작은 단위)

④ 음운인식 과제 : 변별, 합성, 생략, 분절

### 3 읽기 능력 평가

① 읽기 능력

- 낱말재인 : 자소-음소 대응규칙(자소-음소 일치/불일치)
- 읽기 유창성 : 읽기 속도 및 정확성
- 읽기이해 : 덩이글 이해
- 듣기이해 : 단락 듣기 이해

② 언어 능력 : 음운처리능력, 언어 이해력, 대화 및 담화능력

---

**Check! 챕터확인문제**

1 읽기는 낱말재인과 읽기이해를 포함한다. (O, X)

2 읽기 발달의 2가지 지표 중에서 낱말재인 부분에 해당되는 것을 쓰시오.

3 연령이 증가할수록 작은 단위에서 큰 단위로 음운인식 능력이 발달한다. (O, X)

4 음운인식 과제를 적으시오.

**정답**

1 O

2 낱말 읽기 정확도, 음운해독기술, 읽기 유창성

3 X (큰 단위 → 작은 단위)

4 변별, 합성, 생략, 분절

**1** 읽기 단계를 바르게 나열하
시오.

> ⊙ 비판적 읽기
> ⓒ 배우기 위해 읽기
> ⓒ 음운해독단계
> ⓔ 다양한 관점 인식
> ⓜ 문해 사회화
> ⓑ 유창하게 읽기

**2** 5~7세가 되면 '어디' 관련
내용이 포함되며 이야기 구
조적 요소를 사용하여 하나
이상의 사건 산출이 가능하
게 된다.          (O, X)

## ④ 읽기 발달 단계(Chall, 1983)

| | STAGE | GRADE LEVEL | ACHIEVEMENT |
|---|---|---|---|
| 0 | Pre-reading | Pre-k | 문해 사회화(Literacy Socialization) |
| 1 | Decoding | 1-2 | 낱말재인 능력 발달, 음운분석, 분절 및 합성 |
| 2 | Automaticity | 2-4 | 유창하게 읽기 |
| 3 | Reading to Learn | 4-8 | 좀 더 복잡한 이해, 속도 증가 |
| 4 | Reading for Ideas | 8-12 | 다른 관점을 인식, 추론 및 비판 |
| 5 | Critical Reading | College | 새로운 지식을 통합, 비판적 사고 |

출처 : RHEA PAUL(2007). LANGUAGE DISORDERS. Mosby. 449p. 참고

---

| 3절 | 쓰기 발달 |
|---|---|

① 쓰기 : 언어, 인지, 사회-화용적인 능력이 필요
② 단계 : 생각하기 → 계획하기/조직하기 → 집행하기 → 수정하기/자기피드백
③ 형식 : 이야기 쓰기, 설명글 쓰기

---

| 4절 | 이야기 발달 |
|---|---|

## ① 이야기 발달

| 2세 | 과거 사건에 대한 이야기 시작 |
|---|---|
| 3~4세 | '어디' 관련 내용이 포함되며 이야기 구조적 요소를 사용하여 하나 이상의 사건 산출 가능 |
| 5~7세 | '어디서, 언제, 누가' 내용 포함됨, 이야기 내에서 주인공들의 감정·의도 이해 가능, 시간 구조 이해, 논리적인 이야기 |
| 8~10세 | 이야기 구성요소 적절하게 사용, 더 복잡한 감정 이해·표현 |
| 10세 이후 | 논리적이고 복잡한 이야기 산출, 결속표지의 사용이 많음 |

출처 : 김영태(2014). 아동언어장애의 진단 및 치료(2판). 61p. 학지사. 참고

## ② 텍스트 간 차이점

| 이야기 내러티브 | 설명문 |
|---|---|
| • 즐거움이 목적<br>• 친숙한 내용 도식<br>• 일관성 있는 텍스트 구조 : 모든 이야기는 동일한 기본 구조를 가짐<br>• 주인공의 동기, 의도, 목적에 초점<br>• 서로 다른 캐릭터의 시점을 이해하기 위해 종종 다양한 접근법을 요구함<br>• 화용적인 추론을 사용할 수 있음<br>　예 유사한 경험으로부터 추론하기<br>• 덜 구체적인 '그리고, 그런데, 그래서' 등의 연결어를 사용함<br>• 각 텍스트는 독립적임<br>• 이해능력은 대개 비공식검사로 평가됨<br>• 하향식(Top-down) 정보처리과정의 사용이 가능 | • 정보가 목적<br>• 친숙하지 않은 내용 도식<br>• 다양한 텍스트 구조 : 장르에 따라 다른 구조를 가짐<br>• 기능적인 정보와 이론적인 생각에 초점<br>• 텍스트에 대한 작가의 관점을 유지함<br>• 텍스트에 있는 정보를 기반으로 하는 논리적이고 연역적인 추론을 사용해야 함<br>• 연결어가 세분화됨<br>　('왜냐하면, ~전에 ~후에, 그때, 만일 그렇다면, 그러므로' 등 다양한 연결어미 사용)<br>• 텍스트 간 통합된 정보를 요함<br>• 이해능력은 종종 구조화된 공식검사로 평가됨<br>• 상향식(Bottom-up) 정보 처리과정에 의존함 |

출처 : 김정미, 윤혜련, 이윤경 역(2008). 언어와 읽기장애. 시그마프레스. 제2판. 228p. 참고

---

| 5절 | 대화 발달 |
|---|---|

## ① 대화의 구성요소

① 대화 차례 주고받기 : 개시, 유지, 중첩, 중단
② 주제운용 : 주제개시 및 주제유지
　주제 운용력의 저하 → 대화 중단 야기
③ 결속표지 : 발화 사이의 결속력을 높여 성공적인 대화를 이끔

## ② 대화에서 분석할 수 있는 요인

① 말 차례 주고받기 : 두 사람 이상이 대화할 때 말하는 순서를 번갈아 갖는 것
② 주제관리 능력 : 주제개시, 주제유지, 주제변경, 주제종료
③ 의사소통 실패 시 : 발화 수정 전략, 명료화 요구 전략

---

**Check!** 챕터확인문제

1 정보를 제공하는 것이 목적이며, 친숙하지 않은 내용 도식을 사용하는 이야기 텍스트의 종류는?

2 대화 주제 관리 능력에는 어떤 것들이 있는가?

3 두 사람 이상이 대화할 때 말하는 순서를 번갈아 갖는 것을 무엇이라고 하는가?

**정답**

1 설명문
2 주제개시, 주제유지, 주제변경, 주제종료
3 말 차례 주고받기

**더 알아보기**

## 발화수정 전략

| 구 분 | 수정 전략 유형 | 설 명 |
|---|---|---|
| Gallagher (1977) | 반 복 | 이전 발화 전체 또는 부분을 반복하는 것 |
| | 개 정 | 이전 발화 형태를 구조적으로 변화시키는 것 |
| | 반응하지 않음 | 반응하지 않거나 관련 없는 문장으로 반응하는 것 |
| Brinton et al. (1986) | 반 복 | 이전 발화 전체나 부분을 반복하는 것 |
| | 개 정 | 이전 발화 형태를 구조적으로 변화시키는 것 |
| | 첨 가 | 이전 발화에 특정한 정보를 추가시키는 것 |
| | 단서추가 | 이전 발화의 용어를 정의, 배경정보 설명, 발화 수정 자체를 말하는 것 |
| | 부적절한 반응 | 반응하지 않거나 관련 없는 문장으로 반응하는 것 |

출처 : 김태연(2011). 수화를 사용하는 청각장애 가정 건청 아동의 의사소통 단절 및 발화수정 전략 특성. 이화여자대학교 대학원 석사학위논문. 참고

## 명료화 요구 전략

| 명료화 요구 유형 | 설 명 | 예 시 |
|---|---|---|
| 확인요구 | 화자가 제시한 발화의 전체나 부분을 반복함으로써 본래 발화의 의미를 확인하는 것 | 화자 : 커튼이 달린 창문을 찾아봐.<br>청자 : 커튼이 달린 창문? |
| 특정 부분 요구 | 청자가 알고 싶어 하는 부분 또는 화자의 말에서 추가적으로 알고 싶어 하는 부분을 요구 | 화자 : 커튼이 달린 창문을 찾아봐.<br>청자 : 커튼은 무슨 색깔이야? |
| 일반적 요구 | 세부적 내용이 아닌 일반적이고 중립적 언어표현을 사용하여 요구하는 것 | 화자 : 커튼이 달린 창문을 찾아봐.<br>청자 : 응?<br>뭐라고?<br>모르겠는데? |
| 비구어적 요구 | 직접적 언어 표현이 아닌 얼굴 표정 및 제스처를 사용하여 요구하는 것 | 화자 : 커튼이 달린 창문을 찾아봐.<br>청자 : …<br>(어깨움츠림, 혼란스러운 표정, 질문하는 표정 등) |

출처 : 곽경미(2010). 만 4,6,8세 명료화요구능력의 발달. 한림대학교 대학원 석사학위논문. 참고

## 6절 | 설명담화

(1) 한 명 또는 그 이상의 청자에게 정보를 전달하는 것

(2) 유형 : 수집(Collection), 인과(Cause-effect), 비교/대조(Compare-con-trast), 문제/해결(Problem-solution)

**더 알아보기**

### 상위언어 기술
- 학령기 언어 발달에 중요
- 음운인식, 의미인식, 화용인식

# CHAPTER 08 학령기 아동의 평가 및 중재

---

| 1절 | 평 가 |

## 1 공식검사

### (1) 수용 · 표현 어휘력 검사(REVT)

① 대상 연령 : 만 2세 6개월~만 16세 이상 성인

② 내용 : 수용 및 표현 언어

③ 규준/준거 : 등가연령, 백분위수, 평균, 표준편차

### (2) 그림 어휘력 검사

① 대상 연령 : 2~8세 11개월

② 내용 : 수용어휘 측정

③ 규준/준거 : 등가연령, 백분위수

### (3) 구문의미 이해력 검사

① 대상 연령 : 만 4~9세(또는 초등학교 3학년)

② 내용 : 구문 이해력

③ 규준/준거 : 백분위수, 평균, 표준편차

### (4) 언어문제 해결력 검사

① 대상 연령 : 만 5~12세

② 내용 : 상위 언어기술 측정(원인이유, 해결추론, 단서추측)

③ 규준/준거 : 백분위수, 평균, 표준편차

### (5) 학령기 아동 언어검사(LSSC)

① 대상 연령 : 만 7~12세(초등학교 1~6학년)

② 내용 : 의미, 문법, 화용/담화, 청각적 기억

③ 규준/준거 : 환산점수, 언어지수, 백분위수

### (6) 아동용 한국판 보스톤 이름대기 검사(K–BNT–C)

① 대상 연령 : 3~14세

② 내용 : 이름대기 측정

③ 규준/준거 : 등가연령, 백분위수

### (7) 우리말 조음 · 음운 평가(U-TAP)

① 대상 연령 : 2~12세(3~6세 아동에게 가장 적합)

② 내용 : 조음음운능력, 오류패턴

③ 규준/준거 : 낱말/문장 수준의 음소정확도(자음/모음), 평균, 표준편차

### (8) 우리말조음음운검사2(UTAP2)

① 대상 연령 : 만 2세 6개월~만 7세

② 내용 : 음소 목록 파악, 음운오류패턴 분석, 모음문맥 분석, 비일관성 평가

③ 규준/준거 : 자음 정확도, 모음 정확도, 단어단위 음운지표(단어단위정 확률(PWC), 평균음운길이(PMLU), 단어단위근접률(PWP))

### (9) 한국 아동 토큰검사(K-TTFC-2)

① 대상 연령 : 3~12세 11개월

② 내용 : 듣기 이해력 평가, 수용언어장애 유무

③ 규준/준거 : 등가연령, 백분위수, 표준화 점수

### (10) 한국 아동 메타-화용언어 검사(KOPLAC)

① 대상 연령 : 만 5~12세

② 내용 : 메타-화용언어능력

③ 규준/준거 : 표준점수, 백분위수

### (11) 한국판 핵심언어 임상평가(K-CELF-5)

① 대상 연령 : 초등학교 1학년~대학생

② 내용 : 행동관찰평가, 언어지수, 사회적 의사소통 기술, 읽기 및 쓰기 검사

③ 규준/준거 : 환산점수, 표준점수, 백분위, 신뢰구간

## ② 읽기 평가

### (1) 읽기 성취 및 읽기 인지처리 검사(RA-RCP)

① 대상 연령 : 초등학교 1~6학년

② 내용 : 읽기 및 인지능력

③ 규준/준거 : 지수점수, 백분위수

### (2) 기초학습기능 수행평가체제 : 읽기(BASA:R)

① 대상 연령 : 초등학교 1학년 이상

② 내용 : 읽기

③ 규준/준거 : T점수, 백분위수, 학년점수

(3) 한국어 읽기 검사(KOLRA)

    ① 대상 연령 : 초등학교 1~6학년

    ② 내용 : 읽기, 쓰기

    ③ 규준/준거 : 표준점수, 백분위수, 학년지수

(4) 기초학력검사(KISE-BAAT)

    ① 대상 연령 : 5~14세 11개월

    ② 내용 : 읽기

    ③ 규준/준거 : 학력지수, 환산점수, 백분위수

(5) 종합학습능력검사-읽기(CLT-R)

    ① 대상 연령 : 유치원~중학교 3학년

    ② 내용 : 읽기 성취도, 읽기 관련 인지처리

    ③ 규준/준거 : 백분위수

(6) 아동 간편 읽기 및 쓰기 발달 검사(QRW)

    ① 대상 연령 : 만 5세~초등학교 4학년

    ② 내용 : 음운조작 능력, 읽기 능력, 쓰기 능력

    ③ 규준/준거 : T점수, 백분위

## 3 쓰기 평가

(1) 아동의 쓰기 자료들을 통하여 아동의 쓰기 능력을 비교

(2) 길이(Length), 질(Quality), 담화 구조(Discourse Structure)를 분석

(3) 쓰기 공식 평가

    ① 기초학습기능 수행평가체제 : 쓰기(BASA:WE)

      • 대상연령 : 초등학교 1학년 이상

      • 내용 : 쓰기

      • 규준/준거 : T점수, 백분위수, 학년점수

    ② 기초학력검사(KISE-BAAT)

      • 대상 연령 : 5~14세 11개월

      • 내용 : 쓰기

      • 규준/준거 : 학력지수, 환산점수, 백분위수

# 4 이야기 평가

## (1) 평 가

한국어 이야기 평가(KONA) : 학령전기(만 4~6세), 학령기(초등 1~6학년)

| 학령 전기 | • 공/그네 이야기<br>• 분석 : 이야기 구성, 결속표지, 구문 및 문법형태소 |
|---|---|
| 학령기 | • 개구리 이야기<br>• 분석 : 이야기 구성, 결속표지, 비유창성, 구문 및 문법형태소 |

이야기 구성, 구문 및 문법, 이야기 유창성(이야기 유창성은 학령기만 해당)

## (2) 이야기 분석

① 거시적(전체) 구조, 미시적(세부) 구조 분석

② 문법적 복잡성 : T-unit(최소 종결 단위), C-unit(의사소통 단위)로 분석

---

### 더 알아보기

## C-unit 분석기준

| C-unit 정의 | 하나의 의사소통 단위(Communication Unit) |
|---|---|
| C-unit 구분 | • 하나의 C-unit : 의미적으로 허용 가능하게 주어가 생략된 경우<br>• 두 개의 C-unit : 나열, 대조로 연결된 두 개의 절은 두 개의 C-unit으로 분리<br>• 주어+서술어의 형태가 아니더라도 억양 등에 의해 명확하게 하나의 생각을 전달하는 단위라고 여겨지는 경우 하나의 C-unit으로 분석<br>• 인용절 내에서 두 개의 주절이 연결된 경우 두 개의 C-unit으로 분석<br>• 형태소의 부적절한 사용, 구문 오류, 이름대기 오류가 나타났더라도 의미를 전달할 수 있다면 하나의 C-unit으로 인정<br>• 발화 반복, 관련 없는 내용의 발화, 일반적인 설명이나 질문, 의미를 알 수 없는 발화는 분석에서 제외 |

출처 : 권유진, 배소영. 이야기 다시말하기(Story-retelling) 과제를 통한 초등 저학년 아동의 이야기 능력. 『언어청각장애연구』, 2006, 제11권, 제2호, 72~89p. 참고

## T-unit 분석기준

| 정 의 | • 의사소통 단위이자 이야기 분석 단위 중 하나<br>• 주절 또는 종속절을 포함하는 주절 단위를 의미함 |
|---|---|
| 유 형 | • 하나의 문장으로 이루어진 T-unit : 한국어의 특성상 주절의 표층 구조에서 주어가 생략된 경우에도 하나의 T-unit으로 인정<br>• 하나의 주어에 여러 개의 서술어가 시간 및 상황적 순서로 연결되거나 순서 없이 나열 또는 대조로 연결된 T-unit : 주어가 다르고 나열, 대조, 선택 의미의 대등연결어미로 연결된 두 개의 주절은 두 개의 T-unit으로 분리<br>• 하나의 단문에 관형절, 명사절, 인용절 등의 종속절이 포함된 T-unit : 하나의 T-unit으로 분석 |
| 분석 시<br>주의사항 | • 조사 및 명사 등을 부적절하게 사용한 경우라도 의미 전달이 가능하면 하나의 T-unit으로 인정함<br>• 두 개의 T-unit : 인용절 내에서 두 개의 분명한 주절이 연결된 경우<br>• 아동이 자발적으로 수정한 경우 들려준 이야기 정보에 가까운 쪽을 분석에 사용하고 수정 전 정보는 괄호에 넣어 분석하지 않음<br>• 하나의 T-unit내에서 부분적으로 단어, 구, 절을 반복하여 발화한 경우 하나만 남겨두고 반복된 발화는 괄호에 넣어 분석하지 않음<br>• 다음의 경우, T-unit 분석에서 제외함<br>  – 일반적인 설명이나 질문으로 이루어진 T-unit<br>  – 동일한 내용으로 반복된 T-unit<br>  – 설명이 부족하거나 구문의 오류가 심하여 의미를 알 수 없는 내용의 T-unit |

출처 : 김영태(2014). 아동언어장애의 진단 및 치료(2판). 64p. 학지사. 참고

## 주절과 종속절 구별기준

| 주절과<br>종속절 | | • 주절 : 문장의 주가 되는 절<br>• 종속절 : 조건, 원인 등을 나타내며 주절을 꾸미는 절 |
|---|---|---|
| 종속절<br>종류 | 명사절 | 주어, 목적어, 부사어로 사용됨 |
| | 관형절 | 관형어 역할을 함 |
| | 부사절 | • 부사어 역할을 함<br>• 이유, 조건, 의도, 결과, 전환, 더함 등을 나타내는 종속절 |
| | 인용절 | 문장 속에 간접적, 직접적으로 인용된 절 |

출처 : 권유진 · 배소영. 이야기 다시말하기(Story-retelling) 과제를 통한 초등 저학년 아동의 이야기 능력. 『언어청각장애연구』. 2006, 제11권, 제2호, 72~89p. 참고

③ 주제 응집력 : 중요한 사건의 인과관계가 있는 연결, T-unit으로 분리하여 분석

④ 이야기 문법 : 배경, 계기사건, 시도, 결과, 내적반응(하나의 에피소드에 포함되는 내용 : 계기사건, 시도, 결과)

| 유 형 | 정의 및 세부내용 | 예 시 |
|---|---|---|
| 배 경 | • 이야기 흐름에 필요한 상황과 관련된 인물, 습관에 대한 정보가 포함<br>• 이야기 전체 흐름, 상황 및 문맥 제공<br>• 등장인물 소개, 장소 묘사, 이야기의 사회적 · 물리적 · 시간적 상황에 대한 부가적 설명<br>• 등장인물의 습관에 대한 언급 | • 옛날에 애완용 개구리를 기르는 철수라는 소년이 있었습니다.<br>• 그 소년은 커다란 유리병에 그 애완동물을 넣어두었습니다. |
| 계기사건 | • 중요한 일화가 시작되거나 등장인물의 반응을 이끄는 사건<br>• 주인공의 행동이나 사건, 물리적 환경이 변함으로써 생기는 자연 발생적 사건, 등장인물의 내적 상태의 변화 | • 어느 날 밤, 소년과 강아지가 잠든 사이에/개구리가 병 밖으로 나왔습니다.<br>• 그 개구리는 열려있는 창문으로 나갔습니다. |
| 시 도 | • 상황을 해결하거나 목표를 이루기 위한 등장인물의 행동<br>• 계기사건, 내적 반응, 결과와 직접적 인과관계가 있는 내용 | • 철수는 개구리를 여기저기 찾아보았습니다.<br>• 그리고 강아지도 찾아보았습니다. |
| 결 과 | • 시도에 대한 결과, 목표달성 여부 표현<br>• 결말을 나타내는 문장, 목표 달성 및 사건의 순서를 바꾸는 등장인물 행동 | • 그래서 병이 깨졌습니다.<br>• 벌집이 떨어졌습니다. |
| 내적반응 | • 계기사건과 관련된 내용 또는 등장인물의 반응<br>• 등장인물의 심리상태 묘사, 계기사건과 인과적으로 연관된 내용, 계획유도 내용 | • 그 개구리는 철수를 좋아했습니다.<br>• 그리고 철수도 그 개구리를 좋아했습니다. |

출처 : 권유진(2006). 초등 저학년 아스퍼거증후군 아동의 이야기 회상 산출 능력 : 이야기 구성, 결속표지, 구문표현. 한림대학교 대학원 박사학위논문. 참고

⑤ 이야기 결속장치 : 지시, 대치, 접속, 어휘적 결속

---

**Check! 챕터확인문제**

**1** 하나의 에피소드 산출 시 꼭 포함되어야 하는 이야기 문법을 쓰시오.

**2** 다음 이야기 문법을 쓰시오.

> ① 나는 친구들과 놀이터에 갔어요.
> ② 나는 그네가 타고 싶었어요.
> ③ 그래서 줄을 서서 기다렸어요.
> ④ 그런데 지은이가 새치기를 했어요.
> ⑤ 나는 새치기 하지 말라고 이야기했어요.
> ⑥ 그러자 지은이는 나를 밀었어요.

---

**정답**

1 계기사건, 시도, 결과

2 ① 배 경
　② 계기사건(1)
　③ 시도(1)
　④ 계기사건(2)
　⑤ 시도(2)
　⑥ 결 과

1 단어재인 중재의 목표를 쓰
시오.

2 단어재인은 단어를 반복적
으로 읽게 하여 중재하는 것
이 좋다.                    (O, X)

3 읽기 유창성 중재의 목표는
읽기 속도 및 정확성 증진이
다.                        (O, X)

## 5 비공식 평가

### (1) 자발화 평가

① 약 50~200발화 수집, 약 70~100발화 분석

② 분 석

- 구문(MLUw, MLUm, MLUc), 의미(TTR, NDW, NTW, 의미관계 및 유형), 화용(의사소통 기능 및 대화기능) 능력 분석 실시
- 학령전기 자발화 평가 및 분석방법 참고

| 2절 | 중 재 |
|---|---|

## 1 읽기 중재

### (1) 읽기 중재 모델

① 기초 단계

- 글자에는 의미가 포함된다는 것을 앎
- 음운인식 및 철자지식 습득

② 음운인식 및 철자지식 중재

### (2) 단어재인

① 목 표

- 사회적 읽기 : 인쇄물 인식, 좋아하는 글자 읽기
- 읽기에 대한 동기 높이기
- 음운인식 : 음소 탐지, 음소 범주화, 초성 음소 맞추기, 음소 분리 등
- 자소–음소 대응

② 중 재

- 일상생활에서 반복적으로 나타난 단어들 중심으로 반복적 읽기
- 아동이 주로 어려워하는 단어를 찾아 반복적 읽기
- 읽기 오류가 빈번히 나타난 것들을 찾아 음운규칙 공통점 찾기
   → 규칙을 이해시키거나 반복적 읽기를 통해 알기
- 유사한 구조의 단어를 반복적으로 제시하기

### (3) 읽기 유창성

① 목표 : 읽기 속도, 정확성 높이기

② 중 재

- 자신의 읽기가 녹음된 것을 들어보고 스스로 수정해보도록 하기

- 둘이서 또는 여럿이 함께 읽기
- 자신이 말한 경험이야기 반복적으로 읽기
- 사전 검토하기 : 아동의 읽기 유창성을 높이는 방법으로 읽기 전에 내용을 검토하는 방법
- 잘 읽지 못하는 단어가 포함된 문장만을 반복하여 읽기
  → 문장의 수를 증가시키기
- 읽기 속도 조절하기 : 마침표, 문장부호 이해하고 읽기
- 읽기 자동화 : 읽기와 의미파악을 동시에 하도록 하기

### (4) 덩이글 이해

① 읽기 전 활동
- 단어 확인전략
  - 텍스트 안에서 뜻을 파악하도록 유도하기
  - 핵심 낱말 알려주기
  - 단어 범주화 전략 알려주기
- 배경지식 활성화 전략
  - 읽기 자료의 주요 내용과 관련된 내용 알려주기
  - 질문하기 : 책 표지, 빠르게 훑어보며 무슨 내용인지 스스로에게 질문하기

② 읽기 단계
- 자기–질문하기
  - RIDER 전략 : 읽고(Read), 마음 속에 그리고(Image), 이미지를 설명하고(Describe), 이미지를 평가하고(Evaluate) 계속되는 문장 단계를 반복(Repeat)
  - RAM 전략 : 단락을 읽고(Read) 질문, 질문에 답하기(Answering), 적절한 기호로 대답을 표시(Marking)
- 텍스트 구조와 이야기 문법 사용하기 : '이야기 문법'을 알려주었을 때, 이야기를 이해하는데 도움
- 탐색하기와 재검토하기 방법 : SQ3R
  - Survey : 전체 목차, 주제, 구성 등을 훑어보기
  - Question : 질문을 만들어보기
  - Read : 책을 읽으면서 질문에 대답해보기
  - Recite : 읽은 내용 회상, 요약정리 등
  - Review : 복습하기

---

**Check!** 챕터확인문제

1 읽기 유창성을 위해 빠른 말 속도에서 시작하며 안정화 시키는 것이 중요하다.
(O, X)

2 덩이글 이해 중재 시 읽기 전 활동으로 실시할 수 있는 방법은?

3 RIDER 전략은 무엇인가?

---

**정답**

1 X (아동이 정확하게 읽을 수 있을 때 속도를 증가시켜야 함)

2 단어 확인전략, 배경지식 활성화 전략

3 읽고(Read), 마음 속에 그리기(Image), 이미지 설명하기(Describe), 이미지 평가하기(Evaluate), 문장 반복(Repeat)

**Check!** 챕터확인문제

**1** 글의 목적이나 중심내용 등을 예측하고 핵심을 파악하기 위하여 빠르게 읽는 읽기 방법은 Scanning 읽기 방법이다. (O, X)

**2** 읽기 중재 시 자소 불일치 읽기 단어는 통단어로 중재하며 연습기회를 많이 제공하고 문자 음소의 대응관계를 파악하도록 하는 중재 기법은?

• 글의 종류에 따라 다르게 읽기
  – 핵심을 파악하기 위한 훑어 읽기 vs 특수한 정보를 얻기 위한 뽑아 읽기
  – 훑어 읽기(Skimming) : 핵심을 파악하기 위해 빠르게 읽음, 글의 목적, 중심주제, 관련 근거 등을 예상하며 읽기
  – 뽑아 읽기(Scanning) : 텍스트 내의 정보를 신속하게 찾기, 전체를 읽지 않고 특수 정보를 뽑아서 읽는 것이 목적

③ 읽은 후
  • 요약전략
  • 읽기 후 질문전략
  • 어휘공부, 저자의 의도 파악, 글과 비슷한 맥락으로 써보기

## ② 읽기 교수법 종류

### (1) Fernald의 다감각 접근법
① 시각, 청각, 촉각, 운동감각 등을 사용하여 구성된 교육 프로그램
② 학습동기를 중시
③ 단어를 직접 학생이 선택하고 학습
④ 학습방법은 총 4단계로 구성

### (2) Gillingham 읽기 교수법
① 음운분석적 방법을 통한 구체적 프로그램
② 문자와 음소의 대응관계에 대한 지식을 다감각적 방법을 통해 알려줌
③ 학습동기가 고려되지 않음

### (3) Hagge-kirk-kirk 읽기 교수법
① 교정적 읽기훈련 프로그램
② 연습기회를 많이 주며, 문자와 음소 대응관계를 파악하도록 교육함
③ 자소-불일치의 읽기 단어는 통단어로 교수시킴

### (4) 신경학적 각인 읽기 교수법
① 읽기 유창성 목적
② 자료를 빠르게 읽게 하는데 목적
③ 중재방법은 함께 읽기로 진행하다가 점차 학생이 주도적으로 읽도록 지도함

## ③ 이야기 중재

### (1) 이야기 결정하기

① 이야기 선정 시 고려사항

- 대상아동의 연령 및 언어능력에 따른 이야기 선정
- 친숙한 이야기, 길이, 자료 제공 방법, 아동의 흥미 및 주의집중 등을 고려

### (2) 들려주기

① 시작 전 제목이나 그림을 보며 이야기의 내용을 생각해보기

② 이야기 들려주기

③ 아동이 이해할 수 있는 충분한 시간을 제공, 시각적(Pointing 하기)/청각적 단서 활용, 적절한 이해 질문 및 모델링 제공

④ 아동 혼자 책 보고 말하기

### (3) 다시 말하기(Retelling)

① 이야기 능력을 볼 수 있는 중요한 활동

② Retelling 시 녹음 실시

### (4) 이해 촉진

① 이야기 이해를 촉진하기 위한 다양한 질문 실시

② 사실적 정보, 추론, 문제해결 등의 과제 제공

### (5) 표현 촉진

이야기 표현을 촉진하기 위한 과제(이야기 문법 지도하기, 중심 내용 파악하기 등)를 제공하여 표현력 향상시키기

출처 : 윤혜련(2010). 학령기 언어장애아동을 위한 이야기치료의 실제. 한국언어치료전문가협회. 41~61p. 참고

---

**Check!** 챕터확인문제

1 이야기를 선정할 때에는 아동의 연령과 언어능력, 텍스트의 친숙도 및 길이, 아동의 선호도 등을 고려해야 한다. (O, X)

2 Retelling 과제는 이야기 능력을 볼 수 있는 중요한 활동이므로 반드시 녹음을 해야 한다. (O, X)

3 이야기 표현 능력을 촉진시키기 위해서는 사실 정보, 추론, 문제해결과 같은 과제를 제공해야 한다. (O, X)

**정답**

1 O

2 O

3 X (이야기 이해 능력 촉진)

**Check!** 챕터확인문제

**1** 대화 중재에는 주제운용력, 결속력, 대화차례 주고받기 등의 능력을 향상시킬 수 있는 활동이 포함되어야 한다.
(O, X)

## 4 대화 중재

### (1) 적 응

또래와 친해지기

### (2) 대화차례 주고받기

① 대화규칙 지키기, 청자 역할 이해

② 대화규칙 지키기, 명료화 요구하기

③ 대화규칙 지키기, 화자 역할 이해

### (3) 주제운용

주제 개시, 주제 유지

### (4) 결속표지

결속표지 이해 및 사용

### (5) 다양한 주제로 말하기

### (6) 정 리

출처 : 허현숙(2012). 언어학습부진아동의 대화특성 및 대화기술 중재 효과. 한림대학교 대학원 박사학위논문. 참고

정답

**1** ○

---

| 1절 | 언어장애 위험군 |
| --- | --- |

## ① 이중언어

### (1) 이중언어

① 2개 이상의 언어에 노출되고 습득하는 아동

② 두 번째 언어에 노출되는 시기에 따라 동시적/순차적 이중언어로 분류
(3세를 기준으로 동시적/순차적 이중언어로 분류)

### (2) 이중언어 발달

① 동시적 이중언어

- 우세언어(두 언어 중 더 발달된 언어)와 비우세언어(열세언어, 두 언어 중 덜 발달된 언어)

- 두 언어 중 언어자극을 더 많이 받거나 아동이 선호하는 언어가 우세언어

- 언어 습득 : 단일어 아동의 언어습득과 유사

- 평가 시 고려사항
  - 일반아동 및 언어장애 아동의 규준과 비교해서는 안 됨
  - 언어 사용 환경 고려
  - 두 언어에 대한 자료 수집 및 관찰 실시
  - 두 언어 각각의 언어 연령 고려
  - 생활연령, 두 번째 언어에 노출된 연령 고려

② 순차적 이중언어

모국어 습득 후 두 번째 언어를 습득(두 번째 언어를 습득하기 전 하나의 언어 습득)

**Check!** 챕터확인문제

**1** 모국어가 습득된 후 두 번째 언어를 습득하는 아동을 동시적 이중언어 발달 아동이라고 한다. (O, X)

**2** 이중언어 아동들의 평가 시 일반아동이나 언어장애 아동의 규준과 비교하는 것이 좋다. (O, X)

**정답**

**1** X (순차적 이중언어 발달)

**2** X (비교하면 안 됨)

### (3) 이중언어 평가 및 중재

#### ① 평 가

- 비공식 평가(자발화) 실시 : 다양한 맥락 사용(두 언어(L1, L2), 방언, 대화상황에서 발화 수집)
- 설문지 : 부모
- 역동적 평가
  - 이중언어 아동을 언어장애와 구별 가능
  - 평가(Test)-교육(Teach)-재평가(Retest)

#### ② 중 재

- 두 언어를 모두 중재
- 중재-반응 접근법 실시

---

**더 알아보기**

**이중언어 사용 아동에게 나타나는 특성**
- 부호혼합(Code-mixing) : 발화, 대화 시 두 언어를 사용하는 것
- 언어 간 간섭 : 한 언어가 다른 언어를 간섭하는 것

---

## 2 저소득 가정 아동

① 저소득 가정 아동 : 사회 경제적 지위(SES)가 낮은 아동
② 언어의 전반적인 영역에서 어려움을 보임
③ 어휘 이해 및 표현 능력 저하
④ 짧고 간단한 구문 사용
⑤ 이야기 이해 및 표현 능력의 어려움
⑥ 문해 능력 저하

| 2절 | 언어발달 연구방법 |
|---|---|

## 1 연구방법

(1) **횡단연구** : 여러 아동을 대상으로 동시에 관찰

(2) **종단연구** : 한 아동을 대상으로 여러 번 관찰

(3) **관찰방법**

   ① 조작적 방법 : 조작적 방법으로 특정 언어 및 기능을 유도

   ② 자연적 방법 : 자연스러운 상황에서 언어 및 의사소통 관찰(예 자발화)

| 3절 | 기타 평가방법 |
|---|---|

## 1 역동적-상호작용적 언어평가(Dynamic Language Assessment)

① 전통적 평가의 제한점 보완

② 상호작용 측면에서 평가

③ 환경 및 문맥 강조

④ '검사-단기학습-검사' 과정을 통해 아동의 학습 잠재력 예측

⑤ 발달잠재영역(ZPD) : 아동이 현재 나타내고 있는 수준과 부모, 교사, 또래 등의 도움으로 인해 나타나는 더 높은 발달수준 간의 차이로 발달 및 학습 잠재력 평가 가능

⑥ 평가 종류
   - 의사소통 및 상징행동 척도(CSBS)
   - 취학 전 아동을 위한 기능적 의사소통 행동 목록(PECI)
   - 유아 및 아동을 위한 평가 · 진단 · 훈련체계(AEPS)

## 2 음운(Phonology)발달 평가

① 우리말의 음운변동
   - 생략, 첨가 : 음절 구조, 조음위치/방법 변동
   - 대치 : 조음 방법/위치, 동화 변동(순행/역행동화)

**Check! 챕터확인문제**

1 여러 아동을 대상으로 동시에 관찰하는 것을 (   ), 한 아동을 대상으로 여러 번 관찰하는 것을 (   )라고 한다.

2 '검사-단기학습-검사' 과정을 통해 학습 잠재력을 예측할 수 있는 언어평가는 무엇인가?

3 아동이 현재 나타내고 있는 수준과 타인의 도움으로 인해 나타나는 발달 수준 간의 차이를 나타내는 말은 무엇인가?

**정답**

1 횡단연구, 종단연구

2 역동적-상호작용적 언어평가

3 발달잠재영역(ZPD)

**Check!** 챕터확인문제

**1** 낱말 찾기 훈련 시 연령, 선호도, 아동에게 쉬운 낱말을 고려하여 목표 낱말을 선정해야 한다. (O, X)

**2** 아동의 의사소통 기능 및 기술증진에 매우 효과적이며 우연히 일어나는 상황에서 훈련하는 중재방법은 무엇인가?

## 4절 | 기타 중재방법

### 1 낱말 찾기 훈련

낱말 찾기에 어려움을 보이는 아동에게 실시할 수 있음

① 아동 연령, 선호도, 어려움을 겪는 낱말을 고려하여 목표 낱말 선정

② 다양한 상황 활용

③ 기억 인출 및 확장과제 사용

④ 이름대기 과제를 통해 진전 정도 측정

### 2 스크립트(Script) 중재

① 친숙하고 일상과 관련된 일련의 사건이나 경험을 이용하는 중재방법

② 친숙한 상황에서의 언어 사용 증진

③ 생일파티하기, 간식 만들기 등의 상황 활용 가능

④ 중재 설정 과정

- 목표 언어 계획
- 친숙한 활동 선택
- 목표 언어 유도를 위한 하위 행동 결정
- 하위 행동에 따른 세부 계획 설정
- 쓸데없거나 부적절한 하위 행동 제외
- 목표 언어를 이끌기 위한 환경 및 언어 표현 계획
- 중재 실시

### 3 환경중심 언어중재

자연스러운 환경에서 아동의 흥미나 주도에 따라 중재

① 시간지연기법(Time-delay Technique) : 아동의 언어적 반응을 기다리는 것

② 아동중심 시범 기법 : 아동이 관심을 보이는 활동에 참여하여 적절한 모델링이나 시범을 보이는 것

③ 우발학습(Incidental Teaching Procedures) : 우연히 일어나는 상황(언어 및 의사소통 기회)에서 훈련, 아동의 의사소통 기능 및 기술 증진에 매우 효과적

④ 선반응 요구-후시범 기법(Mand-model Procedure) : 아동과 함께 활동하다가 아동에게 구어적 언어 반응을 요구해 본 후 시범을 보이는 것

**정답**

**1** X (어려움을 겪는 낱말)

**2** 우발학습(Incidental Teaching Procedures)

## 5절 │ 보완대체 의사소통

### 1 보완대체 의사소통(AAC)

① 적용 대상

말 또는 글을 사용하여 의사소통하는데 어려움을 보이는 사람들

② 고려 사항

생활연령, 지속적인 중재 가능 여부, 사용자에게 기능적인 것, 상호작용이 가능한 것, 의사소통을 하는데 필요한 선수기능 및 기초적 기능, 사용자의 사회적 활동 고려, 자연스러운 중재 상황, 부모와 치료사의 협력, 사용자의 선호도, AAC 특성

③ 구성요소

| 상징체계<br>(Symbols) | • 비도구적 상징<br>  – 몸짓, 수화가 포함됨<br>  – 장점 : 다른 도구 없이 언제든 의사소통이 가능하며 편리함<br>  – 단점 : 비도구적 상징을 모르는 상대방과의 대화가 제한적<br>• 도구적 상징<br>  – 표상상징(예 그림, 사진)<br>  – 유형상징(예 사물, 모형)<br>  – 철자상징(예 점자, 글자소) |
|---|---|
| 보조도구<br>(Aids) | • 비전자적인 도구<br>• 전자적인 도구 |
| 기법<br>(Techniques) | • 대화 상대방에게 메시지를 전달하는 것<br>• 직접선택, 간접선택 |
| 전략<br>(Strategy) | AAC 사용자의 메시지 전달 시 정확도 및 시간 등의 효율성을 높이기 위한 것 |

④ AAC 언어발달

| 구 문 | • 메시지 수 제한<br>• 내용어 나열(주로 단문)<br>• 동사생략<br>• 과대일반화 |
|---|---|
| 의 미 | • 단어를 습득할 때 일반 음성 단어뿐만 아니라 상징체계 단어도 습득해야 함<br>• 성인의 모델링이 적음<br>• Fast Mapping |
| 화 용 | 요구하기, 반응하기 위주 → 화용능력이 제한됨 |

**Check!** 챕터확인문제

1 보완대체 의사소통(AAC)의 4가지 구성요소를 쓰시오.

2 보완대체의사소통(AAC)의 상징체계 중 도구적 상징의 종류를 쓰시오.

3 보완대체 의사소통(AAC)을 사용하는 사람들은 주로 단문으로 표현하며 화용능력에 어려움을 보인다. (O, X)

**정답**

1 상징체계(Symbols), 보조도구(Aids), 기법(Techniques), 전략(Strategy)

2 표상상징, 유형상징, 철자상징

3 O

⑤ AAC 어휘

- 상황어휘 : 기능적 어휘, 의사소통 상황 및 연령에 따라 달라짐, 초기
AAC 사용자에게 유용함
- 발달어휘 : 언어 능력 촉진을 위한 어휘
- 핵심어휘 : 일반적으로 많은 사람들이 자주 사용하는 어휘
- 개인어휘 : AAC 사용자가 필요로 하는 어휘들, 개인적인 활동, 관심사
등과 관련된 어휘

## 2 그림교환 의사소통 프로그램(Picture Exchange Communi-cation System, PECS)

① 자폐범주성 장애, 언어 발달 지체, 무발화, 발화량이 매우 적은 아동의
의사소통 기술 및 표현 언어 능력 촉진을 위한 프로그램
② 원하는 사물을 얻기 위해 사물 그림을 교환하며 활동

## 3 반다이크 언어 이전기 의사소통 프로그램

① 중증 언어장애아동을 위한 의사소통 프로그램
② 공명, 협동, 모방, 제스처/몸짓 활동으로 구성됨

**정답**

1 공명, 협동, 모방, 제스처/몸
짓 활동

| 6절 | 중재목표설정 |
|---|---|

## 1 장·단기 목표설정

① 기간 내에 실현 가능한 중재목표설정
② 중재목표설정 시, 주양육자의 의견반영
③ 장기계획설정 후 단기계획설정
④ 단기계획설정 시 상황 또는 문맥, 목표행동, 준거를 구체적으로 설정해야 함

## 2 회기 보고서

① 단기계획
② 회기 일정(날짜, 시간)
③ 세부 계획(문맥, 활동)
④ 중재목표 반응
⑤ 준거, 강화방법
⑥ 중재 결과

## 3 진전 보고서

① 장기계획 종결 및 중재 종결 시 작성
② 장·단기 목표의 진전 상황에 대하여 기술

[참고 1] 언어발달

| 구 분 | 언어이전기 | 첫 낱말기<br>(만 1;0~1;6) | 낱말 조합기<br>(만 1;6~2;0) |
|---|---|---|---|
| 의 미 | • 2개월(사회적 미소, 웃음), 3~4개월(입 안쪽의 소리가 만들어짐), 4~7개월(소리놀이, 입 안쪽의 여러 소리 산출)<br>• 낱말 이해 | • 말로 의사소통 시작<br>• 첫 낱말 : 구체적 참조물이 있는 명사(사물, 사람)<br>• 동작 및 상태서술, 사회적 표현<br>• 50~100개 낱말, 어구 표현<br>• 실수 : 의미의 과잉확대 | • 두 낱말 조합(의미범주, 개념 중심)<br>• 낱말 급성장(Naming Spurt)<br>• 대상영속성(Object Permanence) |
| 문법<br>형태소 | | | • 종결어미 탐색(1세 후반)<br>• 보조용언 '-줘', 조사 '가, 는' 사용 → 문법형태소 사용 제한적 |
| 구문<br>구조 | | | |
| 화 용 | • 의사소통 의도 생성 및 의도 표현(언표외적→언표내적→언표적)<br>• 의사소통 기능 | • 의사소통 기능 : 요구하기, 이름대기, 대답하기, 거부하기, 따라하기, 부르기 등<br>• 의사소통 수단 : 제스처, 발성<br>• 자기중심적 | • 의사소통 기능 : 요구하기, 이름대기, 거부하기, 서술하기<br>• 실수 : 창의적 낱말 조합 |
| 담 화 | | | 2세 : 친숙한 이야기 가능, 간단한 내용에 대한 질문 대답 가능 |

| 구 분 | 기본 문법 탐색기<br>(만 2;0~3;0) | 기본 문법 세련기<br>(만 4;0~5;0) | 고급 문법기<br>(만 5;0~6;0) |
|---|---|---|---|
| 의 미 | • 낱말 습득 증가<br>• Fast Mapping<br>• 관계낱말 습득 시작<br>('크다'-'작다') | • 낱말 수 빠르게 증가<br>• 정의하기 발달<br>• 관계낱말, 상대적 지<br>시낱말 | • 한자어+하다<br>• 정의하기<br>• 상위어, 하위어<br>• 비유어, 속담<br>• 추상 명사 사용 증가<br>• 객관적 낱말 서술 가능 |
| 문법<br>형태소 | • 다양한 종결어미 산출<br>• 조사 사용(주격, 여<br>격, 공존격)<br>• 명사구 확장<br>• 선어말어미, 관형사<br>형 어미, 부사형 연결<br>어미 사용<br>• 실수 : 주격조사의 과<br>잉일반화 | • 높임 '-요' 사용<br>• 목적격 조사 '을/를'<br>• 인용 '-고'<br>• 시제 사용 | • 다양한 문법형태소<br>• 세련된 관형절, 부사<br>절 사용<br>• 연결어미 사용 |
| 구문<br>구조 | • 관형절 발달 '거'<br>• 명사구, 동사구 빈번<br>• 동사, 형용사가 포함<br>된 긴 문장 산출<br>• 복문의 씨앗<br>• 실수 : 어순 실수, 부<br>정어 실수 | • 복 문<br>• 다양한 절 사용(명사<br>절 사용 적음)<br>• 피동/사동 표현 관찰<br>• 가역적 문장 탐색<br>• 실수 : '-으-' 삽입, 알<br>고 있지만 생각나지<br>않을 경우 의미적으로<br>비슷한 낱말로 대치,<br>부적절한 어미 사용 | • 길고 복잡한 복문<br>• 세련된 절 사용 |
| 화 용 | • 자기중심적<br>• 집단 속 독백<br>• Here&Now 중심 대화<br>• 청자의 이해가능도<br>낮음<br>• 발달적 비유창성 관찰<br>• 실수 : 창의적 낱말<br>표현 | • 자기 주장 적절<br>• 적극적인 대화자<br>• 탈자기중심화<br>• 과거경험 이야기<br>• 대화 시 주제 운용력<br>있음 | 의사소통 기능 발달(해<br>석적 기능, 지시적 기<br>능, 투사적 기능, 관계<br>적 기능, 설득하기) |
| 담 화 | 도입, 결말 중심 부분,<br>장면 묘사 | •4세 : 단순 나열 이야<br>기, 불완전한 표현,<br>불분명한 논리적·시<br>간적 순서로 인해 이<br>야기 이해 어려움<br>•5세 : 논리적, 시간적<br>적절한 이야기 | • 담화적 결속장치 사용<br>• 세련된 언어 구조, 추<br>론능력, 참조능력 |

## [참고 2] 개별의미유형

| 문장구성<br>요소 | 개별의미<br>유형 | 정의 및 특징 | 예 |
|---|---|---|---|
| 체언부<br>(문장속에서<br>주체, 객체의<br>역할) | 행위자 | 동작을 하는 주체 | 아가 자 : 행위자–행위 |
| | 경험자 | 어떤 경험이나 상태, 상황을<br>겪는 사람 | 난 좋아 : 경험자–상태서술 |
| | 소유자 | 대상을 소유하거나 대상이<br>소속되어 있는 사람이나 사물 | 아가 양말 : 소유자–대상 |
| | 공존자 | 행위자와 함께 행위를 수행<br>하는 사람이나 상태를 경험<br>하는 사람, 공존격조사(–고<br>/–하고)와 함께 쓰일 수 있음 | 엄마하고 자지 : 공존자–행위 |
| | 수혜자 | 행위의 대상이 되는 사람이나<br>사물, 여격조사(–에게/–한테)<br>와 함께 쓰일 수 있음 | 나한테 줘 : 수혜자–행위 |
| | 대 상 | 행위의 대상이 되는<br>사람 또는 사물 | 사과 먹었어요 : 대상–행위 |
| | 실 체 | 행위 없이 명명된 사물이나<br>소유물 또는 서술의 대상<br>양수사의 경우 그 앞의 의<br>미에 붙여 하나의 의미유형<br>으로 분석 | 이건 총이야 : 실체–실체서술<br>다섯 개 : 실체 |
| | 인용/<br>창조물 | 어떤 행동이나 현상을 인용하<br>거나 이로 인해 만들어진 것 | 나 오빠 되었지? : 경험<br>자–인용/창조물–상태서술 |
| 용 언 | 행 위 | 행위자에 의해 나타나는<br>움직임이나 활동 | 아기가 우네 : 행위자–행위<br>왔다 갔다 했다 : 행위<br>이거 쥐고 있어봐 : 대상–행위 |
| | 서 술 | 사물이나 사람이 경험하는 소극적인 상태나 느낌 | |
| | 상태서술 | 마음, 느낌, 상태를 나타내<br>며 동사나 형용사의 역할 | 나는 알아 : 경험자–상태서술<br>아이가 외로움을 느껴 :<br>경험자–실체–상태서술 |
| | 실체서술 | 보어의 역할, '~이다' | 이건 사과야 : 실체–실체서술 |
| | 부정서술 | 낱말 속에 부정적 의미가<br>내포된 경우 | 원숭이가 없어 :<br>경험자–부정서술<br>원숭이가 안 해 :<br>행위자–부정–행위 |
| | 체언수식 | 사물이나 사람을 지시하거나<br>그 크기, 모양, 질 등을 나타<br>내는 의미유형으로 관형사의<br>역할을 함 | 예쁜 신발 : 체언수식–실체 |
| | 용언수식 | 행위, 서술, 부사를<br>수식하는 의미유형 | 멍멍이가 빨리 온대 :<br>행위자–용언수식–행위<br>조금 전에 : 용언수식–때 |

| | | | | |
|---|---|---|---|---|
| 수식부<br>(문장 속에서<br>체언, 용언,<br>수식언을<br>수식) | 배 경 | 장 소 | 사물이나 사람이 놓여있는<br>곳, 어떤 행동이 취하여지려<br>는 지점 | 아빠 회사 가 :<br>행위자–장소–행위<br>나무 밑에서 잤어요 :<br>장소–행위 |
| | | 도 구 | 행위자나 경험자가 가지고<br>특정한 행위나 상태를<br>보이는 의미유형 | 가위로 잘라 : 도구–행위 |
| | | 부 정 | 거부, 거절, 부인, 부재, 중단<br>등의 의미로 행위나<br>상태서술에 대한 부정 | 나 안 해 :<br>행위자–부정–행위 |
| | | 때 | 행위나 서술과 관련된 시기 | 이제 그만 해 :<br>때–부정–행위 |
| | | 이 유 | 행위나 서술과 관련된<br>이유, 의도, 원인 | 왜 안 오지? :<br>이유–부정–행위<br>아파서 코 자 :<br>이유–용언수식–행위 |
| | | 조 건 | 행위나 서술과 관련된 조건 | 그러면 안돼 :<br>조건–부정–상태서술 |
| | | 비 교 | 대상이나 실체를<br>직/간접적으로 대조 | 나보다 밉지? :<br>비교–상태서술 |
| | | 재 현 | 사람, 사물, 사건 등이<br>반복되는 것 | 또 먹어 : 재현–행위 |
| | | 양 보 | 행위나 상태서술을<br>양보 및 허용 | 더러워도 돼 :<br>양보–상태서술 |

| | | | |
|---|---|---|---|
| 대화요소<br>(Communi<br>-cative<br>Devices,<br>CD) | 주의끌기 | 주의를 끌기 위해 이름이나<br>다른 표현을 사용하는 것 | 엄마, 장난감요 :<br>CD(주의끌기)-실체서술 |
| | 되묻기/<br>확인하기 | 상대에게 다시 말해 달라고<br>표현하는 대화 구성요소 | 가자, 응? :<br>행위-CD(되묻기) |
| | 감 탄 | 놀라거나 당황할 때<br>나는 소리 | 와! 예쁘다 :<br>CD(감탄)-상태서술 |
| | 예/아니오<br>대답 | 예/아니오 질문에 수긍,<br>부인하는 대화요소 | 응 먹었어 : CD(대답)-행위 |
| | 강 조 | 강조하는 대화요소 | 아냐, 못 해 :<br>CD(강조)-부정-행위<br>아니, 그거 싫어 :<br>CD(강조)-실체-상태서술 |
| | 동반소리 | 문장 내에서<br>함께 사용하는 소리 | 치! 아냐 :<br>CD(동반소리)-부정서술<br>까꿍, 놀랬어? :<br>CD(동반소리)-상태서술 |
| | 인 사 | 자동화된 인사 | 안녕, 잘 있었어? : CD(인<br>사)-서술수식-상태서술 |
| | 접 속 | 단문 속의 접속사 | 그리고 밥 먹자 :<br>CD(접속)-대상-행위 |
| | 자동구 | 외워서 사용하는 상용구<br>숫자세기, 노래, 철자외우기 | 일, 이, 삼, 사, 오 :<br>CD(자동구) |
| | 기 타 | 이상의 유형으로 분류되지 않는 것 | |

출처 : 김영태(2014). 아동언어장애의 진단 및 치료. 학지사. 참고

**01** 언어발달이론에 대한 설명이다. 빈칸에 알맞은 말을 쓰시오. ★

① ( ㄱ )는 언어능력이 자극-모방-강화에 의해 학습된 행동이라고 주장하였다.

② ( ㄴ )은 선천적 언어능력을 주장하였다.

③ ( ㄷ )은 인지 · 언어발달 관계를 강조하였다.

④ 언어와 관련된 지식은 타고난다는 ( ㄹ )과 경험을 통해 언어지식을 배운다는 ( ㅁ )이 있다.

⑤ 1970년대 후반을 ( ㅂ ) 시기라 한다.

**정답과 해설**

① ㄱ : Skinner
③ ㄷ : Bloom
⑤ ㅂ : 화용론적 혁명

② ㄴ : Chomsky
④ ㄹ : 생득론(생성론), ㅁ : 경험론(구성주의론)

**02** 아동의 초기 어휘 발달 특성에 대하여 쓰시오. ★★

**정답과 해설**

• 조작해 본 사물 관련 낱말, 긍정적 낱말, 의사소통 기능이 높은 낱말, 저밀도 · 고빈도 낱말을 우선적으로 습득
• 명사 사용이 많음
• 부사, 형용사 보다 동사 먼저 습득
• 문맥의 영향
• 부모의 반응(적절한 강화 및 반응) 중요

**03** 아동의 표현 언어 발달과정을 순서대로 나열하시오. ★★

> ① 대화가 2~3회 가능
> ② 두 낱말 문장 표현
> ③ 다양한 모음소리 시작
> ④ 옹알이 시작
> ⑤ 다양한 의사소통 기능을 위해 몸짓과 음성을 함께 사용

정답과 해설

③ - ④ - ⑤ - ② - ①

**04** 다음은 영유아의 의사소통 행동 발달 중 어느 시기에 나타나는 현상인지 쓰시오. ★★

> ① 울음, 미소 등의 의사소통 행동이 나타남
> ② 장난감에 손이 닿지 않아 칭얼거리는 모습을 보고 엄마가 장난감을 줌
> ③ 태엽장난감이 멈추자 엄마의 손을 끌어당김
> ④ 원하는 과자를 꺼내 달라고 손가락으로 정확하게 가리킴
> ⑤ 구어를 통하여 자신의 의도를 표현함

정답과 해설

① 초보적 의사소통 행동(0~3개월)      ② 목표지향적 의사소통 행동(4~7개월)
③ 도구적 전환기 의사소통 행동(8~11개월)  ④ 의도적 의사소통 행동(11~14개월)
⑤ 언어적 의사소통 행동(14~16개월)

**05** 다음 아동에게 관찰되는 의사소통 의도는 어느 시기에 나타나는 현상인가? ★

> 아동은 엄마를 바라보며 과자를 가리킨다.

정답과 해설

언표내적(8~12개월)

**06** **언어치료 목표에 대한 설명이다. 다음 빈 칸을 채우시오.** ⭐

① 또래보다 약간의 발달지체를 보이는 아동에게는 _____을 적용한다.

② 기능적 접근법은 _____에게 적용할 수 있는 방법이다.

③ 절충법의 언어 목표는 _____이며, 활동 및 발화는 아동의 _____을 고
   려해야 한다.

---

▶ **정답과 해설** ▶

① 발달적 접근법
② 중증 언어장애 아동
③ 일상생활에서 많이 사용하는 것, 발달수준

**07** **다음 발화 샘플을 보고 아동중심법 중 어떤 치료기법이 사용되었는지 쓰시오.** ⭐⭐

| | |
|---|---|
| ① | 아동 : 곰돌이 옷 입었어.<br>치료사 : 곰돌이가 옷을 입었어. |
| ② | 아동 : (자동차를 꺼내 달라고 가리킴)<br>치료사 : (아동에게 자동차를 꺼내주며) 자동차 주세요. |
| ③ | 아동 : 물 넣어.<br>치료사 : 컵에 물 넣어. |
| ④ | 아동 : 내가 동생 줬어요.<br>선생님 : 동생이 너한테 받았어? |
| ⑤ | 아동 : (인형 옷을 입혀줌)<br>선생님 : (인형 옷을 입히며) 인형 옷 입어. |

---

▶ **정답과 해설** ▶

① 확장, ② 평행적 발화기법, ③ 확대, ④ 문장의 재구성, ⑤ 혼잣말 기법

**08** 다음의 발화 샘플을 보고 의미관계를 분석하시오.  ★★

| ① 아동 : 이거 넣어. | |
|---|---|
| ② 아동 : 이거 아니야. 이거 빼. | |
| ③ 아동 : 테이프로 붙여. | |
| ④ 아동 : 내가 하고 싶다. | |
| ⑤ 아동 : 이제 안 할래. | |

**정답과 해설**

① 이거 넣어. : 대상-행위
② 이거 아니야. 이거 빼. : 실체-부정서술, 대상-행위
③ 테이프로 붙여. : 도구-행위
④ 내가 하고 싶다. : 경험자-상태서술
⑤ 이제 안 할래. : 때-부정-행위

**09** 다음 아동의 발화의 평균 형태소 길이(MLUm)를 구하시오.  ★★

선생님 : 점심 뭐 먹었어?
아동 : 밥, 고기, 김치, 두부 먹었어요.
선생님 : 맛있었겠다. 친구들이랑 뭐하고 놀았어?
아동 : 블록 놀았어요.
선생님 : 그랬구나. 또?
아동 : 몰라.

평균 형태소 길이(MLUm) :

**정답과 해설**

평균 형태소 길이(MLUm) : 4.33(13/3)
밥# 고기# 김치# 두부# 먹/었/어요#
블록# 놀/았/어요#
몰(모르-)/라#

**10** 다음의 발화 샘플을 분석하시오. ★★

> 집에 과자 있어요. 과자 언니랑 먹었어요. 동생도 먹었어요. 아빠가 주셨어요.

① 어휘다양도(TTR) :

② 평균 낱말 길이(MLUw) :

③ 평균 형태소 길이(MLUm) :

**정답과 해설**

① 어휘다양도(TTR) : 0.86(12/14)
　NTW :
　집, 에, 과자, 있다,
　과자, 언니, 랑, 먹다
　동생, 도, 먹다
　아빠, 가, 주다
② 평균 낱말 길이(MLUw) : 3.5(14/4)
③ 평균 형태소 길이(MLUm) : 5.5(22/4)
　집/에# 과자# 있/어요#
　과자# 언니/랑# 먹/었/어요#
　동생/도# 먹/었/어요#
　아빠/가# 주/시/었/어요#

**11** 지적장애 아동의 언어 특징 중 옳은 것을 고르시오. ★★

① 빈번한 조음오류를 보이며 주로 자음 왜곡 오류가 많다.

② 새로운 형태의 구문 습득이 빠르다.

③ 소극적인 대화자이나 다른 화용영역에 비하여 명료화 요구 능력이 비교적 좋다.

④ 구문 발달이 느리며 발달 순서가 일반 아동과는 다르다.

⑤ 수용언어능력이 저하되며 비유어 이해 및 표현에 어려움을 보인다.

**정답과 해설**

**정답 : ⑤**
① 자음 생략 오류가 많음
② 새로운 형태를 습득하는데 걸리는 시간이 긺
③ 저하된 명료화 요구 능력
④ 일반아동과 비슷한 순서로 발달

**12** 자폐 범주성 장애 아동의 화용 특성에 대하여 쓰시오. ★★

정답과 해설 ▶

- 의사소통 의도 부족
- 제한된 의사소통 기능
- Turn-taking(차례 지키기), Eye Contact(눈 맞춤), Attention Gathering(주의 끌기) 등의 어려움
  - 대화 능력 부족
  - 비언어적 단서, 간접, 은유 이해 및 사용의 어려움

**13** AAC의 도구적 상징의 유형과 예시를 쓰시오.

① _____

② _____

③ _____

정답과 해설 ▶

① 표상상징(예 그림, 사진)
② 유형상징(예 사물, 모형)
③ 철자상징(예 점자, 글자소)

**14** 다음에서 설명하는 것이 무엇인지 쓰시오.

| 여러 대상은 하나의 같은 이름을 가질 수 없다는 것 | ① |
| 하나의 사물을 일관된 표현으로 사용한다는 것 | ② |
| 한 낱말이 여러 가지 비슷한 사물을 말할 수 있다는 것 | ③ |
| 낱말이 사물 전체를 나타냄 | ④ |

**정답과 해설**

① 상호배타성 가정
② 관습성 가정
③ 확장가능성 원리
④ 사물 전체 참조 원리

**15** 쓰기 단계를 순서대로 쓰시오.

**정답과 해설**

생각하기 → 계획하기/조직하기 → 집행하기 → 수정하기/자기피드백

**16** 읽기 지표에 대한 다음 설명의 번호에 알맞은 말을 쓰시오.

> 읽기 지표에는 글자를 알아보는 것으로 초기 읽기 단계에서 중요한 ( ① )와/과 의미적 지식을 알고 텍스트의 내용을 이해하는 ( ② )이/가 있다.

① _____

② _____

**정답과 해설**

① 낱말재인, ② 읽기이해

**17** 읽기발달 단계와 각 단계의 특징을 쓰시오. ★★★

| | 단 계 | 연령/학년 | 특 징 |
|---|---|---|---|
| 0 | | Pre-k | |
| 1 | | 1-2 | |
| 2 | | 2-4 | |
| 3 | | 4-8 | |
| 4 | | 8-12 | |
| 5 | | College | |

**정답과 해설**

| | 단 계 | 연령/학년 | 특 징 |
|---|---|---|---|
| 0 | Pre-reading | Pre-k | 문해 사회화(Literacy Socialization) |
| 1 | Decoding | 1-2 | 낱말재인 능력 발달, 음운분석, 분절 및 합성 |
| 2 | Automaticity | 2-4 | 유창하게 읽기 |
| 3 | Reading to Learn | 4-8 | 좀 더 복잡한 이해, 속도 증가 |
| 4 | Reading for Ideas | 8-12 | 다른 관점을 인식, 추론 및 비판 |
| 5 | Critical Reading | College | 새로운 지식을 통합, 비판적 사고 |

**18** 다음은 설명담화 유형 중 어느 유형에 해당하는가?

> 화분에 씨앗을 심는 방법은 먼저 화분에 흙을 반 정도 넣는 것입니다. 두 번째로 씨앗을 넣고 흙으로 덮어 줍니다. 이때 흙을 살살 눌러줍니다. 그리고 물을 적당히 주고 창가에 둡니다.

**정답과 해설**

**정답 : 수집(Collection)**
설명담화의 4가지 유형
수집(Collection), 인과(Cause-effect), 비교/대조(Compare-contrast), 문제/해결(Problem-solution)


**19** 다음은 아동의 배경정보이다. 이 아동에게 적절한 검사도구를 나열해보시오.

> 본 아동은 만 8세 2개월의 여아로 또래에 비해 느린 언어발달, 읽기/쓰기의 어려움을 주소로 의뢰되었다. 주 양육자인 어머니의 보고에 의하면 임신 및 출산에는 별다른 이상은 없었고, 신체 발달력도 또래와 비슷하게 발달하였다고 한다. 아동의 의미 있는 첫 낱말은 돌 경 '엄마'였다고 하며 이후 문장 산출 시기가 늦었다고 한다. 아동은 길게 이야기 하는데 어려움을 보이며, 읽기 및 쓰기의 어려움으로 인해 자신감이 저하되어 있다고 한다.

**정답과 해설**

수용·표현 어휘력 검사(REVT), 언어문제 해결력 검사, 구문의미 이해력 검사, 학령기 아동 언어검사(LSSC), 한국어 읽기 검사(KOLRA), KISE-BAAT-읽기/쓰기, BASA-R, BASA-WE, KOPLAC, K-CELF-5, QRW 등

**20** 다음 아동의 현행수준을 보고 장기목표를 세우시오.

- 만 11세(남)
- REVT : 수용 − 8;0〜8;5, 10%ile 미만/표현 − 6;6〜6;11, 10%ile 미만
- 언어문제해결력 : 1%ile 미만
- 개구리 이야기 산출 : 완전한 에피소드 1개
- 자발화 : 단문 > 복문, TTR−0.39, MLUm−6.03

---

**정답과 해설** ▶

현행수준에 근거하여 세울 수 있는 장기목표
① 이야기 에피소드 증진
② 연령 및 학년에 근거한 수용 및 표현 어휘력 증진
③ 문제해결 및 추론 능력 증진
④ 복문 표현 증진

---

**21** 다음의 상징행동들이 나타나는 순서대로 나열하시오. ★★

ㄱ. 블록을 자동차처럼 사용한다.
ㄴ. 아기 인형을 목욕시킨 후에 수건으로 닦아주고 옷을 입힌다.
ㄷ. 엄마가 요리하는 흉내를 낸다.
ㄹ. 선생님 인형이 인사를 하면 학생 인형도 인사를 한다.
ㅁ. 숟가락을 들어 입으로 가져간다.

---

**정답과 해설** ▶

**정답 :** ㅁ → ㄷ → ㄴ → ㄱ → ㄹ
ㄱ : 물건대치 상징행동(24〜35개월)
ㄴ : 복합 상징행동 조합(20〜23개월)
ㄷ : 단순 상징행동(16〜17개월)
ㄹ : 두 가지 사회적 역할 놀이(36〜47개월)
ㅁ : 전 상징기적 행동(11〜13개월)

**22** 스크립트(Script) 중재 설정 과정을 순서대로 나열하시오. ★★

① 중재 실시
② 하위 행동에 따른 세부 계획 설정
③ 목표 언어 계획
④ 목표 언어 유도를 위한 하위 행동 결정
⑤ 친숙한 활동 선택
⑥ 목표 언어를 이끌기 위한 환경 및 언어 표현 계획
⑦ 쓸데없거나 부적절한 하위 행동 제외

**정답과 해설**

③ – ⑤ – ④ – ② – ⑦ – ⑥ – ①

**23** 다음 빈칸에 알맞은 말을 쓰시오. ★

지능이 정상이며 적절한 교육을 받았음에도 불구하고 읽기 성취도가 낮은 경우 읽기장애라고 하는데 글자 해독에 어려움을 보이는 (          )와/과, 전반적인 읽기에 어려움을 보이는 (          )이/가 포함된다.

**정답과 해설**

난독증, 읽기학습장애

**24** 아동의 KOLRA 해독 검사 자료를 보고 아동에게 나타나는 오류를 쓰시오. ★★

| 찌배 → [찌배] | 삭눈 → [상눈] | 떻다 → [떠따] | 말내 → [말래] |
| 넣운 → [너훈] | 비줄 → [비줄] | 젍은 → [저흔] | 딥합 → [딥합] |
| 덥말 → [덤말] | 숟이 → [수지] | 동도 → [동도] | 햅밥 → [해빱] |

**정답과 해설**

기식음화, ㅎ탈락

**25** 환경중심 언어중재에 포함되는 4가지 기법을 적으시오.

① _____

② _____

③ _____

④ _____

정답과 해설

① 시간지연기법(Time-delay Technique)
② 아동중심 시범 기법
③ 우발학습(Incidental Teaching Procedures)
④ 선반응 요구-후시범 기법(Mand-model Procedure)

**26** 다음 설명하는 것이 무엇인지 쓰시오.

> • 자폐범주성 장애, 언어 발달 지체, 무발화, 발화량이 매우 적은 아동의 의사소통 기술 및 표현
>   언어 능력 촉진을 위한 프로그램
> • 원하는 사물을 얻기 위해 사물 그림을 교환하며 활동

정답과 해설

그림교환 의사소통 프로그램(PECS)

# PART 5

# 조음음운장애

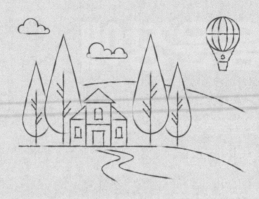

꿈을 꾸기에 인생은 빛난다.

– 모차르트 –

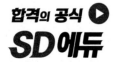

합격의 공식 ▶

SD에듀

자격증·공무원·금융/보험·면허증·언어/외국어·검정고시/독학사·기업체/취업

이 시대의 모든 합격! SD에듀에서 합격하세요!

www.youtube.com ➜ SD에듀 ➜ 구독

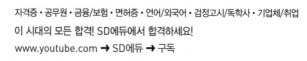

# CHAPTER

# 01 조음음운장애

| 1절 | 정의 |
|---|---|

## 1 의사소통 과정

(1) 발화 산출 시

① 발화 계획(/엄마 밥 줘/라고 말해야지)

② 언어학적 지식 필요(단어 모집, 단어순서 연결, 소리의 연쇄, 소리의 연쇄 연결 등을 의미함)

③ 계획된 발화가 적절히 산출될 수 있도록 해당 발화에 필요한 근육의 움직임

(2) 언어적 차원에서 생리적 차원으로 바뀜

(3) 산출된 발화는 공기 중에 전파되어 물리적(음향적) 차원으로 바뀜 → 청자에게 전달

(4) 청자의 생리적 차원을 거쳐 뇌로 전달되고 뇌로 전달된 청각신호는 언어학적 차원으로 해석됨

## 2 조음음운장애

① 조음음운장애(Articulation and Phonological Disorder) : 여러 이유로 산출된 말소리가 부적절하여 의사소통에 문제가 발생하는것을 의미

② 조음장애(Articulation Disorder) : 생리적 차원, 운동조절의 문제, 산출의 문제

③ 음운장애(Phonological Disorder) : 언어적 차원, 음운지식의 문제, 읽기 문제와 같은 다른 언어영역에서 문제가 동반될 수 있음

**Check!** 챕터확인문제

**1** 산출된 발화는 공기 중에 전파되어 생리적 차원으로 바뀌어 청자에게 전달된다.
(O, X)

**2** 언어적 차원, 음운지식의 문제의 어려움이 있는 장애를 조음장애라고 한다. (O, X)

**3** 조음음운장애는 원인에 따라 크게 조음장애와 음운장애로 나눌 수 있다. (O, X)

**4** 음운장애는 청자의 언어적 차원의 문제로 발생하는 장애이다. (O, X)

**5** 조음음운장애는 증상에 따른 분류이기보다 원인에 따른 분류라고 할 수 있다.
(O, X)

**정답**

1 X (물리적)
2 X (음운장애)
3 O
4 X (청자 → 화자)
5 O

---

| 2절 | 말소리 생성 |
|---|---|

## 1 말소리 산출에 필요한 기관

### (1) 후 두

① 후두의 구조
- 설골(Hyoid Bone)에서 윤상연골(Cricoid Cartilage)까지 해당됨
- 설골, 독립연골(갑상연골, 윤상연골, 후두덮개), 쌍연골(피열연골, 소각연골)
- 이러한 골격 구조가 근육, 인대, 막 등으로 연결되어 있음

② 후두의 음성산출 기능 : 성대의 내·외전으로 인해 음성이 산출됨

### (2) 입천장 : 입천장은 윗니 뒤쪽 치경(Alveolar Ridge), 치경 뒤쪽의 딱딱한 부분인 경구개(Hard Palate), 경구개 뒤쪽 물렁한 부분인 연구개(Soft Palate 또는 Velum), 연구개 끝부분 구개수(Uvula)로 구분

### (3) 혀 : 혀의 가장 앞부분을 혀끝, 그 뒤 혓날(10~15mm 정도), 나머지 혀의 표면을 통틀어 혓몸(전설, 중설, 후설로 나눔), 후설 뒤를 혀뿌리라고 함

### (4) 말소리 산출에 필요한 공간

① 인두벽, 입천장, 혀를 경계로 인두강(Pharyngeal Cavity), 구강(Oral Cavity), 비강(Nasal Cavity)으로 구분

② 성대에서 산출된 소리는 성도의 변화에 따라 다르게 공명되어 의미 있는 말소리로 산출됨

③ 연구개 상승 → 구강음 생성, 연구개 하강 → 비강음 생성

## 2 말소리 산출측면의 음성과 음운

| 음 성 | 음 운 |
|---|---|
| 발음 기관을 통해서 만들어지는 소리 | 의미를 구분할 수 있는 최소 소리 단위 |
| 물리적 | 심리적(정신적) |
| 구체적 | 추상적 |
| [ ] | / / |
| 개별적 | 집단적(사회적) |
| 생리적 | 심리적 |

## 1절 | 모음과 자음

### 1 모음

① 개구도 : 개모음, 반개모음, 반폐모음, 폐모음

② 전후설 : 전설모음, 중성모음, 후설모음

③ 원순성 여부 : 원순모음, 평순모음

④ 조음동작의 수에 따른 구분 : 단모음(Monophthong)과 이중모음(Diphthong)

⑤ 단모음-조음동작 1번, 이중모음-조음동작 2번

⑥ 단모음

| 구 분 | 전설모음 | | 후설모음 | |
|---|---|---|---|---|
| | 평 순 | 원 순 | 평 순 | 원 순 |
| 고모음 | i | y | ɯ | u |
| 중모음 | e | ø | ʌ | o |
| 저모음 | æ | | ɑ | |

⑦ 이중모음 : 상향 이중모음(On-glide)과 하향 이중모음(Off-glide)

⑧ 이중모음 구조
- 상향 이중모음 : 활음 + 단모음(예 ju)
- 하향 이중모음 : 단모음 + 활음(예 aj)

⑨ 활음은 /j/, /w/, /ɯ/ 세 종류로 나뉘고 단모음들(7개)과 결합하여 이중모음(10개)을 만들어냄

⑩ 우리말 이중모음

| 구 분 | i | ɛ | ɑ | ɯ | u | ʌ | o |
|---|---|---|---|---|---|---|---|
| j계 | * | jɛ | jɑ | * | ju | jʌ | jo |
| w계 | wi | wɛ | wɑ | * | * | wʌ | * |
| ɯ계 | ɯi | * | * | * | * | * | * |

**Check!** 쳅터확인문제

1 원순모음 ɯ, o는 전설모음이다. (O, X)

2 활음은 /j/, /w/, /ɯ/ 세 종류로 나뉜다. (O, X)

3 단모음과 이중모음은 각각 몇 개인가?

**정답**

1 X (후설모음)

2 O

3 7개, 10개

**Check!** 챕터확인문제

**1** 발성유형은 무엇이 있는가?

# ② 자음

## (1) 조음위치(Place of Articulation) : 양순음(Bilabial), 치조음(Alveolar), 경구개음(Palatal), 연구개음(Velar), 성문음(Glottal)

## (2) 조음방법(Manner of Articulation)

① 파열음(Plosive), 파찰음(Affricate), 마찰음(Fricative), 설측 마찰음(Lateralfricative), 전동음(Trill), 탄설음(Tap or Flap), 접근음(Approximant), 설측 접근음(Lateral Approximant), 비음(Nasal)

② 파찰음 : 완전 폐쇄 + 불완전 폐쇄

## (3) 발성유형(Phonation Type)

① 유성음(Voiced Sound), 무성음(Voiceless Sound), 유기음(Aspirated Sound), 무기음(Unaspirated Sound)

② 평음(Lax Consonants), 경음(Tense Sound), 격음(Aspirated Sound)

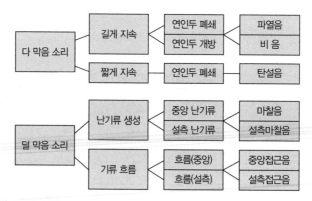

③ 자음은 총 19개로 구성

④ 자음은 조음위치와 조음방법으로 분류 가능

| 구 분 | | 양순음 | 치경음 | 경구개 | 연구개 | 성문음 |
|---|---|---|---|---|---|---|
| 파열음 | 평 음 | ㅂ | ㄷ | | ㄱ | |
| | 경 음 | ㅃ | ㄸ | | ㄲ | |
| | 격 음 | ㅍ | ㅌ | | ㅋ | |
| 마찰음 | 평 음 | | ㅅ | | | ㅎ |
| | 경 음 | | ㅆ | | | |
| 파찰음 | 평 음 | | | ㅈ | | |
| | 경 음 | | | ㅉ | | |
| | 격 음 | | | ㅊ | | |
| 비 음 | | ㅁ | ㄴ | | ㅇ | |
| 유음(설측음) | | | ㄹ | | | |

**정답**

**1** 유성음, 무성음, 유기음, 무기음

⑤ 우리말의 장애음(파열음, 파찰음, 마찰음)은 무성음이며 공명음, 자음
(설측음, 비음)은 유성음

⑥ 긴장성과 기식성으로 평음, 경음, 격음으로 구분

**Check!** **챕터확인문제**

1 파열음, 파찰음, 마찰음은 무성음이고 설측음, 비음은 유성음이다.　(O, X)

2 장애음과 공명음은 연이어 올 수 없다.　(O, X)

3 '과일나무'는 유음화가 나타나는 단어이다.　(O, X)

4 '해돋이'와 '밭이'에서 나타난 음운현상은 경음화이다.　(O, X)

5 '옷고름−신라'는 같은 음운변동으로 묶여 있는 것이다.　(O, X)

| 2절 | **음운변동 과정** |
|---|---|

## 1 음운변동의 과정

**(1) 음운변동** : 환경에 따라 음소는 생략되거나 대치되는 등으로 바뀌는데, 이러한 음소의 변동을 음운현상이라고 함

**(2) 음운현상을 형식화 → 음운규칙(Phonological Rule)**

| 음운변동 | | 규칙 | 예 |
|---|---|---|---|
| 대치 | 평파열음화 | 종성 위치에서 우리말의 모든 장애음들은 (파열음, 파찰음, 마찰음) 같은 조음위치의 평파열음인 [ㄱ, ㄷ, ㅂ] 중 하나로 바뀜 | 부엌[부억] |
| | 설측음의 비음화 | 외래어를 제외하고 /ㄹ/은 /ㄹ/ 뒤 초성, 모음과 모음 사이에서 실현됨. [ㄴ−ㄹ], [ㅁ−ㄹ], [ㅇ−ㄹ]의 연쇄는 실현될 수 없음 | 압력[암녁], 금리[금니] |
| | 장애음의 비음화 | 장애음과 공명음이 연이어 올 수 없음. 장애음은 같은 조음 위치의 공명음으로 실현됨 | 먹는[멍는] |
| | 경음화 | 평음이 경음으로 바뀜 | 모든 장애음과 평장애음 /ㅂ, ㄱ, ㄷ, ㅅ, ㅈ/은 연쇄 가능하지 않음. 평장애음은 장애음 뒤에서 경음으로 바뀜 | 국그릇[국끄륻] |
| | | | 용언 어간말의 비음은 /ㄱ, ㄷ, ㅅ, ㅈ/으로 시작하는 어미와 연쇄될 때 경음화됨 | 감다[감따] |
| | 유음화 | /ㄹ−ㄴ/의 연쇄가 이뤄질 수 없음 /ㄹ−ㄴ/ 결합 시 /ㄴ/은 /ㄹ/ | 별님[별림] |
| | 구개음화 | 종성에 위치한 /ㄷ, ㅌ/이 /ㅣ/로 시작하는 의존 형태소(어미, 조사, 접사) 앞에서 /ㅈ, ㅊ/로 바뀜 | 해돋이[해도지] |
| | 위치동화 | 앞에 있는 음절의 종성이 뒤에 있는 음절 초성의 조음위치와 같은 조음위치로 바뀜 | 신문[심문] |

| | | | |
|---|---|---|---|
| **첨 가** | /ㄴ/ 첨가 | 합성어 사이에서 일어나는 음운현상으로, 앞 형태소가 자음으로 끝나고 뒤에 /j/ 또는 /i/ 로 시작할 때 나타남 | 헛일[헌닐], 솜이불[솜니불] |
| | /ㄷ/ 첨가 | 합성어 중 후행 형태소 합성어가 모음일 경우 /ㄷ/이 첨가된 후 음절화 과정을 거쳐 초성에 /ㄷ/ 실행 | 윗옷[위돋] |
| | | 합성어 중 후행 형태소로 평장애음이 올 경우 평장애음이 경음화가 됨 | 봄비[봄삐] |
| **탈 락** | 자음군 단순화 | 초성과 종성에 두 개의 자음이 이뤄질 수 없음. 두 개의 자음 중 하나 탈락 | 앉다[안따] |
| | /ㄴ/ 탈락 | /ㄴ/은 어두에서 모음 /i/ 또는 활음 /j/와 연 이어 올 수 없음(외래어 제외) | 여자(녀자X) |
| | /ㅎ/ 탈락 | 한 단어에서 공명음 사이에 있는 /ㅎ/은 탈락 | 좋은[조은] |
| | /j/ 탈락 | 경구개음 [ㅈ, ㅊ, ㅉ] 뒤에 활음 /j/가 올 수 없음 | 쟤[재] |
| **축 약** | 격음화 | 평장애음 다음 /ㅎ/이 올 수 없음. 평장애음과 /ㅎ/ 연쇄 시 /ㅎ/ 앞 또는 뒤에서 격음화됨 | 놓다[노타] |

## 3절 | 음운자질

### 1 음운자질

① 음운자질(Phonological Feature)이란 말소리를 구별해주는 특징적인 자질

② 우리말을 구성하는 자음 19개, 단모음 10개, 활음 3개의 소리를 음운자 질로 구별할 수 있음

③ 이분법으로 표시 : (+)있다 / (−)없다.

④ 한국어의 음운자질

| | | | |
|---|---|---|---|
| **주요 분류 자질** | 공명성 (Sonorant) | 성도 울림 | 모음, 활음, 자음(공명음) |
| | 자음성 (Consonatal) | 기류가 방해를 받음 | 자음(공명음, 장애음) |
| | 성절성 (Syllabic) | 단독으로 음절을 이룰 수 있음 | 모 음 |

| 자음분류자질 | 조음방법자질 | 지속성 (Continuant) | 기류가 막히지 않고 지속적임 | 마찰음(치조, 성문) |
| | | 지연개방성 (Delayed Release) | 개방이 즉각적으로 일어나지 않음, 잠깐 성도가 막혔다가 개방 | 파찰음 |
| | | 설측성 (Lateral) | 혀의 측면으로 기류가 흐름 | 유음 |
| | 조음위치자질 | 설정성 (Coronal) | 혓날이 위로 들림 | 치경음, 경구개음 |
| | | 전방성 (Anterior) | 경구개 치경부 앞쪽에서 막힘이 있음 | 양순음, 치경음 |
| | 발성유형자질 | 긴장성 (Tense) | 후두의 긴장을 동반 | 경음, 격음 |
| | | 기식성 (Aspirated) | 성대가 열려 있는 상태에서 만들어짐 | 격음, 성문음 |
| 모음분류자질 | 혓몸자질 | 고설성 (High) | 혓몸이 중립 위치보다 들림 | ㅣ, ㅡ, ㅜ, 활음(j, w, ɰ) |
| | | 저설성 (Low) | 혓몸이 중립 위치보다 내려짐 | ㅏ |
| | | 후설성 (Back) | 혓몸이 뒤로 밀림 | ㅡ, ㅓ, ㅜ, ㅗ, ㅏ, 활음(w, ɰ) |
| | 입술자질 | 원순성 (Round) | 입술이 돌출되며 동그랗게 오므려짐 | ㅜ, ㅗ, 활음(w) |

⑤ 자질표(자음)

| 구 분 | | ㅂ p | ㅃ p* | ㅍ pʰ | ㄷ t | ㄸ t* | ㅌ tʰ | ㄱ k | ㄲ k* | ㅋ kʰ | ㅅ s | ㅆ s* | ㅈ tɕ | ㅉ tɕ* | ㅊ tɕʰ | ㅁ m | ㄴ n | ㅇ ŋ | ㄹ l | ㅎ ɦ |
|---|---|---|---|---|---|---|---|---|---|---|---|---|---|---|---|---|---|---|---|---|
| 주요분류자질 | 공명성 | − | − | − | − | − | − | − | − | − | − | − | − | − | − | + | + | + | + | − |
| | 자음성 | + | + | + | + | + | + | + | + | + | + | + | + | + | + | + | + | + | + | + |
| | 성절성 | − | − | − | − | − | − | − | − | − | − | − | − | − | − | − | − | − | − | − |
| 자음분류자질 | 조음방법자질 | 지속성 | − | − | − | − | − | − | − | − | − | + | + | − | − | − | − | − | − | − | + |
| | | 지연개방성 | − | − | − | − | − | − | − | − | − | | | + | + | + | | | | | |
| | | 설측성 | | | | − | − | − | | | | − | − | − | − | − | | − | | + | |
| | 조음위치자질 | 설정성 | − | − | − | + | + | + | − | − | − | + | + | + | + | + | − | + | − | + | − |
| | | 전방성 | + | + | + | + | + | + | − | − | − | + | + | − | − | − | + | + | − | + | − |
| | 발성유형자질 | 긴장성 | − | + | + | − | + | + | − | + | + | − | + | − | + | + | − | − | − | − | − |
| | | 기식성 | − | − | + | − | − | + | − | − | + | − | − | − | − | + | − | − | − | − | + |

http://cafe.naver.com/slphouse

**Check!** 챕터확인문제

1 자음분류자질에서 조음위치자질은 설정성, 전방성이 있다. (O, X)

2 음운자질 중 [+전방성(Anterior)], [+설정성(Coronal)] 자질을 공통적으로 포함하는 말소리는 /ㅈ/와 /ㅁ/이다. (O, X)

3 /ㄷ, ㅅ, ㅈ, ㄴ, ㄹ/은 설정성(Coronal) 자질을 가지는 자음들이다. (O, X)

**정답**

1 O

2 X (/ㅅ/와 /ㄷ/) +전방성, +설정성 = ㄷ, ㄸ, ㅌ, ㅅ, ㅆ, ㄴ, ㄹ

3 O

⑥ 자질표(모음, 활음)

| 구 분 | | ㅣ i | ㅔ ɛ | ㅡ ɯ | ㅓ ʌ | ㅜ u | ㅗ o | ㅏ α | j | w | ㅟ |
|---|---|---|---|---|---|---|---|---|---|---|---|
| 주요 분류 자질 | 공명성 | + | + | + | + | + | + | + | + | + | + |
| | 자음성 | − | − | − | − | − | − | − | − | − | − |
| | 성절성 | + | + | + | + | + | + | + | | | |
| 모음 분류 자질 | 혓몸 자질 | 고설성 | + | − | + | − | + | − | − | + | + | + |
| | | 저설성 | − | − | − | − | − | − | + | − | − | − |
| | | 후설성 | − | − | + | + | + | + | + | − | + | + |
| | 입술 자질 | 원순성 | − | − | − | − | + | + | − | − | + | − |

---

**4절 | 음절구조**

### 1 운율구조(운율단위)

① 운율구조 : 음절 → 음운 → 단어 → 강세구 → 억양구 → 발화
② 운율단위 중 음절은 가장 하위의 단위이고 발화는 가장 상위의 단위임

### 2 음절구조

**(1) 우리말의 음절유형**

① 1유형 : 모음 하나로 이루어진 음절 – V(예 /α/)
② 2유형 : 활음+모음으로 이루어진 음절 – GV(예 /jα/)
③ 3유형 : 자음+모음으로 이루어진 음절 – CV(예 /so/)
④ 4유형 : 자음+활음+모음으로 이루어진 음절 – CGV(예 /pjʌ/)
⑤ 5유형 : 모음+자음으로 이루어진 음절 – VC(예 /ʌk/)
⑥ 6유형 : 활음+모음+자음으로 이루어진 음절 – GVC(예 /jʌk/)
⑦ 7유형 : 자음+모음+자음으로 이루어진 음절 – CVC(예 /nun/)
⑧ 8유형 : 자음+활음+모음+자음으로 이루어진 음절 – CGVC(예 /kjʌk/)

\* V는 모음, C는 자음, G는 활음

**Check! 챕터확인문제**

1 우리말 운율단위 6가지를 나열해보시오.

2 운율단위 중 음소가 가장 하위의 단위이고 발화는 가장 상위의 단위이다. (O, X)

3 우리말 음절유형은 7개이다. (O, X)

4 다음 말소리 음절구조는 무엇인가요?
• 이거
• 지우개
• 계란국

**정답**

1 음절 → 음운 → 단어 → 강세구 → 억양구 → 발화

2 X (가장 하위의 단위는 음절)

3 X (8개)

4 • VCV
• CVVCV
• CGVCVCCVC

(2) 우리말의 음절구조

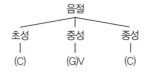

**Check!** 챕터확인문제

**1** 종성에 실현되는 자음은 [ㄱ, ㄴ, ㄷ, ㄹ, ㅁ, ㅂ, ㅅ]로 제한되어 있다. (O, X)

**2** 초성에는 모든 자음이 올 수 있다. (O, X)

**3** /달/을 음성전사하면 [dar]로 표기한다. (O, X)

**4** 다음을 전사해보세요.
① /콜라/
② /싫어/
③ /바둑이/

---

| 5절 | IPA |
|---|---|

## 1 자음

| 구 분 | 양순음 (Bilabial) | 치조음 (치경음, Linguaalveolar or Alveolar) | 경구개음 (치경구개음, Linguapalatal or Palatal) | 연구개음 (Linguavelar or Velar) | 성문음 (Glottal) |
|---|---|---|---|---|---|
| 파열음 (폐쇄음, Plosive) | • 어두초성 p, pʰ, p* <br> • 어중초성 b <br> • 어말종성 p̚ | • 어두초성 t, tʰ, t* <br> • 어중초성 d <br> • 어말종성 t̚ | | • 어두초성 k, kʰ, k* <br> • 어중초성 g <br> • 어말종성 k̚ | |
| 마찰음 (Fricative) | | • j, i, wi 앞 ɕ, ɕ* <br> • 그 외 모음 s, s* | | | • i, j 앞 ç <br> • ɯ 앞 x <br> • u, o 앞 Φw <br> • 그 외 어두초성 h <br> • 어중초성 ɦ |
| 파찰음 (Affricative) | | | • 어두초성 tɕ, tɕʰ, tɕ* <br> • 어중초성 dz | | |
| 비음 (Nasal) | • 음절초성 m <br> • 음절종성 m̚ | • 음절초성 n <br> • 음절종성 n̚ | | • 음절종성 ŋ̚ | |
| 유음 (Liquid) | | • 음절종성, /ㄹ/ 뒤 초성 l <br> • 어중초성 r | | | |

## 2 모음

| 구분 | i 이 | ɛ 애, 에 | a 아 | ɯ 으 | U 우 | ʌ 어 | o 오 |
|---|---|---|---|---|---|---|---|
| j계 | | jɛ 얘, 예 | ja 야 | | ju 유 | jʌ 여 | Jo 요 |
| w계 | wi 위 | wɛ 웨 | wa 와 | | | wʌ 워 | |
| ɯ계 | ɯi 의 | | | | | | |

**정답**

**1** X (ㅅ이 아닌 ㅇ이다)

**2** X (/ㅇ/ 초성 실현되지 않음)

**3** X ([tal]로 표기)

**4** ① [kʰolla]

② [ɕirʌ]

③ [padugi]

## 더 알아보기

### 발음기호 및 변이기호

| [x] | 무성 연구개마찰음(예 Bach) |
| [ɸ] | 무성 양순마찰음 |
| [β] | 유성 양순마찰음 |
| [ʔ] | 성문파열음(예 [mʌʔi]) |
| [w], ɾ | [w] 같은 음질의 r |

### 폐쇄음 방출 발음 구분

| [ʰ] | 기식음(예 [tʰɑp]) |
| [˭] | 무기식음(예 [p˭un]) |

### 비음을 위한 발음 구분

| [˜] | 비음(예 [fæ̃n]) |
| [˭] | 비음화가 아님 |
| [⁺] | 비강 누출이 산출됨 |

### 길이의 발음 구분

| [ː] | 연장화 |

### 유성의 발음구분

| [˳] | 부분적으로 무성음화(예 [spu̥n]) |

### 혀 위치 또는 모양을 위한 발음 구분

| [ⁿ] | 치음화(예 [tɛn̪θ]) |
| [ˠ] | 측음화(예 [ʂop]) |

출처 : 김영태, 심현섭, 김수진(2012), 조음 · 음운장애 아동의 말소리 장애 268p, 박학사

## 더 알아보기

### 변이음

① 'ㄹ'은 음절말 또는 'ㄹ' 뒤 위치에서 설측음(Lateral)으로, 'ㄹ'을 제외한 음절초 위치에서 탄설음(Tap)으로 실현됨
　예 설측음 [l]–물론 , 탄설음 [ɾ]–라면
② 'ㅂ,ㄷ,ㄱ'은 어두에서 성대의 울림이 없고 파열되는 변이음, 음절말에서 성대의 울림이 없고 파열되지 않는 변이음, 유성음 사이에서 성대의 울림이 있고 파열되는 변이음이 옴

| 구 분 | 어두(무성외파음) | 음절말(무성미파음) | 유성음 사이(유성외파음) |
|---|---|---|---|
| ㅂ | p˂ | p˃ | b |
| | 바지, 바위 | 압정, 컵 | 아버지 |
| ㄷ | t˂ | t˃ | d |
| | 다람쥐, 다리 | 믿고 | 사다리 |
| ㄱ | k˂ | k˃ | g |
| | 구름, 고사리 | 미역, 춘천역 | 개구리 |

# CHAPTER

# 03 말소리 발달과정

---

| 1절 | 발달과정 |

---

## 1 말소리 발달과정을 이해해야 하는 이유

① 부모나 교사 등에게 말소리 발달 및 평가에 대한 궁금한 점을 의뢰받았을 때 적절한 상담과 조언이 필요함

② 아동의 말 샘플을 분석하여 말발달이 해당연령에 적합한지를 결정해야 함

③ 치료의 필요성 판단, 지연 정도를 알 수 있음

④ 치료목표를 선택할 시 말소리 발달과정을 고려해야 함

⑤ 연령에 적합한 중재와 목표도달 여부를 결정해야 함

⑥ 말소리 산출 능력이 정상범위에 있는지를 판단하고 치료종결을 결정해야 함

## 2 말소리 발달 연구방법

① 종단연구 : 소수의 아동을 대상으로 시간의 흐름에 따라 나타나는 말소리의 변화를 관찰, 분석하는 방법

· 장점 : 발달순서 및 변화를 자세히 알 수 있음

· 단점 : 비용이 많이 들며 기간이 오래 걸림. 횡단연구에 비해 적은 수의 아동을 대상으로 하기 때문에 일반적인 경우를 예측하기 어려움

② 횡단연구 : 다수 아동을 대상으로 특정한 시점에 자료를 수집, 분석하는 방법

· 장점 : 짧은 시간에 결과를 얻을 수 있기에 경제적임

· 단점 : 대략적인 발달 순서만 추론할 수 있음

③ 지각연구

· 변별 : 2개의 말소리 자극이 같은지 다른지 지각하는 능력

· 확인 : 제시한 자극이 무엇인지 답하거나 선택하는 검사

**Check!** 챕터확인문제

**1** 옹알이 시기 발달 단계 중 후두와 구강조음 기관의 조절능력이 크게 향상되며, 음절성 발음에 근접한 소리가 출현하는 단계는?

**2** 옹알이 시기 발달 순서대로 나열해보시오.

**3** '바바바', '마마마'와 같은 반복적 옹알이 단계가 나타나는 시기는 언제인가?

## ③ 말소리 산출의 발달

### (1) 옹알이 발달시기(0~1세)

① 발성단계(Phonation Stage : 0~1개월)

정상적인 발성이 가능하며 불완전한 공명을 보이는 것이 특징, 자음성분이 짧고 모음 같은 소리를 산출

② 쿠잉단계(Cooing Stage : 2~3개월)

연구개 자음과 같은 소리, 모음 /u/와 유사한 목울림 소리가 나타남

③ 확장단계(Expansion Stage : 4~6개월)

여러 발성유형(물푸레질, 으르렁거림, 비명소리, 혀 굴리는 소리 등)이 나타남. 후두와 구강조음기관의 조절능력이 크게 향상. 발성이 매일매일 다양해지며 음절성 발음(Babbling)에 근접한 소리가 출현함

④ 반복적 옹알이, 음절성 옹알이 단계(Reduplicated Babbling, Canonical Babbling : 6개월 이후)

'바바바', '마마마'와 같은 음절 반복이 나타남. 같은 자음이 반복되고 완전한 공명이 나타남. 음절은 말에 더 가까워지고 억양은 성인의 말과 유사해짐. 소리의 조합과 길이의 발달로 이전보다 더 다양한 유형의 옹알이 형태가 나타남. 자음과 모음의 유사한 소리가 조합되어 나타남

### (2) 초기 음운발달(1~2세)

① 조음위치별 산출 비율 : 양순음 > 치조음 > 연구개음 > 경구개음 > 성문음

② 조음방법별 산출 비율 : 파열음 > 비음 > 파찰음 > 마찰음 > 유음

③ 발성유형별 산출 비율 : 경음 > 평음 > 격음

④ 음절구조별 산출 비율 : CV형 > V형 > VC형 > CVC형

출처 : 문희원, 하승희, 2014

### (3) 후기 음운발달(2~6세)

① 자음 발달

| 구 분 | 음소발달단계 | | | |
|---|---|---|---|---|
| 연 령 | 완전습득연령 95~100% | 숙달연령 75~94% | 관습적연령 50~74% | 출현연령 25~49% |
| 2;0~2;11 | ㅍ, ㅁ, ㅇ | ㅂ, ㅃ, ㄴ, ㄷ, ㄸ, ㅌ, ㄱ, ㄲ, ㅋ, ㅎ | ㅈ, ㅉ, ㅊ | ㅅ, ㅆ |
| 3;0~3;11 | ㅂ, ㅃ, ㄸ, ㅌ | ㅈ, ㅉ, ㅊ, ㅆ | ㅅ | |
| 4;0~4;11 | ㄴ, ㄲ, ㄷ | ㅅ | | |
| 5;0~5;11 | ㄱ, ㅋ, ㅈ, ㅉ | ㄹ | | |
| 6;0~6;11 | ㅅ | | | |

출처 : 우리말 자음의 발달(김영태, 1996)

**정답**

**1** 확장단계(Expansion Stage : 4~6개월)

**2** 발성단계 → 쿠잉단계 → 확장단계 → 반복적 옹알이, 음절성 옹알이 단계

**3** 6개월 이후

- '비음 · 파열음 → 파찰음 → 유음 · 마찰음' 순으로 발달
- 비음 · 파열음
  - 단어 내 위치 : 초성 → 어말종성 → 어중종성
  - 초성 : 양순음 · 치조음 → 연구개음 / 경음 · 평음 → 격음
  - 종성 : 어말종성 · 같은 위치의 어중종성 → 다른 위치의 어중종성
- 유 음
  - 종성에서 먼저 발달, 설측음 → 탄설음
  - 후설모음 → 전설모음
- 마찰음
  - /ㅅ, ㅆ/은 / ㅣ / 모음 앞에서 일찍 습득
  - 성문마찰음 /ㅎ/ → 치조마찰음 /ㅅ, ㅆ/

② 음운오류패턴
- 음운오류패턴이 전형적인 오류패턴인지 아닌지는 후에 말언어장애 아동을 선별하는 데 있어 중요한 정보를 제공함
- 음운오류패턴이 발달적 패턴과 다른 형태의 아동은 조기 중재가 필요함
- 초기발달 및 후기발달 음운오류패턴

| 구 분 | 초기음운패턴(2세) | 후기음운패턴(4세) |
|---|---|---|
| 음절구조변동 | 음절탈락 | |
| | 어말종성탈락 | |
| | 어중종성탈락 | 어중종성탈락 |
| | 유음탈락 | 유음탈락 |
| 음운대치변동 | 마찰음의 파열음화 | 마찰음의 파열음화 |
| | 마찰음의 파찰음화 | |
| | 파찰음의 파열음화 | 파찰음의 파열음화 |
| | 유음의 파열음화 | |
| | 유음의 활음화 | |
| | 연구개음 전방화 | |
| | 경음화 | 경음화 |
| 모음변동 | 단모음화 | 단모음화 |
| | 평순모음화 | 평순모음화 |

출처 : 김수진, 신지영(2015). 말소리 장애. 시그마프레스. 106p.

**Check!** 챕터확인문제

1 자음 발달순서를 나열하시오.
2 종성에서 먼저 발달하는 자음은 유음이다. (O, X)
3 대부분 '풍선'의 /ㅅ/보다 '시계'의 /ㅅ/이 일찍 습득된다. (O, X)
4 늦게 습득되는 음소는 /ㅅ/, /ㄹ/이다. (O, X)

**정답**

1 비음 · 파열음 → 파찰음 → 유음 · 마찰음 순으로 발달
2 O
3 O
4 O

## 4 음운인식 발달

### (1) 단어 → 음절 → 음소 순서로 음운인식이 발달

① 음운인식

- 말소리 단위를 인식하고 조절하는 능력을 말함
- 음운인식은 초기 읽기발달 및 쓰기발달에 영향을 줌
- 음소, 음절, 단어 수준에서 분리, 변별, 합성과제를 제시하여 음운인식 정도 평가

| 구 분 | 단 어 | 음 절 | 음 소 |
|---|---|---|---|
| 4세 | 50% | 34% | 8% |
| 5세 | 75% | 67% | 13% |
| 6세 | 99% | 96% | 51% |

출처 : 홍성인(2001)-김수진, 신지영(2007). 조음음운장애. 시그마프레스 재인용

**더 알아보기**

- 음절분리 : '가위'에서 '가' 소리를 빼면 무슨 소리가 남지?
- 음소합성 : 'ㅋ'과 'ㅗ'를 합하면 무슨 소리가 되지?
- 음절변별 : '자전거, 자물쇠, 책가방' 중 앞소리가 다른 것은?

② 음운인식 과제의 예

| 구 분 | 음소 수준 | 각운 수준 | 음절체 수준 | 음절 수준 |
|---|---|---|---|---|
| 변 별 | '배(과일), 배(탈 것), 코' 중 첫소리가 다른 것은? | '말, 달, 밤' 중 끝소리가 다른 것은? | '밤, 발, 손' 중 첫소리가 다른 것은? | '마트, 마늘, 가지' 중에서 앞소리가 다른 것은? |
| 합 성 | [ㅅ]하고 [ㅗ]를 더하면? | [ㄷ]하고 '알'을 더하면? | '마'하고 [ㄹ]을 더하면? | '택'하고 '시'를 더하면? |
| 분 리 | '소'에서 [ㅅ]을 빼면? | '말'에서 [ㅁ]을 빼면? | '말'에서 [ㄹ]을 빼면? | '택시'에서 '택'을 빼면? |

## 2절 │ 사용빈도

### 1 말소리 사용빈도

(1) **장애음과 공명자음** : 장애음 > 공명음

(2) **조음위치별**

① 유형빈도 : 치경음 > 양순음 = 연구개음 > 치경경구개음 > 후두음

② 출현빈도 : 치경음 > 연구개음 > 양순음 > 치경경구개음 > 후두음

(3) **조음방법별**

① 유형빈도 : 파열음 > 마찰음 = 파찰음 = 비음 > 유음

② 출현빈도 : 파열음 > 비음 > 유음 > 마찰음 > 파찰음

(4) **발성유형별** : 평음 > 경음 > 격음

(5) **단모음과 이중모음** : 단모음 > 이중모음

(6) **활음유형별** : ㅣ계 > ㅜ계 > ㅡ계

(7) **전설모음과 후설모음** : 후설모음 > 전설모음

(8) **원순모음과 비원순모음** : 비원순모음 > 원순모음

(9) **개구도에 따른 모음** : 중모음 > 고모음 > 저모음

**Check! 챕터확인문제**

1 조음위치별 말소리 출현빈도를 나열하시오.

2 말소리를 조음방법에 따라 분류하였을 때 사용빈도가 가장 높은 자음은 파열음이다.
(O, X)

3 후설모음이 전설모음보다 유형과 사용빈도수가 높다.
(O, X)

4 원순모음이 평순모음보다 유형과 사용빈도수가 높다.
(O, X)

**정답**

1 치경 > 연구개 > 양순 > 치경경구개 > 후두

2 O

3 O

4 X (비원순모음 > 원순모음)

**Check!** 챕터확인문제

**1** 청각장애인의 말 특성으로 종성오류가 많고 뒤쪽에서 만들어지는 자음 소리의 오류가 빈번하다.　　(O, X)

**2** 청각장애는 음소경계에서 조음오류를 고치려는 시도를 보인다.　　(O, X)

**1절 | 조음음운장애의 요인**

### 1 청각 기제의 요인

(1) 말소리를 습득할 때 말소리 모방(Imitation)과, 자기감지(Self Monitoring) 능력이 필요함

(2) 500~4000Hz까지의 주파수 대역의 신호 감지는 말소리를 듣는데 중요함 (500~4000Hz까지의 주파수 대역에서 16dB 이상(성인 25dB 기준) 듣기의 어려움을 보이면 청각장애 진단)

(3) 청력손실 정도, 청력손실 시기, 말지각능력, 체계적인 언어치료 및 청능훈련 등은 청각장애인의 조음능력에 영향을 미침

(4) 청각장애인의 말 특성

① 조음이 부정확, 말명료도 낮음, 음성 왜곡

② 말속도 느림, 음도 문제(높거나 낮음), 운율 문제, 과비성 또는 과소비성, 음소연장

③ 대치, 생략, 왜곡 다양한 오류

④ 자음 : 종성오류 많음, 비교적 뒤쪽에서 만들어지는 자음의 오류가 많음, 평음, 경음, 격음 구별의 어려움, 첨가 오류 빈번

⑤ 모음 : 이중모음의 단모음화, 모음 길이 연장, 모음 왜곡, 모음 간 구분의 어려움

**정답**

**1** O

**2** X (말실행증의 특징)

**더 알아보기**

**농아동이 보이는 말소리 오류 패턴**
- 생략 오류
  - 어말자음 생략
  - 모든 문맥에서 /s/ 생략
  - 어두자음 생략
- 대치 오류
  - 무성자음을 유성음으로 대치
  - 구강자음을 비음으로 대치
  - 피드백이 어려운 음소 대치(촉각적, 근육운동감각이 어려운 자음을 쉬운 자음으로 대치)
    예 /r/를 /w/로 대치
  - 특정 모음을 다른 모음으로 대치
- 왜곡 오류
  - 힘의 강도(폐쇄음과 마찰음 산출 시 힘이 너무 들어가거나 적게 들어감)
  - 모음산출 시 과대비성
  - 부정확하게 모음을 조음
  - 모음의 길이(모음의 길이를 지나치게 늘려 구분이 어려움)
  - 이중모음의 길이(이중모음의 첫 번째 또는 두 번째 모음을 적절한 길이로 산출하지 못함)
- 첨가 오류
  - 자음 사이에 불필요한 모음의 첨가
  - 어말 폐쇄음 산출 시 불필요한 개방
  - 모음의 이중모음화
  - 모음산출 전에 불필요한 호흡

출처 : 김영태 外공역(2012), 조음 · 음운장애 아동의 말소리장애 Calvert(1982), 162p, 박학사

## ② 말산출 기관의 구조와 기능 요인

(1) **연구개** : 연구개 구조의 문제가 없어도 기능적으로 문제를 보일 수 있음
  ① 조음문제
  - 연인두 폐쇄기능 : 연인두 근육을 통해 비강을 열거나 막는 정상적인 기능
  - 연인두 폐쇄부전(Velopharyngeal Incompetence, VPI) : 연인두 폐쇄의 문제로 모든 말소리가 비음화 됨
  - VPI로 인한 말소리 장애의 특성
    - 모음, 구강자음, 활음, 유음 등의 과비음화
    - 구강 공기압력의 약화로 인해 폐쇄음, 마찰음, 파찰음의 왜곡
    - 폐쇄음의 성문폐쇄음화 및 마찰음의 인두마찰음화

**Check!** 챕터확인문제

**1** 축농증, 비염, 편도 비대와 같은 문제는 과대비성의 연구문제로 조음오류가 나타날 수 있다. (O, X)

**2** 입술은 양순음 산출 시 중요하며 이상이 생길 경우 명료도에 큰 영향을 준다. (O, X)

② 공명문제

- 과비성 : 소리에너지가 비강과 구강에서 모두 진동, 모음 연장발성 시 잘 나타남, 무성자음에는 영향을 덜 미침
- 비누출 : 비강으로 부적절한 기류가 방출, 과비성과 달리 압력자음인 파열음, 마찰음, 파찰음 등에서 나타남, 과비성과 비누출은 연인두폐쇄부전과 관련이 큼
- 과소비성 : 비강이 부분적으로 막혀 비강으로의 기류가 감소, 비강자음과 비음동화가 나타나는 말에서 확인할 수 있음
- 무비성 : 비강로가 완전히 막혀 비강으로의 기류가 전달되지 않음, 비강자음들이 폐쇄음(구강음)으로 들림
- 맹관공명 : 관의 한쪽이 막혀서 소리가 빠져나가지 못하는 것과 같은 소리(예 코막힘)

**(2) 경구개** : 구개파열 시 공명장애 발생, 치경음과 구개음의 산출이 어려움

**(3) 비인두** : 비염, 축농증, 편도 비대와 같은 문제는 과소비성의 문제를 보일 수 있음

**(4) 혀** : 혀는 혀끝과 혀의 앞부분이 중요, 혀끝과 혀의 앞부분은 말산출에 중요한 부분으로 이 부분을 횡단으로 절제한 경우, 말산출에 큰 영향을 줌

**(5) 입술** : 입술은 양순음 산출 시 중요, 하지만 이상이 있어도 명료도에 큰 영향을 미치지 않음

**(6) 치 아**

① 원심교합(Overbite) : 윗니가 아랫니를 덮음
② 근심교합(Underbite) : 아랫니가 윗니를 덮음, 아래턱이 밖으로 나옴(주걱턱)
③ 이개교합(Openbite) : 입을 다물어도 윗니와 아랫니 사이가 벌어짐

**정답**

**1** X (과소비성의 문제)

**2** X (영향을 많이 주지 않음)

더 알아보기

## 말산출 기관의 구조적 이상

| 구 분 | 경미한 경우 | 심각한 경우 |
|---|---|---|
| 입 술 | • 양순음 산출을 위해 입술 이용<br>• 조음에 영향을 미치지 않음 | • 파열의 경우 윗입술의 운동 제한<br>• 보상조음행동으로 발전 가능 |
| 치 아 | • 영어 자음을 정확하게 산출하기 위해 필요(예 /f/, /v/, /s/, /z/)<br>• 치아의 교합 : 입을 다물었을 때 치아의 정렬을 의미<br>　→ 부정교합 자체가 정상적 조음을 방해하는 것은 아니지만, 어느 정도 영향이 있음<br>• 결손치(Missing Teeth) : 치아의 상태 결손<br>　→ 치아와 관련된 주요한 말소리 산출에 결정적 역할을 하지만 아동들마다 미치는 영향이 다름 | |
| 허 | • 말산출 시 가장 중요<br>• 설유착증 또는 설단증 : 조음의 문제를 일으킬 확률이 거의 희박<br>• 혀의 기능과 조음 간의 관련성 연구 : 조음검사점수가 정상범위였지만 조음 오류 많았음<br>• 대설증 또는 소설증 : 관련성 없는 것으로 보임 | • 혀의 일부분 절제 경우 : 말산출에 끼치는 영향은 다양<br>• 아래턱, 입술, 뺨과 구개를 서로 조정하면서 말을 산출 |
| 경구개 | 거의 연구가 이루어져 있지 않음 | • 상악의 부분절제 : 수술적으로 또는 보철을 사용하여 구개열을 막음<br>• 보철을 사용한 경우 말명료도 증가<br>• 경구개열 파열을 갖고 태어난 신생아의 경우, 생후 12~14개월 사이에 구개수술을 받아야 조음 방해를 받지 않음 |
| 연구개 | | • 연인두 개폐능력에 초점<br>• 비강과 구강을 분리시키기 위해 작동하는 밸빙작용<br>• 연인두 기능 부전증 : 연구개 파열환자 및 마비말장애 환자에게도 보임<br>• 연구개 마찰음과 성문폐쇄음 등에 영향을 받음<br>• 과대비성이 발생 |
| 비인두 | | 과대비성과 과소비성 관련 |

**Check!** 챕터확인문제

**1** 말실행증의 경우 마비말장애와는 다르게 조음오류가 비일관적이다. (O, X)

**2** 발달성 말실행증에서 발화의 길이와 복잡성이 증가할수록 오류도 증가한다. (O, X)

## ③ 신경계 조절 요인

### (1) 마비말장애

① 말산출 운동의 실행 시 근육의 마비, 약화, 협응의 문제로 명료도가 낮음

② 발성, 호흡, 조음, 공명, 운율의 문제를 동반함

③ 부정확한 자음, 모음 왜곡, 음소 연장 및 반복

### (2) 말실행증

① 말산출 운동의 프로그래밍 문제로 마비말장애와 달리 근육의 마비, 약화, 협응의 문제는 없음

② 오류 유형이 다양하며 일관적으로 나타나지 않고 모색행동이 나타남

③ 조음(왜곡된 소리로 대치 또는 첨가)과 운율의 문제를 보임

④ 예기적(Anticipatory) 동시조음으로 조음점이 길어짐

⑤ 자음과 모음 둘 다 오류를 보임, 대부분 대치오류이며 가끔 왜곡과 첨가를 하기도 함, 말속도 느림, 모음과 쉼이 길어짐, SMR을 더욱 어려워 함

## ④ 언어-인지적 요인

### (1) 언 어

① 언어발달 : 조음음운장애를 지닌 아동들이 언어발달에서 문제를 보일 가능성이 높음

② 음운인식 : 말소리의 단위를 나누거나 합성할 수 있는 능력의 문제

③ 음운처리 : 음소의 추상적인 표상을 머릿속에 등록하고 다시 꺼내 구어 계획을 세우도록 하는 과정에서 발생하는 음운론적 처리구조의 문제

### (2) 지 능

지능과 조음능력이 비례하는 것은 아니나 지적장애 집단의 경우 높은 상관관계를 보임

## ⑤ 심리 사회적 요인

### (1) 성별 : 남자 > 여자

### (2) 형제 : 형, 누나가 있는 아동 > 맏이, 외동

정답

1 O

2 O

## 6 유전적 요인

① 말소리장애와 습득의 문제는 유전적 요인과 관련이 있음
② 다운증후군은 인지적 손상으로 인해 전반적으로 말소리 습득이 지체됨. 또한 약한 근긴장도, 중이염, 대설증 또는 구강이 작은 특성은 말장애와 관련이 있음
③ 다운증후군의 말소리 발달은 전반적으로 지체된 패턴을 보이며, 어린 정상 아동에게는 보이지 않는 비음생략, 치찰음의 설측음화 현상을 보인다고 함

출처 : Robert(2005)

---

## 2절 | 조음음운장애의 종류

### 1 기질적 조음음운장애

(1) **조음장애** : 생리적 차원, 운동조절의 문제, 산출의 문제

(2) **음운장애** : 언어적 차원, 음운지식의 문제, 읽기 문제와 같은 다른 언어 영역에서 문제가 동반될 수 있음

### 2 기능적 조음음운장애

① 청각 정상
② 조음기관의 구조적 문제 없음
③ 조음기관의 신경학적 문제 없음
④ 음운을 제외한 다른 언어 영역 정상
⑤ 조음음운 발달 지체, 잘못된 조음습관을 원인으로 추측하나 명확히 밝혀진 바 없음

**Check!** 챕터확인문제

1 기능적 조음음운장애의 예로 '잘못된 조음습관으로 조음 정확도가 낮은 아동'이 있다.
(O, X)

정답

1 O

# CHAPTER
# 05 조음음운장애 평가

**1** 조음음운평가 및 진단이 필요한지 알아보기 위해 실시하는 검사를 선별검사라고 한다. (O, X)

**2** 심화검사는 여러 맥락을 고려하여 오류를 보이는 부분을 집중적으로 평가해야 한다. (O, X)

**3** 평가 맥락에서 발화자료의 경우 평가 분석시간이 많이 걸리지만 모든 음운을 포함하여 유용하다. (O, X)

**4** 규준이 있는 검사로 또래집단이 비교가 가능한 검사를 무엇이라고 하는가?

## 1절 | 검사종류

### 1 선별검사, 심화검사

(1) 선별검사
  ① 조음음운평가 및 진단이 필요한지 알아보기 위해 실시하는 검사
  ② 짧은 시간 안에 할 수 있음
  ③ 공식 선별검사 : 한국어 자음 선별검사(김민정, 배소영, 2000)
  ④ 비공식 선별검사 : 숫자세기, 주소 말하기, 요일세기 등의 기계적 발화, 질문에 대답하기, 음운발달 순서를 고려한 몇 개의 낱말 말하기 등

(2) 심화검사
  ① 조음문제에 대해 자세히 알아보기 위해 진행하는 검사
  ② 여러 맥락을 고려하여 문제가 되는 부분을 집중적으로 평가

### 2 표준화 검사, 비표준화 검사

(1) 표준화 검사(U-TAP, KS-PART, APAC, OSMSE-R)
  ① 규준이 있는 검사로 또래집단과 비교가 가능
  ② 짧은 시간 안에 다양한 조음 정보를 수집 가능
  ③ 경제적이며 검사 절차와 분석이 용이
  ④ 검사 단어들이 실제 발화에서의 조음 능력을 대표하지 않을 수 있음

(2) 비표준화 검사(자발화 검사, 자극반응도 검사, 문맥검사)
  ① 자발적인 연결 발화를 수집하여 분석
  ② 실제 조음음운 능력을 가장 잘 반영
  ③ 신뢰도와 타당도 확보, 또래 아동과 비교하기 어려움
  ④ 모든 음운을 포함하지 않을 수 있음

**정답**

**1** O

**2** O

**3** X (모든 음운이 포함되지 않을 경우가 있음)

**4** 표준화 검사

## 3 조음음운장애 검사 분석수준

### (1) 분석수준

말소리 자체를 분석하는 수준(음소목록), 말소리체계의 오류패턴을 분석하는 수준(음운변동)

### (2) 독립분석(Independent Analysis)

독립적으로 아동의 수행능력에 초점을 두고 아동이 산출한 음소목록이나 음절구조, 음운규칙을 분석하는 것

예 아동이 산출할 수 있는 말소리 목록표를 작성하는 것

### (3) 관계분석(Relational Analysis)

성인의 목표형태와 관련지어 음소분석을 하거나 오류패턴을 분석하는 경우

→ 음소목록분석과 음운변동분석 모두에 적용 가능

예 성인의 말소리 목록표를 만든 뒤 아동이 산출하는 형태를 기입하는 방식

**Check! 챕터확인문제**

1 아동의 수행능력에 초점을 두고 산출한 음소목록이나 음절구조, 음운규칙을 분석하는 것을 독립분석이라고 한다. (O, X)

**정답**

1 아동용 발음평가(APAC), 우리말 조음음운 검사2 (U-TAP2), 한국어 표준 그림 조음음운 검사(KS-PAPT)

**Check! 챕터확인문제**

1 현재 표준화 검사인 조음음운 평가도구는 무엇이 있는가?

2 /퍼, 터, 커/ 중 하나의 음절을 반복하는 과제는 교대운동속도(AMR)라고 한다.
(O, X)

3 자음정확도(Percentage of Correct Consonant)를 구하는 공식은 무엇인가?

4 다음의 발화들의 자음정확도를 구해보시오.

① /오빠 나 콜라랑 치즈버거 사주세요/ → [오빠 나 코야랑 띠드버거 따두데요]
② /엄마 배고파 졸려/ → [엄마 배오파 오여]
③ /김치는 맵고 계란은 안 매워/ → [긴치는 앱꼬 계야는 안 매어]

## 2절 평가

### 1 공식평가 종류

| 구분 | 연령 | 검사 |
|---|---|---|
| 아동용 발음평가 APAC(2007) | 만 3세 이상의 취학 전 아동이나 취학 전 아동 수준의 조음음운 능력을 보이는 취학 아동 | • 단어검사 : 단어 37개, 자음 19개, 말소리 70개(어두 및 어중초성, 어중 및 어말종성)로 구성<br>• 문장검사 : 모방 및 대화로 문장을 전체적으로 검사 |
| 우리말 조음음운 검사2 U-TAP2(2020) | 만 2세 6개월 ~ 7세, 문장수준 항목의 경우 만 3세부터 평가 가능 | • 단어검사 : 단어 30개<br>• 문장검사 : 11개의 그림을 각각 4~6개의 목표어절을 유도하는 검사(목표어절 47개)<br>• 비일관성 검사 : 단어수준 검사의 목표단어 중 10개를 3차례 더 반복 산출하게 함으로써 비일관적 오류를 보이는 아동을 선별<br>• 다양한 말소리장애 지표들(단어단위정확률(PWC), 평균음운길이(PMLU), 단어단위근접률(PWP))에 대한 분석이 가능<br>• 분석/채점프로그램 제공 |
| 한국어표준 그림 조음음운 검사 KS-PAPT(2008) | 3세~성인까지이며, 3~6세까지 아동을 대상으로 표준화함 | 단어검사 : 선별 30개, 정밀 75개, 자음 19개, 말소리 50개 또는 122개(어두 및 어중 초성, 어중 및 어말 종성), 단모음 7개로 구성 |
| 구강 조음기관의 기능 선별검사 OSMSE-R(1981) | 구강 조음 기관의 구조와 기능에 문제가 있는 아동, 성인 모두 | • 구강조음 기관의 해부학적 구조와 기능을 검사하는 선별 검사<br>• 입술, 혀, 턱, 치아, 경구개, 연구개, 인두, 호흡의 구조와 기능, 교호 운동을 검사 |

### 2 자발적인 연결 발화에서 평가

(1) 조음정확도

① 자음정확도(Percentage of Correct Consonant, PCC ; Shriberg & Kwiatkowski, 1993)

$$자음정확도(\%) = \frac{바르게\ 조음한\ 자음\ 수}{조음해야\ 할\ 총\ 자음\ 수} \times 100$$

• 자음정확도 산출의 예(단어)

• 목표 단어[화자의 발음] : 컵[업], 지우개[지우애], 필통[피통]
• 조음해야 할 총 자음 수 : 8개
• 바르게 조음한 자음 수 : 5개
• 자음정확도(%) = $\frac{5}{8} \times 100$

**정답**

1 아동용 발음평가(APAC), 우리말 조음음운 평가(U-TAP), 한국어 표준 그림 조음음운검사(KS-PAPT)

2 O

3 바르게 조음한 자음 수/조음해야 할 총 자음 수×100

4 ① 7/14×100 = 50%
② 4/8×100 = 50%
③ 11/14×100 = 78.57%
(바르게 조음한 자음 : 긴치는 → ㄱ, ㅊ, ㄴ, ㄴ / 앱꼬 → ㅂ, ㄲ / 계야는 → ㄱ, ㄴ, ㄴ / 안 → ㄴ / 매워 → ㅁ)

• Shriberg와 Kwiatkowski 장애 정도 척도

| | |
|---|---|
| 85~100% | 경도(Mild) |
| 65~85% | 경도-중등도(Mild-moderate) |
| 50~65% | 중등도-중도(Moderate-severe) |
| <50% | 중도(Severe) |

② 모음정확도

$$모음정확도(\%) = \frac{바르게\ 조음한\ 모음\ 수}{조음해야\ 할\ 총\ 모음\ 수} \times 100$$

③ 조음정확도

$$조음정확도(\%) = \frac{바르게\ 조음한\ 음소\ 수}{조음해야\ 할\ 총\ 음소\ 수} \times 100$$

**(2) 단어단위정확률(전체단어정확도, Proportion of Whole Word Correctness, PWC)**

① 단어단위정확률(PWC)는 아동이 산출한 단어의 오류 여부를 알아보는 것

② 아동의 발음 전사와 성인의 표준 발음 전사를 비교하여 두 전사의 내용이 완전히 일치하면 정반응으로 간주

③ **측정방법** : 단어단위정확률의 계산방법은 정반응 단어의 수를 전체 단어의 수로 나누는 것

$$PWC = \frac{정확하게\ 발음한\ 단어\ 수}{전체\ 단어\ 수}$$

**(3) 단어단위근접률(전체단어근접도, Proportion of Whole Word Proximity, PWP)**

① 단어단위근접률(PWP)은 단어단위 분석 유형들 중 단어단위변화율과 더불어 명료도를 측정할 수 있는 방법, 즉 성인의 산출 단어와 아동이 산출한 단어의 근접성 정도를 평가하여 아동 발화의 명료도를 양적으로 측정 가능함

② **측정방법** : 단어단위근접률의 계산 방법은 아동의 단어단위복잡률 점수를 성인의 단어단위복잡률 점수로 나누는 것

$$PWP = \frac{아동의\ 단어단위복잡률}{성인의\ 단어단위복잡률}$$

(4) 평균음운길이(Phonological Mean Length of Utterance, PMLU) = 단어단위복잡률(Proportion of Whole Word Complexity, PWWC)

① 단어단위복잡률(PWWC)을 구하기 위하여 평균음운길이(Phonological Mean Length of Utterace)를 측정

② 평균음운길이는 아동이 산출한 단어의 길이와 정조음한 자음을 이용하여 측정

③ 측정방법

- 아동이 발화한 모든 모음과 자음에 1점을 부여한 후 정조음한 자음에 대해서만 다시 1점을 부가
- 모음은 신뢰도가 낮으므로 정조음에 대한 추가점수가 부여되지 않음
- 평균 단어단위복잡률의 계산 방법은 전체 단어의 평균 복잡률을 전체 단어의 수로 나누는 것

$$PWWC = \frac{\text{단어의 평균 복잡률}}{\text{전체 단어 수}}$$

**더 알아보기**

**PMLU 계산기준**

1. 자음과 모음에 1점씩 주고 정확히 발음한 자음에 1점 추가
2. 이중모음의 경우 /j w ɰ/에는 각 1점 추가
   예 와(2), 사과(7)
3. 적절한 위치에서 산출한 분절음에만 점수를 주고 첨가한 자음이나 모음에는 점수를 주지 않음
   예 '다르지'(9) → '달르지'(9) 종성 /ㄹ/ 제외
   '한다'(8) → '한다요'(8) 첨가한 음절 제외
   '이거'(4) → '여거'(4) 이중모음 제외
4. 목표단어 형태는 문어 기준이 아니라 구어 기준으로, 철자법이 아닌 발음되는 형태로 계산함
   예 '있대' → '이때'(4)
5. 목표 형태는 성인발음을 원칙으로 하나 구어적인 특징을 고려함
   예 하께/할게 모두 인정

출처 : 김수진, 신지영(2015). 말소리 장애. 시그마프레스. 148p 참고

### (5) 말명료도

화자가 말하고자 하는 바를 청자가 이해한 정도

**더 알아보기**

**말명료도에 영향을 미치는 요인들**

• 말소리 오류의 종류 : 첨가, 탈락 > 대치 > 왜곡
• 오류 말소리의 일관성(일관성이 떨어질 때 명료도도 떨어짐)
• 오류 말소리 빈도(고빈도 말소리에서 오류가 나타나면 명료도가 떨어짐)
• 화자의 운율적 요소 : 말속도, 높낮이 변화, 음질, 강도, 유창성 등
• 친숙도

① 말명료도 지표(Percentage of Intelligible Words or Syllables)

$$명료도(\%) = \frac{청자가\ 바르게\ 받아\ 적은\ 발화\ 낱말(혹은\ 음절)\ 수}{화자가\ 의도한\ 발화\ 낱말(혹은\ 음절)\ 수} \times 100$$

② 척도 평가법(= 평정법, Rating Scale) : 등간 척도
  • 1점(전혀 명료하지 않아 이해 불가능함)
  • 5점(명료하여 완전히 이해할 수 있음)
  • 주로 5점 또는 7점 척도를 많이 사용함

### (6) 자극반응도

① 자극반응도란 오류 음소에 대해 단서(청각적, 시각적, 촉각적)를 제공했을 때 바르게 산출할 수 있는 능력
② 중재 없이 획득할 수 있는 소리를 구별, 발화의 수준 및 유형 설정, 일반화 예측을 위해 사용(자극반응도가 높다면 아동은 소리 습득 과정에 있음을 의미함)

### (7) 맥락(Context)

① 의사소통 수행 수준에 영향을 미치는 환경적 요인들을 말함
② 오류일관성과 관련
  • 일반 맥락 : 대화 상대, 대화 장소
  • 언어학적 맥락 : 음소, 무의미 음절, 일음절 낱말, 다음절 낱말, 문장, 대화

**Check! 챕터확인문제**

**1** 오류 음소에 대해 시각적, 청각적, 촉각적 단서를 제공했을 때 오류음소를 바르게 산출할 수 있는 능력을 평가하는 검사를 무엇이라고 하는가?

**2** 언어발화를 다양한 수준에서 평가하기보다는 하나의 언어학적 맥락에서 집중적으로 검사한다. (O, X)

**정답**

**1** 자극반응도 검사
**2** X (다양한 맥락에서 검사)

③ 문맥검사(Contextual Testing)
- 오류음소에 미치는 주변 소리들의 영향에 초점을 둔 검사
- 오류음소의 산출에 긍정적인 영향을 미치는 주변 소리를 찾아 촉진적 음성문맥(Facilitating Phonetic Context)을 확인
- 치료의 시작점을 확인하고 조음오류의 일관성을 측정하기 위해 실시함

## ③ 오류 패턴 분석

### (1) 변별자질로 분석
① [−전방성] → [+전방성](/ㄱ/ → /ㄷ/)
② [+기식성] → [−기식성](/ㅌ/ → /ㄸ/)

### (2) 조음위치, 조음방법, 발성유형으로 분석
① 경구개음 → 치조음(/ㅈ/ → /ㄷ/)
② 마찰음 → 파열음(/ㅅ/ → /ㄷ/)
③ 기식음 → 경음(/ㅌ/ → /ㄸ/)

### (3) 음운변동으로 분석
① 전방화(자석[다덕], 가구[다두])
② 종성 생략(빵빵[빠빠], 가방[가바], 뱀[배])
③ 음운변동 표시 방법

$$- t_6 \rightarrow t \,/\, \# \_\_\_ \text{V (모음 앞에서 /ㅈ/이 /ㄷ/으로 조음)}$$
$$- t \,/\, t_6 \,/\, \# \_\_\_ \text{V}$$

## 4 오류 패턴 종류

### (1) 전체 단어 변동

① 첨가 : 음절 첨가, 자음 첨가

② 생략 : 자음 생략, 음절 생략

③ 동화 : 자음조화, 음절반복, 자음연쇄 단순화

④ 도치, 이동

| 음운변동 | | 예 |
|---|---|---|
| 첨 가 | 음절 첨가 | 사랑합니다 → [하야하니니다] |
| | 자음 첨가 | • 지우개 → [지구개]<br>• 이마 → [미마] |
| 생 략 | 자음 생략 | • 자두 → [아두] : 초성 생략<br>• 빵빵 → [빠빠] : 종성 생략 |
| | 음절 생략 | • 할머니 → [함미]<br>• 아이스크림 → [아크임] |
| 동 화 | 자음조화 | • 포도 → [포포]<br>• 나무 → [마무] |
| | 음절반복 | • 포도 → [오오]<br>• 사탕 → [탕탕] |
| | 자음연쇄<br>단순화 | • 양말 → [얌말]<br>• 침대 → [친대] |
| 도치, 이동 | | • 햄버거 → [햄거버]<br>• 창문 → [찬뭉] |

### (2) 분절대치 변동

① 조음방법 오류 : 파열음화, 파찰음화, 마찰음화, 탈비음화, 비음화, 유음 오류

② 조음위치 오류 : 전방화, 양순음화, 치조음화, 연구개음화, 성문음화

③ 발성유형 오류 : 이완음화, 긴장음화, 기식음화, 탈기식음화

④ 왜곡 오류 : Frontal Lisp, Lateral Lisp

**Check!** 챕터확인문제

**1** 조음음운장애 오류 유형은 무엇이 있는가?

**2** 다음 발화에서 조음오류는 무엇인가?

> ① 바지 → [바디]
> 땅콩 → [따고]
> ② 사과 → [차과]
> 비누 → [미누]

**정답**

**1** 대치, 생략, 첨가, 왜곡

**2** ① 전방화, 탈기식음화
종성 생략
② 파찰음화, 비음화

더 알아보기

### 조음방법 오류

| 음운변동 | | 예 |
|---|---|---|
| 파열음화 | 마찰음의 파열음화 | 사과 → [다과] |
| | 유음의 파열음화 | 고래 → [고대] |
| 마찰음-파찰음화 | 마찰음화 | 자두 → [사두] |
| | 파찰음화 | 색종이 → [책종이] |
| 비음 오류 | 비음화 | 비누 → [미누] |
| | 탈비음화 | 모자 → [보자] |
| 유음 오류 | 유음의 단순화 | 고래 → [고애], [고ㅐ] |

### 조음위치 오류

| 음운변동 | | 예 |
|---|---|---|
| 전방화 | 양순음화 | 다람쥐 → [바람지] |
| | 연구개음의 전방화 | 거지 → [더지] |
| 후방화 | 연구개음화 | 단추 → [당추] |
| | 치조음화 | 모자 → [노자] |
| | 성문음화 | 사자 → [하자] |

### 발성유형 오류

| 음운변동 | | 예 |
|---|---|---|
| 긴장성 자질 | 긴장음화 | 자두 → [다뚜] |
| | 이완음화 | 포도 → [보도] |
| 기식성 자질 | 기식음화 | 집 → [칩] |
| | 탈기식음화 | 단추 → [단주] |

### 왜곡 오류

| 음운변동 | | 예 |
|---|---|---|
| 치간음화 | 치경음 또는 경구개음이 치간음으로 왜곡 | '싸워' → [ㅆ(ㅏ)워] |
| 구개음화 | 치경음이 구개음으로 왜곡 | '없어' → [업ㅆㅓ] |
| 설측음화 | 치경음 또는 경구개음이 설측음으로 왜곡 | '사탕' → [ㅅ(ㅏ)탕] |

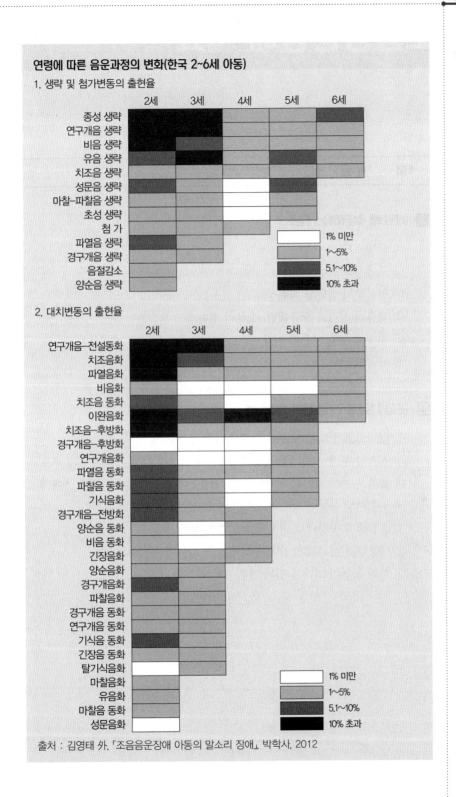

**연령에 따른 음운과정의 변화(한국 2~6세 아동)**

1. 생략 및 첨가변동의 출현율

출처 : 김영태 外, 「조음음운장애 아동의 말소리 장애」, 박학사, 2012

**Check! 챕터확인문제**

**1** 치료 결정 시 고려사항에는 무엇이 있는가?

## 1절 | 개 요

### 1 치료를 결정하는 요소

① 말명료도
② 조음정확도
③ 말산출의 발달상 적절성
④ 오류의 성질과 오류패턴, 오류의 지속성
⑤ 문제에 대한 아동의 지각
⑥ 자극반응도

### 2 조음치료를 진행해야 하는 예

① 말명료도가 너무 낮은 2.5~3세 아동
② 심각한 문제나 특이한 음운문제를 보이는 3세 이상 아동은 중재 후보
③ 음운 수행이 적어도 연령평균 −1 표준편차 이하인 8세 아동은 중재 후보
④ 9세 이상 아동이 지속적으로 말소리 오류를 보이는 경우
⑤ 음운오류가 장애로 인식되는 10대나 성인
⑥ 아동 자신이나 부모가 아동의 말소리 산출에 염려하는 경우
⑦ 사회 직업적 기대가 있는 경우

**정답**

**1** 조음정확도, 말명료도, 자극반응도, 말산출의 발달상 적절성 등

## 2절 | 목표 설정 시 고려할 사항

Check! 챕터확인문제

1 치료 목표를 설정할 때 자극 반응도, 말소리 사용 빈도, ( ), 문맥, 개인의 욕구 등을 고려해야 한다.

### 1 목표 단어를 설정하기 위해 고려할 사항

**(1) 자극반응도**

① 아동이 소리를 모방한다는 것은 다른 문맥에서의 일반화가 일어날 수 있는 예측요인

② 자극반응도가 높은 음소는 자연회복될 가능성이 높음

③ 아동이 모방할 수 있는 언어단위(개별 음소, 음절, 낱말, 구) 중 가장 복잡한 수준에서 시작

④ 훈련 음소들을 선택할 때는 자극반응도를 고려하여 서로 다른 음소 자질들 중에서 선택

**(2) 발생빈도**

① 발생빈도가 높을수록 명료도에 영향을 미칠 가능성이 더 커짐

② 발생빈도가 높은 단어 선택 치료 시 아동의 전반적인 명료도 영향

---

**더 알아보기**

**우리말 소리의 사용빈도**

· 상위 6개의 고빈도 소리 순서 /ㅏ, ㄴ, ㄱ, ㅣ, ㅓ, ㄹ/
· 한국어 자음 19개 중 공명음은 4개에 불과하지만 자음의 사용빈도는 장애음과 공명음이 각각 55.8%, 44.2%의 비율(공명음의 비율이 장애음에 비해 월등함)
· 공명음은 장애음에 비해 유형 빈도는 매우 낮지만, 출현 빈도는 매우 높음
· 한국어 자음의 조음위치별 유형빈도 : 치경음(7) > 양순음(4) = 연구개음(4) > 치경경구개음(3) > 후두음(1)
· 한국어 자음의 조음위치별 출현빈도 : 치경음 > 연구개음 > 양순음 > 치경경구개음 > 후두음
· 한국어 자음의 조음방법별 유형빈도 : 파열음(9) > 마찰음(3) = 파찰음(3) = 비음(3) > 유음(1)
· 한국어 자음의 조음방법별 출현빈도 : 파열음 > 비음 > 유음 > 마찰음 > 파찰음
· 한국어 자음의 발성유형별 출현빈도 : 평음 > 경음 > 격음
· 한국어 모음의 사용빈도에서 주목할 사항
 – 단모음 7개가 고빈도 상위 7등까지 차지
 – 유형수에서 큰 차이를 보이지 않는 ㅜ계 이중모음과 ㅣ계 이중모음은 출현빈도에서 큰 차이 보이며, ㅣ계 이중모음이 대다수를 차지
 – 전설보다 후설모음이, 원순보다 평순모음이 발생빈도와 유형빈도 모두에서 높은 비율 보임

---

**(3) 발달상 적절성**

① 치료대상의 나이를 고려하여 목표를 설정해야 함

② 4세 기능적 조음음운장애 아동의 경우 낱말수준에서 'ㅅ'의 산출을 목표로 할 수 있지만 자발화 문맥에서 산출하기는 적절하지 않을 수 있음

정답

1 발달상 적절성

**Check!** 챕터확인문제

**1** (ㄱ)은 하나의 목표가 도달
되면 다음 목표로 진행하며,
목표음을 집중적으로 치료
한다. (ㄴ)은 여러 개의 목표
를 동시에 진행하며, 전반적
인 오류를 수정하려 한다.
(ㄷ)은 기간을 설정하고 여
러 개의 목표를 진행하며,
목표도달과 상관없이 진행
된다.

### (4) 문맥적 분석

① 오류 소리가 정확하게 산출되는 음성문맥에 대한 자료를 제공

→ 이러한 정보는 치료에 도움을 줄 수 있음

② 정조음하는 문맥에서 조음연습을 시작하여 점차 다른 문맥에서 연습시
킬 때, 시간낭비와 좌절을 줄일 수 있음

③ 정조음하는 문맥의 수는 오류의 일관성에 대한 지표 제공

→ 오류의 일관성을 보고 진전정도를 예측할 수 있음

④ 정확하게 산출되는 문맥을 이용하여 정확한 발음을 강화함으로써 일반
화 촉진 가능성이 있음

### (5) 음운변동 분석

정상 발달 아동의 음운패턴과 비교가 가능하므로 일반적이지 않은 패턴/적
절한 패턴의 중재를 위한 목표를 세울 수 있음. 단, 음운변동과정이 예상되
는 발달 순서로 확립되지는 않음

### (6) 대상자의 개인적인 문제

### (7) 오류 수

| 오류가<br>적은 경우 | • 오류 산출 음소에 동시 접근<br>• 아동이 여러 가지 목표음소를 감당하지 못하는 경우 : 영향력이 큰 음<br>  소 중재<br>• 아동의 연령, 주의집중 시간, 회기 수, 목표음소의 수 등을 고려 |
|---|---|
| 오류가<br>많은 경우 | • 현재 아동이 나타내는 음운 패턴이나 과정을 확인<br>• 다른 소리에서도 일반화 할 수 있는 음소를 목표로 선택<br>• 목표음의 발생빈도, 자극반응도, 발달적 순서 등을 고려 |

## 2 치료방법을 결정할 때 고려할 사항

### (1) 목표 접근 전략(Fey, 1986)

① **수직적 접근법** : 하나의 목표가 도달되면 다음 목표 진행, 목표음의 집
중적인 치료

② **수평적 접근법** : 여러 개의 목표를 동시 진행, 전반적인 오류를 수정하
려 함

③ **주기적 접근법** : 기간을 설정하고 여러 개의 목표를 진행, 목표도달과
상관없이 진행됨

### (2) 치료활동(Shriberg & Kwiatkowski, 1982)

① **반복연습(Drill)** : 치료사의 목표음 모델링을 듣고 집중적으로 연습

**예** '자'를 5번 반복

② 놀이연습(Drill Play) : 놀이를 진행하면서 목표음을 들려주고 산출하게 유도

　㉖ '굴려'하고 공을 굴리세요.

③ 구조화된 놀이(Structured Play) : 놀이상황에서 특정 목표음이 반복하여 연습되도록 놀이를 구조화 함

　㉖ 집 놀이 시 '여기 놔'를 훈련할 수 있도록 계획하고 여러 번 훈련하게 함

④ 놀이(Play) : 놀이 시 목표음을 들려주고 오반응을 수정

### (3) 일반화

① 위치 일반화 : 어두초성 'ㅅ' 산출 후 어중 또는 어말에서 산출

② 문맥 일반화 : 'ㅅ'을 'ㅣ' 모음 앞에서 산출 후 'ㅗ, ㅜ, ㅏ'의 모음 앞에서도 산출

③ 언어학적 단위 일반화 : 말소리, 음절, 낱말, 문장 등 언어학적 단위에 따라 산출

④ 말소리 변별자질 일반화 : 'ㅅ'을 산출하게 되면 'ㅅ'이 가지고 있는 변별자질을 공유해서 'ㅆ'을 산출

⑤ 상황 일반화 : 치료실에서 목표를 달성 후 다른 장소에서 사용

## 3절 　치료방법

### 1 원인에 따른 치료접근법의 차이점

| 구 분 | 운동 접근법 | 언어적 접근법 |
|---|---|---|
| 정의 및 이론 | • 원인 : 조음기관의 운동조절이 어려움<br>• 조음위치나 방법을 훈련 | • 원인 : 음운지식이 부족하다는 가정<br>• 음운인식을 학습하도록 함 |
| 대 상 | • 운동능력의 부족<br>• 특정 음운에 대한 조음이 나타나지 않는 경우<br>• 왜곡오류와 잔류오류를 보이는 경우<br>• 학령기, 성인 | • 음운지식의 부족<br>• 유사한 패턴을 보이는 음소와 오류 패턴을 치료목표로 함<br>• 생략, 대치, 동화 오류를 보이는 경우 좀 더 자연스러운 맥락에서 치료<br>• 어린 아동 |
| 방 법 | • 운동능력을 키움<br>• 쉬운 목표음부터 시작<br>• 반복 훈련(Drill) 강조 | • 음운지식을 확립시킴<br>• 의미 있는 목표음부터 시작<br>• 목표음과 오조음을 대조 |
| 치료 기법 | • 전통적 치료절차<br>• 감각운동기법<br>　– 짝자극기법<br>　– 다중음소접근법 | • 음운대조(변별자질, 최소변별자질, 최대변별자질, 음운변동)<br>　– 주기법<br>　– 상위음운지식이용 접근법 |

**Check!** 챕터확인문제

1 놀이상황에서 특정 목표음이 반복하여 연습되도록 놀이를 하는 것을 구조화된 놀이라고 한다. (O, X)

2 'ㅅ'을 'ㅣ' 모음 앞에서 산출 후 'ㅗ, ㅜ, ㅏ'의 모음 앞에서도 산출하였다면 일반화의 종류는 무엇인가?

3 어두초성 'ㅅ' 산출 후 어중 또는 어말에서 산출하였다면 일반화의 종류는 무엇인가?

**정답**

1 O

2 문맥 일반화

3 위치 일반화

## ② 구체적인 치료방법

더 알아보기

### 운동(음성적) 치료접근법과 음운적 치료접근법 비교

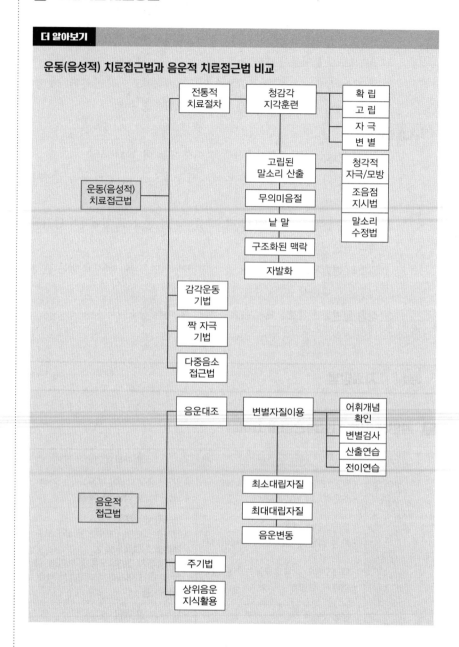

## (1) 운동(음성) 치료접근법

### ① 전통적 치료

단계적으로 목표음소를 독립음이나 음절 또는 낱말에서 집중적으로 훈련시킨 후, 구나 문장으로 일반화 하는 방법

| 청감각 – 지각훈련 | 확 인 | • 목표음에 대한 시각, 청각, 촉각을 묘사 시연<br>• 변별하기 쉬운 대조 → 점차 난이도 높이기<br>• 덜 유사한–유사한, 위계적으로 배열된 음소대조 훈련<br>• 소리마다 특징적인 이름 붙여 알려주기 |
|---|---|---|
| | 고 립 | • 확인과제를 다양한 환경에서 수행<br>• 언어적 수준 : 어절 변경, 음절 내 위치 변경 |
| | 자 극 | • 목표음을 다양한 방법으로 변화<br>• 화자나 맥락 변화 |
| | 변 별 | 목표음과 오류음 구별 |
| 고립된 말소리 산출 | 청각적 자극모방 | 목표음을 들려주고 모방하도록 유도 |
| | 조음 지시법 | 말소리 장소 · 방법 알려줌 |
| | 말소리 수정법 | 목표음에 가까운 소리부터 점진적으로 치료 |
| 무의미 음절 | | 말명료도가 매우 낮거나 낱말을 정확하게 산출하는데 어려움이 있을 때 사용함 |
| 낱 말 | | • 반복연습을 통하므로 매우 효율적임<br>• 작은 언어학적 단위이며, 인지적 부담이 적음<br>• 난이도 조절과 반응기록 중요<br><br>[참고] 조음연습의 낱말선택<br>　a. 낱말의 길이가 짧을수록 쉬움<br>　b. 초성이 종성보다 쉬움<br>　c. 음절구조 개방성(CV) > 폐쇄형(CVC)이 더 쉬움<br>　d. 친숙하고 사용빈도가 높은 낱말 선택<br>　e. 쉬운 맥락부터 어려운 맥락으로 난이도 조절하기 |
| 구조화된 맥락 | | 목표음이 포함된 쉬운 문장을 통해 반복 연습 |
| 자발화 | | 일상생활에서 일반화를 위해 중재 |

**Check!** 챕터확인문제

1 전통적 접근법은 언어단위를 늘려가며, '청감각–지각훈련 – 말소리 산출 유도 – 안정화 – 전이' 단계로 진행된다. (O, X)

2 청감각–지각훈련 단계에서 '목표음과 오류음을 듣고 같은지 다른지를 판별할 수 있도록 한다.'는 단계는 변별 단계이다. (O, X)

정답

1 O

2 O

**더 알아보기**

## 조음지시법 예

| 음 소 | 조음지시법(예) |
|---|---|
| 치경마찰음 | • 혀끝을 치조에 붙이고 가운데 부분에 작은 틈을 만들어 공기를 내보내는데, 이때 혀의 가장자리는 윗니에 대고 옆으로 공기가 새지 않게 함<br>• 혀로 빨대를 잡고 컵에 있는 물을 불면서 조음방법을 익히도록 유도할 수 있음<br>• 양순마찰, 치간마찰, 치경마찰, 성문마찰을 차례대로 옮겨가며 연습하는 것이 도움이 될 수도 있음<br>• 치경마찰음은 많은 아동들이 늦게까지 오류를 보이는 소리임 |
| 초성유음<br>(탄설음) | • 혀를 좁히지 않고 편 상태에서 앞쪽 혀 끝부분을 치경 또는 치경경구개 부분에 순간적으로 대었다가 내리면서 산출하는 소리로 옆으로 공기를 내보내게 됨<br>• 가장 늦게 발달되고 많은 오류를 보임 |
| 종성유음<br>(설측음) | • 혀끝의 뒷부분이 치조에 접촉하게 되고 혀는 세로로 좁힘<br>• 혀의 측면 가장자리는 이완된 상태에서 공기를 내보내어 산출하도록 함 |
| 경구개<br>파찰음 | • 경구개 앞쪽에 혓날을 대고 약하게 기식화하도록 유도함<br>• 혀 전체를 입천장에 붙이고 바람을 내쉬거나 빨아들이면서 '쯧쯧'과 같은 소리를 내어 조음위치를 확인할 수 있음 |
| 연구개<br>파열음 | • 혀의 앞부분을 누르고 발음, 시각적인 피드백, 가글링이나 기침을 통해 조음점을 알려줄 수 있음<br>• 연구개마찰이나 인두마찰로 대치하는 경우 치경파열음 등을 통해 파열되는 감각을 익히도록 할 수 있음 |

② **감각운동기법** : 여러 맥락에서 목표 음절들을 반복적으로 연습하여 정확하게 산출할 수 있도록 한다는 것이며 청각적인 감각뿐만이 아니라 운동 및 촉각적인 감각도 의미하는 것임

- 기본단위 음절
- 오류음소가 어떤 맥락에서 정확하게 산출될 수 있는지 확인
- 음성학적 맥락을 조절하여 정반응 촉진
- 동작을 계속 연습하면서 소리에 대한 감각 익히기(다양한 음절을 반복 연습 → 음소 정확히)

**더 알아보기**

## 문맥을 이용한 치료법

아동의 음소목록에 존재하는 음소를 다양한 문맥에서 반복연습을 실시하여 올바른 조음운동을 습관화시키는 방법 → 모방과 반복훈련(Drill)을 강조하며 일관성이 부족한 아동에게 적합

### 감각운동기법(Sensory-motor Approach)
기본 단위를 음절로 보고 오류음이 정확하게 산출되는 특정 맥락을 확인하여 맥락 조절을 통해 정반응을 촉진하고 다양한 맥락에서 반복연습을 통해 말소리에 대한 다양한 감각을 익혀 음소를 정확하게 산출하는 방법

### 조음운동 자동화 프로그램
다양한 문맥에서 일련의 산출 중심의 행동주의적 훈련과제를 통해 조음기관 운동의 자동화를 촉진하도록 하는 방법

**Check!** 챕터확인문제

1 핵심단어와 훈련단어를 번갈아 가면서 산출하는 것은 감각운동기법 중 하나이다.
(O, X)

③ 짝자극기법
- 하나의 열쇠 낱말을 열 개의 훈련 낱말과 짝지어 번갈아가면서 산출하게 함으로써 낱말 간의 일반화를 이용한 치료법으로 문장과 대화수준으로 진행시키는 구조화된 방법 → 여러 음소에서 오류를 보이는 아동에게 효과적
- 핵심단어와 훈련단어를 번갈아 가면서 산출
  예 핵심낱말 /지도/, 훈련단어 자두, 자석, 조개, 책장, 주전자, 제비, 가재, 주먹, 전화, 아저씨(지도-자두)
- 구조화된 치료 기법으로 낱말 수준에서 시작하여 문장과 대화수준으로 진행, 음소에서 오류를 보이는 아동에게 효과적인 방법
- 체계적으로 자세한 목표수준, 강화절차 중요

④ 다중음소접근법
다양한 음소들을 '음소 → 1음절 단어 → 다음절 단어 → 구, 문장 → 대화' 순서로 확대해가며 반복하여 훈련하는 방법

**더 알아보기**

### 프로그램에 의한 조음치료법
운동기술 증진을 포함해 행동을 수정하는 기법들을 사용하면서 이를 통해 형성되는 행동을 상세하게 기술된 강화와 연합된 순차적이고 체계적인 작은 단계들로 이루어진 행동수정에 기초를 둔 구조적인 접근법 → 모방에 의존하므로 기본적으로 학령기 이상에게 적합

### (2) 음운적 치료접근법
① 음운대조를 이용한 접근법 : 아동의 음운체계에서 아직 자리 잡지 못한 음소의 대조가 치료의 목표
→ 음운오류 패턴을 반영하는 다수의 음소오류를 보이는 아동들에게 적합

**정답**

1 X (짝자극기법)

**1** 음운적 치료접근법은 무의미 음절부터 치료를 시작한다.
(O, X)

**2** 최소대립쌍으로 '문:눈'은 1가 지 자질에서만 차이가 난다.
(O, X)

**3** '돌–담'에 비해 '달–탈'이 최 소대립쌍으로 이루어졌다.
(O, X)

- 유사한 패턴을 보이는 음소를 치료목표로 함
- 치료방법은 아직 자립하지 않은 음소 음운의 대조를 이용
- 자연스러운 의사소통 맥락을 강조

| | |
|---|---|
| 변별 자질 | • 특정 자질 훈련이 공동자질의 음소로 일반화가 가능하다는 가정 하에 최 소대립쌍을 사용하여 치료하는 방법<br>• Blache(1989)의 변별자질<br>　– 치료에 사용할 어휘의 개념을 알고 있는지 확인 → 질문<br>　– 변별검사 및 훈련단계 : 7회 이상 연속적으로 정반응한 경우 다음 단계 로 넘어감<br>　– 산출훈련단계 : 목표 낱말 쌍 가운데 하나를 정확하게 발음해야 함<br>　– 전이훈련단계 : 낱말보다 복잡한 맥락에서 연습할 기회 주기<br>• 장점 : 말산출과 직접적으로 관련된 조음에 기초한 자질들의 체계를 이용 하여 목표음소들이 공통적으로 포함되고 있는 특정자질을 훈련함으로써 그 효과가 공통자질을 갖고 있는 음소를 일반화할 가능성<br>• 단점 : 임상가를 위해 설계된 것이 아니므로 번거로움<br>• 치료 대상자 : 심한 음운장애 |
| 최소 대립 | • 최소대립자질 낱말쌍(1가지 자질에서만 차이가 나는 낱말쌍)을 사용하는 방법으로 치료 단계는 변별자질 접근법과 유사<br>　→ 주된 오류 형태가 대치이고, 목표음소의 자극반응도가 있는 경우<br>• 목표음소 정하기<br>　– 음운대치가 일어나는 음소<br>　– 목표음소와 대치음소의 조음장소 및 방법 등에서 차이가 적은 것<br>　– 정상적인 발달연령이 빠른 음소<br>　– 명료도에 미치는 영향이 큰 것<br>　– 자극반응도<br>• 치료 대상자 : 오류 형태가 대치인 경우 사용 |
| 최대 대립 | • 음소자질의 차이가 클 때 대조에 두드러져 감지가 용이하며 자질 대조 습 득을 촉진하게 된다고 보고 최대대립자질 낱말쌍(최대한 많은 자질에 차 이가 나는 낱말쌍)을 사용하는 방법<br>　→ 중등도에서 중도의 음운장애를 보이는 아동들에게 효율적<br>• 어려운 음소를 먼저 배우면 좀 더 단순한 운동을 요구하는 음소는 쉽게 습득할 수 있을 것이라는 가정<br>• 목표음소 정하기<br>　– 아동의 음소목록에 없는 소리 가운데 가장 많이 차이 나는 2개 선택<br>　– 변별자질과정에서 지각훈련(변별학습제외)<br>　– 흥미를 유지시킬 수 있는 활동<br>• 치료 대상자 : 중도의 음운장애 아동에게 쓰임<br>• 진행방법 : 변별자질 차이가 많이 나는 낱말쌍(음소목록에 없는 소리), 최 대대립자질 찾기 → 모방하기 → 자발적으로 산출하기(지각, 변별훈련은 하지 않음), '물, 줄' |
| 복합 대조 | 아동이 자신의 음소체계를 재조직할 수 있도록 하기 위해 최소대조짝을 많 이 사용함으로써 여러 개의 목표음소들을 비교 음소와 동시에 대조시키는 치료법임. 이후 복잡한 언어학적 구조로 확장하여 진행<br>　→ 심한 음운결함, 복합 음소오류를 보이는 아동들에게 적합 |
| 음운 변동 | • 아동의 오류패턴을 분석하여 많이 나타나는 음운변동을 제거시킴으로써 성인의 말소리에 접근시켜가는 방법, 오류음운변동의 소거가 목표<br>• 음운변동분석을 통해 잘못된 음운변동패턴을 중재함<br>• 성인의 음운규칙을 대치하거나 단순화하여 사용한다는 시각에서 성인의 말소리 체계를 지각하고 따라하게 함 |

② 주기법
- 전반적인 말명료도 개선을 목표로 하며 일정한 주기를 단위로 목표를 바꾸어 진행한 뒤 전체 목표를 다 다룬 후 다시 처음부터 진행하는 방법
- 부적절한 음운패턴을 없애기 보다는 적절한 음운패턴을 습득하도록 하는 방법
- 음운변동을 이용한 접근법
- 오류변동들을 주기적으로 바꾸면서 반복 훈련
- 개별음소들의 정확도보다 전반적인 말의 명료도가 목표
- 치료대상자 : 심한 조음음운장애 아동 혹은 명료도가 매우 낮은 아동에게 효과적
- 치료단계
  - 높은 음운변동부터
  - 3~4개의 음운변동 목표
- 한 가지 오류 음소를 목표로 할 때 적어도 2개 이상의 음소 훈련

③ 상위 음운지식을 이용한 접근법(Metaphon Therapy)
- 음운장애 아동들이 음소들의 길이, 방법, 위치와 같은 특성을 통해 분류되는 음운구조를 파악하는 상위언어학적 지식이 부족하다는 근거에서 출발해 아동의 규칙체계를 변화시키면 산출이 변화한다는 원리
- 최소대립쌍을 이용한 치료법
- 음운구조에 대한 지식이 부족하다는 가정
- 치료대상자 : 심도의 음운장애를 갖고 있는 아동
- 치료단계
  - 음운인식을 발달시키는 단계 : 소리 특성을 인식하는 훈련을 통해 상위음운능력 획득
  - 음운과 의사소통 의식을 발달시키는 단계 : 상위음운지식을 실제 의사소통 상황에 전이(최소짝치료에 효과가 없는 중증도 이상의 학령전기 음운장애 아동에게 효과적)

**더 알아보기**

**전반적 언어 접근법을 통한 음운훈련**
- 음운은 전반적인 언어체계의 한 부분이며 언어/의사소통 문맥에서 다루어져야 함
- 높은 수준의 언어 및 의사소통 문맥을 가르칠 때 음운향상이 초래된다는 가정 하에 이야기하기, 의미론, 구문론 등에 초점을 맞추는 의사소통 중심 치료를 강조
→ 연속적인 말로 일반화가 필요한 아동에게 적합

**Check! 챕터확인문제**

1 말명료도가 심하게 낮은 아동에게는 짝자극기법이 적절하다. (O, X)

**정답**

1 X (주기법이 적절함)

# 조음음운장애 관련 참고자료

### ① 구개열

#### (1) 유형

① 완전 파열 vs 불완전 파열

- 완전 파열 : 전반부 파열(잇몸파열), 후반부 파열(연구개, 경구개 함께 파열)
- 불완전 파열 : 입술만 파열, 연구개만 파열 등 완전파열에 해당되지 않는 파열

② 양측 파열 vs 편측 파열

- 양측 파열 : 좌, 우측 양쪽 파열
- 편측 파열 : 좌, 우측 중 한쪽만 파열
  → 편측 파열이 양측 파열보다 발생빈도가 높으며, 편측 파열 중 좌측의 파열 빈도가 높음

#### (2) 초기 음운발달

① 자음산출이 적고 다양하지 않음

② 치조음 쪽으로 조음위치를 옮겨가는데 어려움

③ 비음, 성문음, 활음 발음은 비교적 쉽게 하지만 구개음 및 치조음 발음은 어려움, 초기 단어 습득 시에 비음과 활음으로 시작되는 단어들을 자주 선택함

④ 성문파열음의 보상조음이 사라지지 않음

#### (3) 조음, 공명, 음성

① 조음장애

- 비누출
- 구강 내 압력 약함
- 모든 음소에 비성이 나타남
- 고모음 /i/와 /u/에서 심한 과대비성이 나타남
- 마찰음과 파찰음에서 많은 오류를 보임
- 후두음 및 인두음으로 대치하는 현상을 보임
- 리스핑(Lisping)

- 생략 > 대치 > 왜곡

| 필연적 오류 | 비누출, 자음약화, 과다비성 |
|---|---|
| 발달적 오류 | 연구개음의 전방화, 파열음화 |
| 보상적 오류 | 성문파열음 |

② 공명장애

- 과대비성
  - 모음, 활음, 유음 등에 과도한 비음 동반
  - 고모음 (/u/, /i/)에서 과대비성 증가
  - 입을 다물고 혀를 뒤 또는 위쪽으로 위치 시 과대비성 증가
- 맹관공명
  - 과소비성과 무비성의 변형
  - 비강 속에 아데노이드와 같은 조직이 기류를 방해하면서 생김
  - 코를 막고 /mi-mi-mi/ 산출 시 들리는 음성
- 연인두 폐쇄

③ 음성장애

- 목쉰 음성
- 단조롭고 약한 음성
- 느린 구어 속도
- 억압된 음성

**(4) 구개수술**

① **인두피부판 수술** : 후인두벽에서 인두피부판을 떼어내서 연구개에 봉합

② **인두성형술** : 테플론을 인두벽에 주사, 인두벽을 부풀려 연구개와의 접촉을 도움

③ **V-Y 후위법** : 구개에 생긴 파열을 막아주고 길이도 늘려주는 절차

**(5) 치 료**

① 일반 아동들과 같은 기준으로 발달상의 조음 오류 치료

② 수술 이후 치료에 들어가는 것이 효과적이나 수술 전에는 정조음에 가깝게 조음할 수 있도록 안내해 줄 수 있음

③ 보상조음 종류는 성문파열음, 인두파열음, 인두마찰음, 인두파찰음, 경구개파열음, 연구개마찰음, 비강마찰음 등이 있음(성문파열음 치료 시, 성문마찰음 /ㅎ/부터 지도 성문마찰음은 성도 내에서 좁힘이 일어나지 않아 성문에서 파열이 되는 것을 막아 주기 때문)

④ 언어적 단위를 늘려나가며 일반화 유도

⑤ 청각적, 시각적, 촉각적 단서를 사용하여 반복 연습

**Check! 챕터확인문제**

**1** 구개열 아동이 보이는 보상적 오류는 무엇인가?

**정답**

1 성문파열음

## 2 청각장애

### (1) 해 부

① 외이(바깥 귀)
- 이개 : 음을 모으는 것
- 외이도
  - 바깥쪽 1/3 연골부, 2/3 골부
  - 이개에서 모아진 음을 고막쪽으로 보냄
  - 소리를 공명시키고 고주파수대의 음을 증폭시킴

② 중이(가운데 귀)
- 위치 : 고막부터 달팽이관 전까지
- 역할 : 공기가 들어 있는 공간으로 공기 중의 음파를 내이액으로 전도시킴
- 형태 및 구조
  - 고막 : 공기의 진동에 비례하여 진동하며 중이의 이소골에 전달, 주로 저주파수대 음에 반응하며 고막에 문제가 생길 시 20~30dB 정도 손실됨
  - 고 실
    ⓐ 점막으로 덮여 있고 이내근 및 이소골이 있음
    ⓑ 후상방에는 난원창, 후하방에는 정원창이 있음
  - 이소골(귓속뼈)
    ⓐ 3개의 작은 뼈(추골, 침골, 등골)
    ⓑ 고막의 진동 → 추골 → 침골 → 등골 → 내이로 전달됨
    ⓒ 이소골을 지나면서 30dB 정도 증폭됨
    ⓓ 고막 : 추골 면적비 = 17 : 1(소리 강도 25dB 증폭)
    ⓔ 추골 : 침골 = 1.3 : 1(소리 강도 2.5dB 증폭)
    ⓕ 고막의 원추형 모양이 집음 효과 추골에 전달할 때 긴장하면서 6dB 증폭
  - 이관(유스타키오관) : 환기통 역할, 기압 고정

③ 내 이
- 와우부(달팽이관)
  - 기저, 중간, 첨단회전 3부분으로 나누어짐
  - 기저부는 고주파수 담당하며 첨단부로 갈수록 저주파수 담당(Tonotopic 이론 – 달팽이관의 특정 부분이 특정 주파수를 담당)

- 코르티기관 : 에너지의 변형이 이루어짐(기계적 형태의 진동 → 전
기자극 → 청신경을 통해 뇌로 전달)
- 전정계
 - 세반고리관
 - 평형, 신체 위치, 이동에 관한 감각과 관련됨

## (2) 소리 전달 과정

| 음향에너지 | 소 리<br>↓<br>귓바퀴<br>↓<br>외이도<br>↓ |
|---|---|
| 기계에너지 | 고 막<br>↓<br>이소골<br>↓ |
| 유체에너지 | 달팽이관(와우)<br>↓ |
| 전기생리에너지 | 청신경<br>↓<br>중추신경 |

## (3) 청력검사의 기초

① 공기전도 : 헤드폰을 통해 외이, 중이, 내이를 거쳐 대뇌의 청각피질에
이르는 통로

② 골전도 : 골진동체를 통해 외이와 중이를 거치지 않고 두개골에서 바로
달팽이관 내 림프를 진동시켜 대뇌의 청각피질에 이르는 통로

③ 주파수
- 인간의 가청범위 : 20~20000Hz
- 민감한 가청범위 : 500~8000Hz
- 말소리 분포 : 500~2000Hz

④ 쾌적청취역치 및 불쾌청취역치
- 쾌적청취역치(Most Comfortable Level, MCL) : 보통 60dBHL
- 불쾌청취역치(Uncomfortable Level, UCL) : 보통 120dBHL

**Check!** 챕터확인문제

**1** 어음청력검사 중 어음이해
도검사(WRS)는 보청기 재
활의 성공 여부를 예측할 수
있다.                    (O, X)

**2** 소아의 경우 순음청력검사
가 협조가 안 될 경우 무조
건 특수검사(ABR, ASSR)를
시행하여야만 청력을 알 수
있다.                    (O, X)

# 3 청력검사의 종류

## (1) 주관적 청력검사

### ① 순음청력검사(Pure Tone Audiometry, PTA)

- 순음을 이용하여 주파수마다 청력역치를 측정하는 검사
- 검사 주파수 : 250, 500, 1000, 2000, 3000, 4000, 8000Hz
- 각 주파수가 20dB 이상 차이나면 반옥타브 주파수(750, 1500, 6000Hz)를 검사
- 기도-골도 청력이 10dB 이상 차이(Air-Bone Gap, ABG)
  → 중이에 문제 있을 수 있음

### ② 어음청력검사(Speech Audiometry, SA) : 어음을 이용하여 검사

- 어음청취역치검사(Speech Reception Threshold, SRT) : 이음절어를 이용하여 들을 수 있는 최소한의 강도를 찾는 검사, 순음청력검사 결과와 비교하여 신뢰성 측정
- 어음이해도검사(Word Recognition Score, WRS) : 어음을 이해하는 능력을 MCL에서 일음절어를 이용하여 %로 측정, 보청기 재활의 성공여부 예측 가능(WRS 점수가 낮을 경우 보청기 효과가 없거나 낮을 수 있다)

### ③ 음차검사(Tuning Fork Test) : 소리굽쇠를 두드려 진동시켜 검사

### ④ Ling 6 Test : 6가지(/m/, /u/, /a/, /i/, /sh/, /s/)음을 들려준 후 감지할 수 있는지 검사

### ⑤ 유·소아 청력검사

- 행동관찰검사(Behavioral Observation Audiometry, BOA) : 0~만 2세, 강화를 제공하지 않고 조건에 따른 반응을 관찰
- 시각강화검사법(Visual Reinforcement Audiometry, VRA) : 5개월~만 2세, 소리자극을 들려준 후 소리가 나는 쪽으로 고개를 돌리면 강화로 소리가 나는 쪽에서 춤추는 인형을 보여주거나 짧은 동영상을 보여주어 강화시킴
- 놀이 청력검사(Play Audiometry) : 소리가 들리면 일정한 행동을 하도록 교육 후 검사
  > 예 물이 들어있는 빈 어항을 준비한 후 장난감 물고기를 손에 쥐어준 뒤 소리가 들리면 어항에 넣도록 한다.

**정답**

**1** O

**2** X (소아의 경우 순음청력검사가 협조되지 않을 경우 Play Audiometry(놀이 청력검사)로 시도해본 후 안 될 경우 필요시 특수청력검사를 진행한다)

### (2) 객관적 청력검사

① 중이검사(Immitance Test) : 소리와 압력을 이용하여 고막(중이)검사

② 이음향반사검사(OAE) : 귀에 소리자극을 주어 달팽이관 내에 외유모세
포로부터 반사되는 에너지 측정, 30~40dB 이상의 난청인은 NR(No Response)로 나올 수 있음

③ 청성뇌간반응유발반응검사(ABR)

- 청신경 검사
- 신생아, 유소아, 의식불명환자 또는 장애 등으로 일반청력검사 실시
가 불가한 환자들
- 역치가 PTA보다 약 10dB~15dB 정도 안 좋은 청력으로 나옴
- 주로 고주파수의 청력역치를 반영(순음청력검사처럼 주파수별 역치
측정 안 됨)

④ 청성지속반응검사(ASSR)

- 청신경검사로 주파수별 대략적인 역치 측정 가능(500, 1000, 2000, 4000Hz)
- 유아, 소아의 청력측정에 많이 사용
- 120dB 까지도 검사 가능
- 청력이 정상에 가까울수록 순음청력검사 결과와 상관관계가 떨어짐

## ④ 청력도 해석 방법

### (1) 골도역치에 따른 청각장애 분류

| 구 분 | | 기도역치 | |
|---|---|---|---|
| | | 정상 | 비정상 |
| 골도역치 | 정상 | 정상청력(ABGX) | 전음성난청(ABG) |
| | 비정상 | 불가능 | 감각신경성난청(ABGX)<br>혼합성난청(ABG) |

## (2) 기호 해석 방법

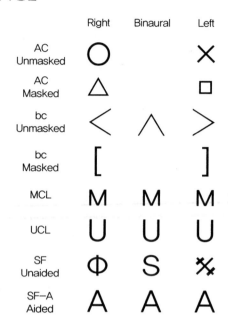

| SF (Sound Field) | 헤드폰이 아닌 방음부스에서 스피커를 이용하여 검사 |
|---|---|
| Aided | 청력보조장치(보청기, 인공와우, 중이 임플란트 등)를 착용하고 검사 |
| Unaided | 청력보조장치를 착용하는 사람이 장치를 착용하지 않은 상태에서 검사 |
| Masked | 차폐를 한 역치 |
| UnMasked | 차폐를 주지 않은 역치 |

## (3) 청각도 해석 예

### ① 청력도 해석 1

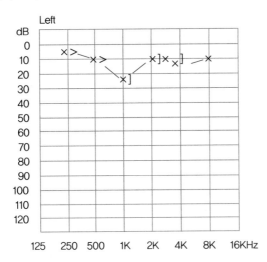

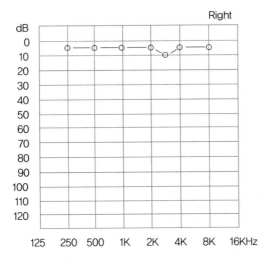

- 우측 청력은 모든 주파수의 역치가 10dB 이하이므로 정상 청력
- 좌측 청력은 1kHz 주파수만 25dB이지만 나머지는 정상범위 안에 있음. 하지만 대부분 정상청력으로 판단(25dB까지 정상청력으로 보는 기준도 있음)
- 좌측의 골도역치와 기도역치가 10dB 이상 차이나지 않으므로 중이에는 이상이 없는 것으로 예상할 수 있음
- 모든 주파수의 역치가 거의 일직선상에 위치하는 이러한 청력도를 Flat형이라 함

② 청력도 해석 2

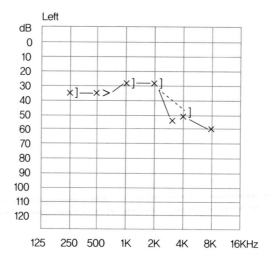

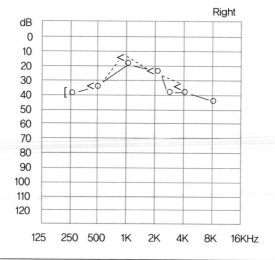

- 양측 모두 기도와 골도차(Air-Bone Gap, ABG)가 없음(10dB 이상 차이나지 않음). 그러므로 감각신경성 난청으로 볼 수 있음
- 좌측 청력은 250~2000Hz까지는 경도 난청, 3kHz 이상은 중도 난청임
- 우측 청력은 중간 주파수는 정상청력과 경도난청의 경계선급이고, 저주파수와 고주파수는 경도난청으로 볼 수 있음. 이러한 청력도를 역(Reverse) 쿠키바이트형(쿠키를 한 입 먹은 듯한 모양) 청력도라고 함

cf. 쿠키바이트형 청력도

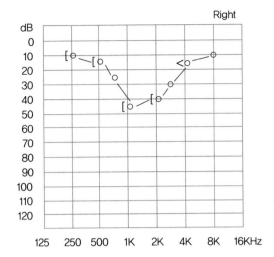

③ 청력도 해석 3

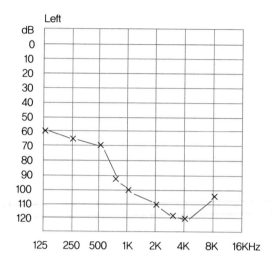

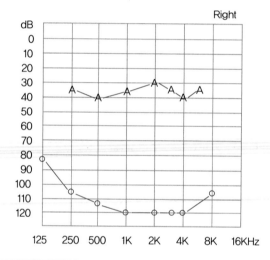

- 좌측청력은 고도난청, 우측은 농으로 볼 수 있음
- 우측은 'A' 표시가 있으므로 SF(Sound Field Test)를 한 검사이며 검사는 CI(인 공와우)를 착용한 검사임
- 피검자는 CI를 착용하고 전 주파수에서 경도난청정도의 청력으로 보상을 받고 있다는 것을 알 수 있음

④ 청력도 해석 4

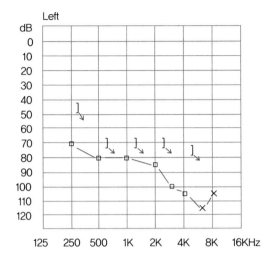

Left

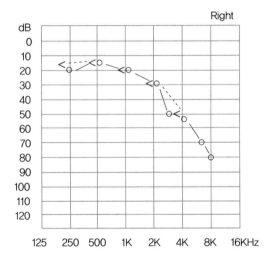

Right

- 우측 청력은 250~1000Hz까지는 정상 청력이지만 2000Hz부터 8000Hz까지는 경도난청에서 고도난청으로 급속도로 청력이 떨어지는 고음급추형 청력임. ABG는 없으므로 감각신경성 난청으로 볼 수 있음
- 좌측 청력은 250~2000Hz까지는 고도난청, 3000Hz 이상은 심도난청(농)임. 골도의 역치는 우하방으로 화살표가 표시되어 있는데 이는 청력검사기계가 낼 수 있는 최고의 강도에서도 역치를 찾을 수 없다는 표시이므로 좌측의 골도청력은 알 수 없음

⑤ 청력도 해석 5

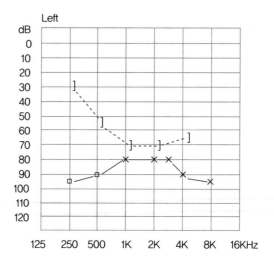

Left

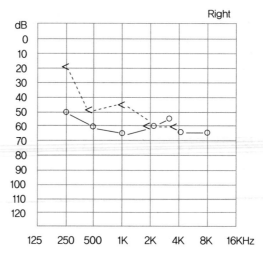

Right

• 우측 청력은 60dB 정도의 중도난청을 보이고 250~1000Hz에서 ABG를 보이는 Flat형의 혼합성 난청임
• 좌측 청력은 80dB 이상의 고심도난청이며, 전 주파수에서 10dB 이상 ABG을 보이는 혼합성 난청임

⑥ 청력도 해석 6

*HA : Both Ear OTE Type

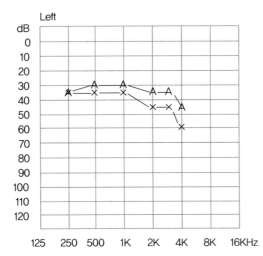

Left

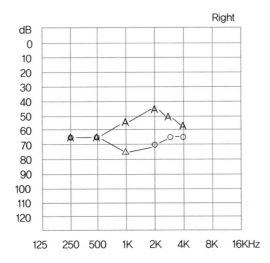

Right

- 양측 모두 Open형 Type의 HA(Hearing Aid, 보청기)를 착용한 청력도
- 'A' 표시는 Aided(청력보조기 착용상태에서 검사)를 나타냄
- 모든 청력보조장치는 SF에서 검사함

### (4) 특수청력검사 해석 예

#### ① ABR(Auditory Brainstem Response) 1

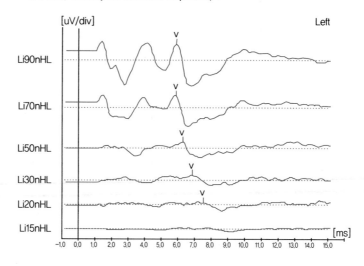

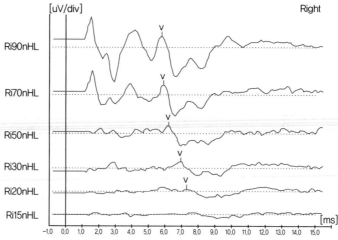

- ABR은 Peak v의 유무로 역치를 추정
- 피검자의 청력역치에 근접할수록 Peak v는 비교적 큰소리로 자극했을 때보다 지연되고 작아짐
- 위 피검자의 역치는 우측 20dB/좌측 20dB로 확인
- ABR은 10dB 단위로 검사 하며 역치 부근에서는 5dB 단위로 검사

② ABR 2

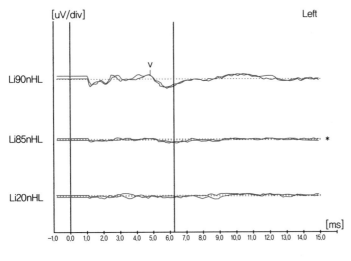

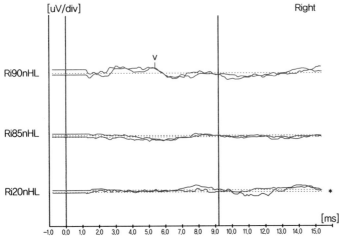

• 위 피검자의 역치는 우측 90dB/좌측 90dB로 확인
• 양측 모두 90dB에서 Peak v를 관찰할 수 있었고 85dB 부터는 Peak를 확인
  할 수 없음

③ ABR 3

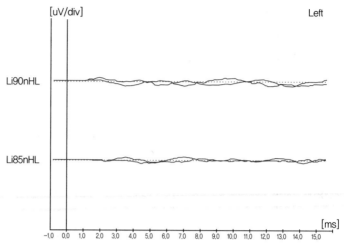

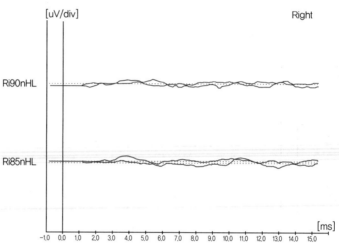

> • 위 피검자의 역치는 90dB에서 No Response로 확인되어 90dB보다 청력이
>   나쁘다는 것을 예측할 수 있으며 Deaf인 것을 알 수 있음
> • 양측 모두 90dB에서 Peak v를 관찰할 수 없음

④ ASSR(Auditory Steady State Response) 1

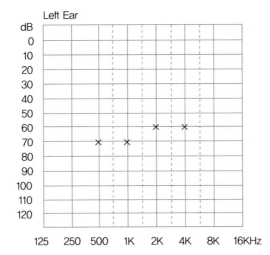

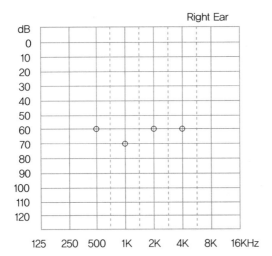

- ASSR 검사 결과는 청력도처럼 해석함(단, 0.5, 1, 2, 4kHz만 측정)
- 위 피검자의 우측 청력은 0.5kHz-60dB, 1kHz-70dB, 2kHz-60dB, 4kHz-60dB이며, 좌측 청력은 0.5kHz-70dB, 1kHz-70dB, 2kHz-60dB, 4kHz-60dB로 측정

⑤ ASSR(Auditory Steady State Response) 2

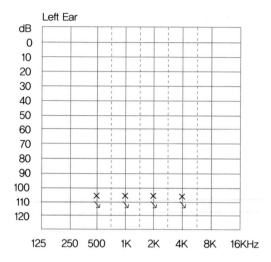

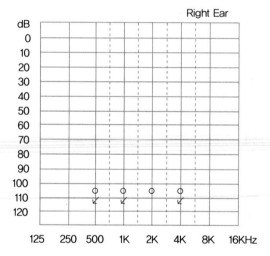

위 피검자의 청력은 우측 2kHz – 105dB로 측정이 되었지만, Deaf로 유추 가능

**5** **청각장애**

**(1) 청력손실 정도 – ANSI1996 기준(기도청력 역치 기준)**

① 0~25dB : 정상청력(20dB까지를 정상청력으로 보기도 한다)

② 26~40dB : 경도난청

③ 41~55dB : 중도난청

④ 56~70dB : 중고도난청

⑤ 71~90dB : 고도난청

⑥ 91dB 이상 : 농

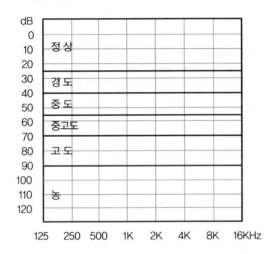

**(2) 청력도**

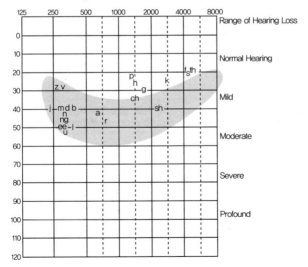

Audiogram of Familiar Sounds

**Check!** 챕터확인문제

1 감각신경성 난청 환자는 재
활방법이 인공와우밖에 없다.
(O, X)

2 혼합성 난청은 전음성 난청
과 감각신경성 난청의 특징
이 혼합된 난청이라 볼 수
있다. (O, X)

### (3) 계산법

① 3분법 : (500Hz + 1000Hz + 2000Hz)/3

② 4분법 : [500Hz + 2(1000Hz) + 2000Hz]/4

③ 산업재해보상, 장애진단 6분법 : [500Hz + 2(1000Hz) + 2(2000Hz) + 4000Hz]/6

### (4) 난청의 종류

| 종 류 | 특 징 |
|---|---|
| 전음성 난청<br>(Conductive Hearing Loss, CHL) | • 골도청력은 정상이지만 기도청력이 안 좋은 경우(외이나 중이기관에 문제가 있는 경우)<br>• 구개열, 다운증후군에서 많음 |
| 감각신경성 난청<br>(Sensorineural Hearing Loss, SNHL) | • 외이부터 중이까지는 정상<br>• 달팽이관에 있는 유모세포(Hair Cell)의 손상 또는 그 이후의 신경 손상<br>• 전음성 난청보다 손실의 정도가 심하고 예후가 좋지 않음<br>• 와덴버그, Usher 증후군 등에서 많음 |
| 혼합성 난청<br>(Mixed Hearing Loss) | 전음성 난청 + 감각신경성 난청 |
| 중추성 청각정보 처리장애<br>(CAPD) | 청각장애나 지적장애에 의한 것이 아닌 청각정보 처리 과정의 결함 |

**더 알아보기**

**전음성 난청과 감각신경성 난청 비교**

| 전음성 난청 | 감각신경성 난청 |
|---|---|
| 청력손실이 전주파수 60~70dB을 넘지 않음 | 청력손실이 ABG 없이 경도 이상으로 있을 경우 |
| 음을 증폭시켰을 때 정상청력과 비슷 | 누가현상으로 인해 높은 강도 소리를 듣기 불편 |
| 보청기가 효과적 | 보청기 효과를 기대하기 어려운 경우가 있음 |
| 여러 가지 방법으로 치료 가능 | 예방이 최선책 |
| 기도 이상, 골도 정상 | 기도, 골도 모두 이상 |

**정답**

1 X (감각신경성 난청 환자라
도 보청기로 재활할 수 있는
경우도 많다)

2 O

### (5) 청각장애 등급 기준

| 6등급(심하지 않은 장애) | 한 쪽 귀 청력 손실 80dB 초과, 다른 쪽 귀 청력 손실 40dB 초과 |
|---|---|
| 5등급(심하지 않은 장애) | 두 귀 모두 청력 손실 60dB 초과 |
| 4등급(심하지 않은 장애) | 두 귀 모두 청력 손실 70dB 초과 |
| 3등급(심한 장애) | 두 귀 모두 청력 손실 80dB 초과 |
| 2등급(심한 장애) | 두 귀 모두 청력 손실 90dB 초과 |

## 6 보청기 종류

| BTE Type (Behind the Ear) | Open Type (Receiver in the Canal Type, RIC Type) | ITC Type (In the Canal) | CIC Type (Complete in the Canal) |
|---|---|---|---|
| 귀걸이형 | • 리시버(스피커)가 외이도 안쪽에 위치<br>• BTE type에 비해 마이크와 리시버 사이의 거리가 멈 | 귓속형 | 고막형 |

## 7 치료

### (1) 청능훈련의 목표

① 음 지각, 음의 의미 알기  ② 보청기 착용의 적응
③ 청취능력 향상  ④ 언어, 독화, 발어의 발달
⑤ 환경음을 이해  ⑥ 정서안정, 사회성 발달
⑦ 음의 세계에 적응  ⑧ 언어발달

### (2) 청능훈련의 단계

① **청각탐지(감지)** : 소리의 유무를 탐지(감지)하여 소리에 대한 반응 유도
② **청각변별** : 2가지 이상의 소리 자극을 주고 두 개의 소리를 여러 가지 방법으로 구분하도록 하는 훈련
③ **청각확인** : 아동이 예시된 낱말이나 문장 혹은 소리 확인하는 훈련
  예 모방하기, 고르게 하기, 받아 적기
④ **청각이해** : 주어진 주제에 대하여 들려주고 이해하여 반응할 수 있게 하는 훈련

**Check! 챕터확인문제**

1 초등학교 저학년 아동은 언어발달이 완성되어 보청기 착용 후 재활은 따로 필요 없다. (O, X)
2 BTE Type의 보청기는 귀 속에 들어가기 때문에 눈에 잘 안 띈다. (O, X)
3 청능훈련 단계는 탐지 → 변별 → 확인 → 이해 4단계로 이루어진다. (O, X)
4 보청기나 인공와우 등 청력보조기 착용 적응은 청능훈련에서의 목표 중 하나이다. (O, X)

**정답**

1 X (보청기 재활은 아동뿐만 아니라 성인에게도 필요할 수 있는 경우도 있다)
2 X (BTE Type의 경우 귀걸이형 보청기이므로 눈에 띈다. 귀속에 들어가는 보청기는 CIC Type이다)
3 O
4 O

### (3) 청능훈련의 원리

| 청각기술 | 자극단위 | 활동유형 | 난이도 |
|---|---|---|---|
| • 음의 인식<br>• 음의 변별<br>• 말의 변별<br>• 말의 이해 | • 음성수준<br>• 문장수준 | • 공 식<br>• 비공식 | • 같은 자극<br>• 단 어<br>• 구<br>• 문 장<br>• 비슷한 자극<br>• 문맥의 복잡성<br>• 자연적 발생 소리<br>• 듣는 상태 |

**목표** : 입모양을 보지 않고 문장을 80% 이상 정확하게 듣기

**훈련방법**
• 과제 시 입모양을 보지 않고 최대한 청각을 활용할 수 있도록 함
• 여러 번 반복해서 들려주어 정반응 이끌어내기
• 변별/확인 시, 입모양 이용 → 마지막에는 청각적으로만 듣고 반응할 수 있는 기회주기

**난이도**
• 조음방법이 비슷하면 난이도가 높음
• 조음위치가 비슷하면 난이도가 높음
• 유/무성 차이가 없을 때 난이도가 높음

### (4) 독화 훈련

| 종합적 접근법 |
|---|
| 언어–문맥적 정보 이용, 성인에게 효과적이며 성인 훈련의 대부분을 차지 |

• 몸짓과 얼굴 표정 읽기
• 언어나 상황 반복 예측
• 청각적 특성, 즉, 낱말의 길이, 강세, 억양 등으로 이해

| 분석적 접근법 |
|---|
| 동작형태, 시각적으로 구별되는 말소리 인지 목표, 아동에게 효과적 |

• 시각적으로 동일한 자음과 다른 자음으로 대비하여 훈련
• 무의미한 음소의 수준에서 의미 있는 단어의 수준으로 단계 높임
• 가능하면 조음의 위치와 방법을 이해시켜 정확한 독화를 도와줌
• 시각정보를 이용하기 위한 청자가 화자의 입을 지속적으로 응시하도록 하는 응시 훈련
• 변화된 주제나 소음상황에서 듣고자 하는 말·언어에 집중할 수 있도록 하는 집중 훈련

## ⑧ 발달성 구어실행증(Developmental Verbal Dyspraxia, DVD) 또는 발달성 말실행증(Developmental Apraxia of Speech, DAS)

### (1) 일반적 특성

① 모음의 오조음(불완전한 자음산출을 포함하여 지속적인 말산출이 어려움)

② 오류에 대해 조금은 인식

③ 음절을 연속적으로 발음하는 것과 최대음절 반복과제에서 어려움

④ 탐색 및 휴지 자세를 보이며 의도적 구강운동과 연속운동에서 어려움

⑤ 비음 및 운율 오류가 비일관적으로 나타남

⑥ 운율, 특히 강세를 부적절하게 사용

⑦ 치료 진전이 느림

### (2) 배타적 특성(간헐적으로 관찰)

① 뚜렷한 기질적 문제가 없음

② 근육의 약화가 없음

③ 지능이 정상수준

④ 수용언어가 정상수준

⑤ 청력이 정상수준

---

**더 알아보기**

**발달성 말실행증 선정기준(1~4번 : 2개 이상 / 전체 : 8개 이상)**

1. 제한된 자음과 모음 목록
2. 50% 이상 비일관적인 조음오류
3. 초분절적인 오류
4. 발화길이 증가에 따른 조음오류의 증가
5. 빈번한 생략 오류
6. 잦은 모음 오류
7. 낱말과 구 모방의 어려움
8. 단순한 음절 사용
9. 수의적 구강 운동의 어려움
10. 수용언어에 비해 지체된 표현언어
11. 교호 운동율 및 연속적인 음 산출의 어려움
12. 탐색 행동 및 침묵포즈

출처 : Forrest(2003), Davis(1998), Yoss & Darley(1974) 참고

### (3) 발달성 말실행증 치료

① 일반적 조음음운장애 아동의 치료와 차이
- 치료의 목표 : 기능적 어휘 산출기술 습득
- 운동계획 기술의 증진

② 치료기법
- 운동-계획 원리에 기초한 치료 : 전통적 기법, 감각운동법
- 촉각-운동 감각 촉진법 : 촉각 단서법(Touch-cue Method), 목표 음소 구강근육 재건법(Prompt for Restructuring Oral Muscular Phonetic Targets, PROMPT)
- 언어적 접근법과 운동적 접근을 혼합한 치료 : 음운론적 지식을 제공하면서 촉각 및 운동 감각적인 다양한 자료를 제공하는 통합 자극법을 병행하는 방법
- 구어의 초분절적인 요소 이용 : 멜로디 억양법(Melodic Intonation Therapy, MIT)

**01** 다음 괄호 안에 알맞은 말을 순서대로 쓰시오. ★

> 조음음운장애는 원인에 따라 조음장애와 음운장애로 나누는데, 조음장애는 ( ① )의 문제, 음운장애는 ( ② )의 문제로 발생한다.

① _____

② _____

**정답과 해설**

① 생리적 차원
② 언어적 차원

**02** 음성과 음운을 비교한 것이다. 빈 칸에 알맞은 것을 쓰시오. ★

| 음 성 | 음 운 |
|---|---|
| 발음 기관을 통해서 만들어 지는 소리 | ① |
| ② | 심리적(정신적) |
| 구체적 | ③ |
| ④ | ⑤ |
| 개별적 | 집단적(사회적) |
| 생리적 | 심리적 |

**정답과 해설**

① 의미를 구분할 수 있는 최소 소리 단위
② 물리적
③ 추상적
④ [  ]
⑤ /  /

**다음 빈칸에 우리말의 자음을 분류하여 쓰시오.**

| 구 분 | | 양순음 | 치경음 | 경구개 | 연구개 | 성문음 |
|---|---|---|---|---|---|---|
| 파열음 | 평 음 | | | | | |
| | 경 음 | | | | | |
| | 격 음 | | | | | |
| 마찰음 | 평 음 | | | | | |
| | 경 음 | | | | | |
| 파찰음 | 평 음 | | | | | |
| | 경 음 | | | | | |
| | 격 음 | | | | | |
| 비 음 | | | | | | |
| 유음(설측음) | | | | | | |

**정답과 해설**

| 구 분 | | 양순음 | 치경음 | 경구개 | 연구개 | 성문음 |
|---|---|---|---|---|---|---|
| 파열음 | 평 음 | ㅂ | ㄷ | | ㄱ | |
| | 경 음 | ㅃ | ㄸ | | ㄲ | |
| | 격 음 | ㅍ | ㅌ | | ㅋ | |
| 마찰음 | 평 음 | | ㅅ | | | ㅎ |
| | 경 음 | | ㅆ | | | |
| 파찰음 | 평 음 | | | ㅈ | | |
| | 경 음 | | | ㅉ | | |
| | 격 음 | | | ㅊ | | |
| 비 음 | | ㅁ | ㄴ | | ㅇ | |
| 유음(설측음) | | | ㄹ | | | |

**04** 각 자음의 자질들에는 무엇이 있는지 쓰시오.　★★★

① 공명성 :

② 지속성 :

③ 지연개방성 :

④ 설측성 :

⑤ 설정성 :

⑥ 전방성 :

**정답과 해설**

① 공명성 : 비음, 유음
② 지속성 : 마찰음
③ 지연개방성 : 파찰음
④ 설측성 : 유음
⑤ 설정성 : 치경음, 경구개음
⑥ 전방성 : 양순음, 치경음

**05** 다음을 IPA 기호로 표시하시오.　★★★

① /볼링/ :

② /밥도둑/ :

③ /사랑해/ :

**정답과 해설**

① /볼링/ : [polliŋ]
② /밥도둑/ : [paP˺t˺oduk˺]
③ /사랑해/ : [saraŋɦɛ]

**06** 다음 운율단위를 순서대로 바르게 나열하시오. ★★

| | |
|---|---|
| • 강세구 | • 억양구 |
| • 단 어 | • 발 화 |
| • 음 절 | • 음 운 |

_____ → _____ → _____ → _____ → _____

→ _____

▶ 정답과 해설

음절 → 음운 → 단어 → 강세구 → 억양구 → 발화

**07** 옹알이의 발달단계와 시기를 쓰시오. ★★

① _____

② _____

③ _____

④ _____

▶ 정답과 해설

① 발성단계(0~1개월)
② 쿠잉단계(2~3개월)
③ 확장단계(4~6개월)
④ 반복적 옹알이, 음절성 옹알이 단계(6개월 이후)

**08** 자음과 관련한 다음 사항을 알맞게 쓰시오. ★★★

① 발달 순서 :

② 조음 위치별 출현빈도 :

③ 조음 방법별 출현빈도 :

④ 발성 유형별 출현빈도 :

> **정답과 해설** ▶

① 발달 순서 : 비음 · 파열음 → 파찰음 → 유음 → 마찰음
② 조음 위치별 출현빈도 : 치경 > 연구개 > 양순 > 치경경구개 > 후두
③ 조음 방법별 출현빈도 : 파열음 > 비음 > 유음 > 마찰음 > 파찰음
④ 발성 유형별 출현빈도 : 평음 > 경음 > 격음

**09** 다음 발화에서 나타난 조음오류를 쓰시오. ★★

> 턴탱님 고애가 헤엄터요.
> 무터운 탕어도 오고 이떠요.

**답** _____

> **정답과 해설** ▶

파열음화, 유음의 단순화

**10** 자음정확도를 구하시오. ★★★

> 목표 문장 : /나 오늘 학교에서 달리기시합 했는데 이겼어요./
> 아동 발화 : /나 오늘 하또에서 다이기시합 핸는데 이겨떠요./

**답** _____

> **정답과 해설** ▶

목표문장 : 나(1) 오늘(2) 학꾜(3)에서(1) 달리기(4) 시합(3) 핸는데(5) 이겨써요(2) = (21)
아동 발화 : 나(1) 오늘(2) 하또(1)에서(1) 다이기(2) 시합(3) 핸는데(5) 이겨떠요(1) = (16)
PCC : 16/21×100 = 76.19%

**11** 다음의 발화를 보고 자음정확도와 조음정확도를 구하시오. ★★★

> /이따가 같이 빵 먹고 놀이터에 놀러가자/
> → /이따아 가티 빵 머고 노이터에 노여가다/

① 자음정확도(PCC) :

② 조음정확도 :

**정답과 해설**

① 자음정확도(PCC) = $\dfrac{9}{17}$ ×100 = 52.94%

② 조음정확도 = $\dfrac{24}{33}$ ×100 = 72.73%

**12** 다음 아동이 산출한 발화를 보고 다음을 구하시오.

> '딸기' → [딸기], '우산' → [우탄], '머리' → [머리]
> '양말' → [얌말], '나무' → [나무], '시소' → [티도]

① 전체단어정확도(PWC) :

② 평균음운길이(PMLU) :

③ 전체단어근접도(PWP) :

**정답과 해설**

① 전체단어정확도(PWC) : 3/6 = 0.5
② 평균음운길이(PMLU) : 37/6 = 6.17
　딸기(ㄸ, ㅏ, ㄹ, ㄱ, ㅣ + ㄸ, ㄹ, ㄱ) = 8
　우탄(ㅜ, ㅌ, ㅏ, ㄴ + ㄴ) = 5
　머리(ㅁ, ㅓ, ㄹ, ㅣ + ㅁ, ㄹ) = 6
　얌말(ㅑ, ㅁ, ㅁ, ㅏ, ㄹ + ㅁ, ㄹ) = 8(이중모음 2점)
　나무(ㄴ, ㅏ, ㅁ, ㅜ + ㄴ, ㅁ) = 6
　티도(ㅌ, ㅣ, ㄷ, ㅗ + 0) = 4
③ 전체단어근접도(PWP) : 6.17/6.83 = 0.90
　딸기(8), 우산(6), 머리(6), 양말(9), 나무(6), 시소(6) = 41
　41/6 = 6.83

**13** 음운인식 과제의 예를 보고 어떤 과제인지 쓰시오. ★★

① _____ : '물, 말, 불' 중 시작하는 소리가 다른 것은 무엇인가요?

② _____ : '배'에서 /ㅂ/을 빼면 무슨 소리가 남나요?

③ _____ : '박'하고 '수'를 더하면 무슨 소리가 될까요?

▶ 정답과 해설 ▶

① 음소변별
② 음소탈락
③ 음절합성

**14** 다음 괄호 안에 알맞은 말을 순서대로 쓰시오. ★★

> 조음음운장애를 분석하는 방법에는 독립적으로 아동의 수행능력에 초점을 두고 아동이 산출한
> 음소목록이나 음절구조, 음운규칙을 분석하는 ( ① )와/과 성인의 목표형태와 관련지어 분석하는
> ( ② )이/가 있다.

① _____          ② _____

▶ 정답과 해설 ▶

① 독립분석
② 관계분석

**15** 말명료도에 영향을 미치는 요인에는 무엇이 있는지 쓰시오. ★★

① _____

② _____

③ _____

④ _____

⑤ _____

정답과 해설
① 말소리 오류의 종류
② 오류 말소리의 일관성
③ 오류 말소리 빈도
④ 화자의 운율적 요소
⑤ 친숙도

## 16 다음 설명에 해당하는 일반화는 무엇인가? ★★

> ① 'ㄷ'을 산출하더니 'ㄸ'을 산출하게 되었다.
> ② 'ㅈ'을 'ㅣ' 모음 앞에서 산출하더니 'ㅏ' 모음 앞에서도 산출하게 되었다.

① _____

② _____

정답과 해설
① 말소리 변별자질 일반화
② 문맥 일반화

## 17 청감각-지각 훈련의 단계를 알맞게 나열하시오. ★★

> ① 목표음을 다양한 방법으로 변화하여 들려준다.
> ② 확인과제를 다양한 환경에서 수행한다.
> ③ 목표음에 대한 시각, 청각, 촉각을 묘사, 시연한다.
> ④ 목표음과 오류음을 구별한다.

_____ → _____ → _____ → _____

정답과 해설
③ → ② → ① → ④

**18** 조음 중재 낱말 선정 시 고려해야 할 사항으로 옳지 않은 것은? ★★

① 길이가 짧은 낱말을 선정한다.

② 친숙하고 사용빈도가 높은 낱말을 선택한다.

③ 음절의 구조가 개방형보다 폐쇄형이 더 쉽다.

④ 쉬운 맥락에서부터 어려운 맥락으로 난이도를 조절한다.

⑤ 초성이 종성보다 쉽다.

**정답과 해설**

③ 음절의 구조가 폐쇄형보다 개방형이 더 쉽다.

**19** 다음은 어떤 조음지시법의 예인가? ★★

> 혀끝을 치조에 붙이고 가운데 부분에 작은 틈을 만들어 공기를 내보낸다. 이 때 혀의 가장자리는 윗니에 대고 옆으로 공기가 새지 않도록 한다.

답 _____

**정답과 해설**

치경마찰음

**20** 다음은 어떤 치료법을 말하는 것인가? ★

> 핵심낱말 : /시소/
> 훈련낱말 : /시계, 시장, 시내, 신발, 신문, 신발장, 실내화/

답 _____

**정답과 해설**

짝자극기법

**21** 다음 최소대립 단어로 이루어진 단어는 무엇인가? ★★

① 새 – 개  ② 단 – 짠

③ 기 – 끼  ④ 곰 – 솜

⑤ 신 – 손

정답과 해설

③ 기 – 끼 : 긴장성에서 차이
① 새 – 개 : 지속성, 설정성, 전방성, 고설성, 후설성에서 차이
② 단 – 짠 : 지연개방성, 전방성, 긴장성, 고설성에서 차이
④ 곰 – 솜 : 지속성, 설정성, 전방성, 고설성, 후설성에서 차이
⑤ 신 – 손 : 고설성, 후설성, 원순성에서 차이

**22** 심한 조음음운장애 또는 명료도가 매우 낮은 아동에게 효과적이며 전반적인 말명료도 개선을 목표로 일정한 주기를 단위로 목표를 바꾸며 중재하는 방법을 무엇이라고 하는가? ★

답 _____

정답과 해설

주기적 접근법

**23** 구개열 아동의 오류와 보상조음의 중재 방법을 적으시오. ★★

① 필연적 오류 :

② 발달적 오류 :

③ 보상적 오류 :

④ 중재방법 :

정답과 해설

① 필연적 오류 : 비누출, 자음약화, 과다비성
② 발달적 오류 : 연구개음의 전방화, 파열음화
③ 보상적 오류 : 성문파열음
④ 중재방법 : 후방화된 조음위치를 전방화 시켜야 하며 /ㅎ/부터 지도

**24** 다음은 어떤 난청을 설명하는 것인가? ★★

① _____ : 골도 정상, 기도 비정상

② _____ : 외이~중이 정상, 유모세포의 손상 또는 그 이후의 신경 손상

> **정답과 해설** ▶

① 전음성 난청
② 감각신경성 난청

**25** 다음 청력도를 나타내는 아동의 난청의 종류는 무엇인가? ★★★

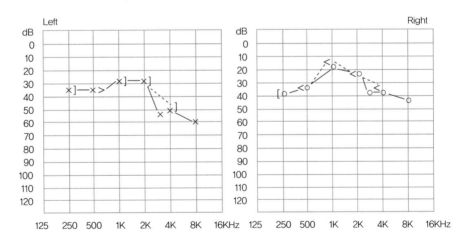

답 _____

> **정답과 해설** ▶

감각신경성 난청
양측 모두 기도와 골도차(Air-Bone Gap, ABG)가 없으므로(10dB 이상 차이 안 남) 감각신경성 난청으로 볼 수 있다.

S D E D U

합 격 의
공 식
시대에듀

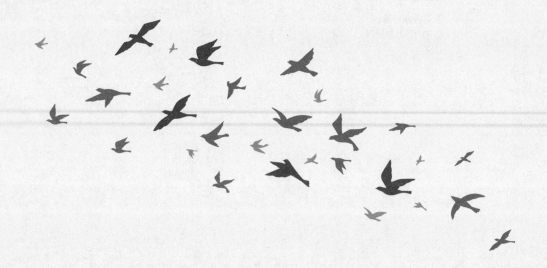

팀에는 내가 없지만 팀의 승리에는 내가 있다.

(Team이란 단어에는 I 자가 없지만 win이란 단어에는 있다.)

There is no "i" in team but there is in win

마이클 조던

좋은 책을 만드는 길, 독자님과 함께하겠습니다.

**언어재활사 핵심요약집**

| | |
|---|---|
| **개정10판1쇄 발행** | 2025년 07월 25일 (인쇄 2025년 05월 09일) |
| **초 판 발 행** | 2015년 04월 29일 (인쇄 2015년 04월 29일) |
| **발 행 인** | 박영일 |
| **책 임 편 집** | 이해욱 |
| **저 자** | 곽경미 · 곽은정 · 엄지연 · 이보람 · 오영미 |
| **편 집 진 행** | 노윤재 · 한주승 |
| **표지디자인** | 박종우 |
| **본문디자인** | 장성복 · 박지은 |
| **발 행 처** | (주)시대고시기획 |
| **출 판 등 록** | 제10-1521호 |
| **주 소** | 서울시 마포구 큰우물로 75 [도화동 538 성지 B/D] 9F |
| **전 화** | 1600-3600 |
| **팩 스** | 02-701-8823 |
| **홈 페 이 지** | www.sdedu.co.kr |
| **I S B N** | 979-11-383-9331-7 (13510) |
| **정 가** | 30,000원 |

※ 이 책은 저작권법의 보호를 받는 저작물이므로 동영상 제작 및 무단전재와 배포를 금합니다.
※ 잘못된 책은 구입하신 서점에서 바꾸어 드립니다.

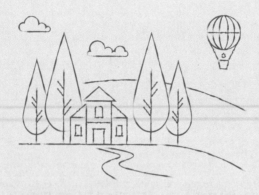

꿈을 꾸기에 인생은 빛난다.

– 모차르트 –

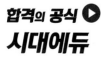

자격증 · 공무원 · 금융/보험 · 면허증 · 언어/외국어 · 검정고시/독학사 · 기업체/취업
이 시대의 모든 합격! 시대에듀에서 합격하세요!
www.youtube.com ➔ 시대에듀 ➔ 구독

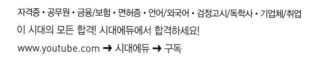

합격의 공식
시대에듀

모든 자격증·공무원·취업의 합격정보


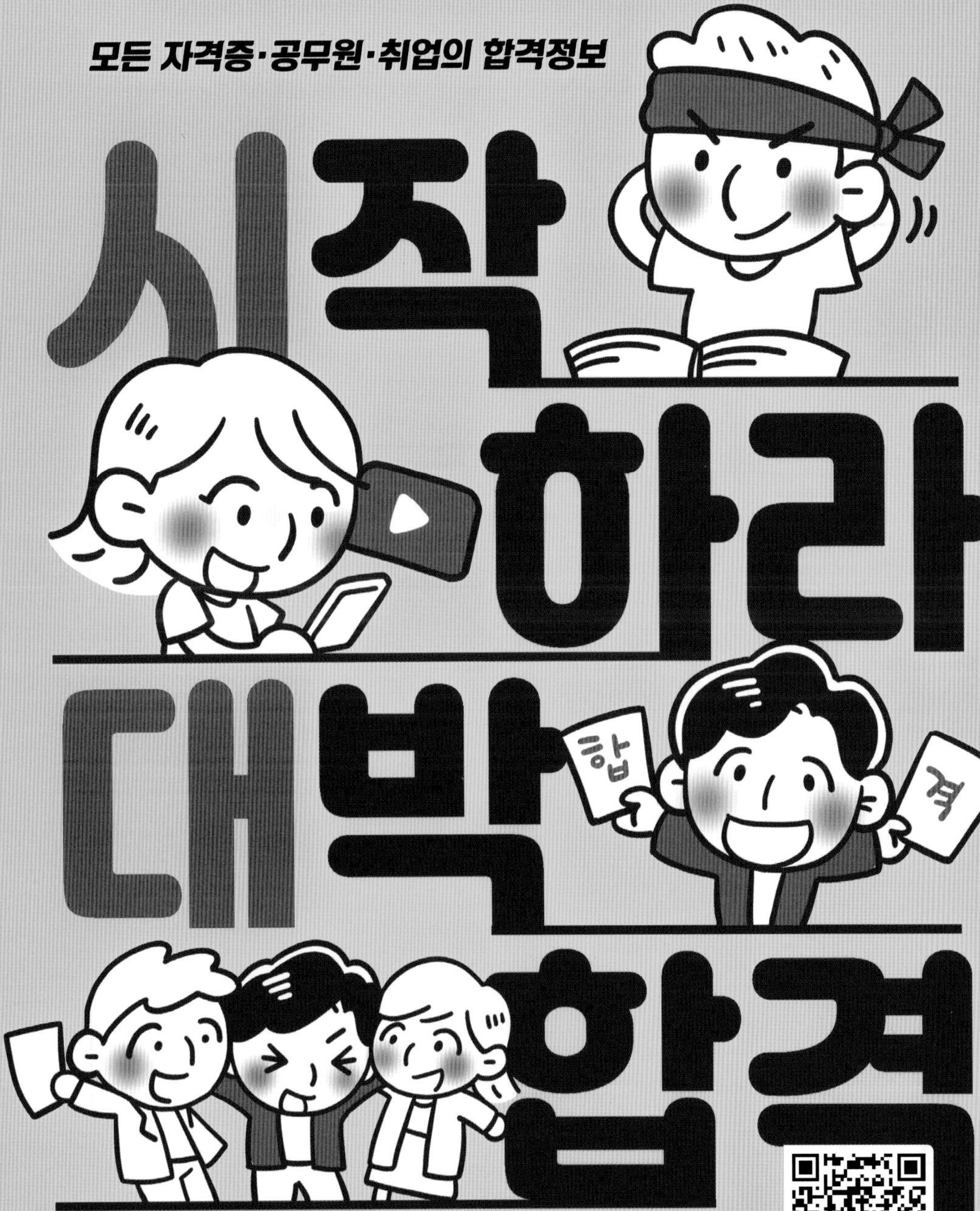



YouTube 합격 구독 과 좋아요! 정보 알림설정까지!

# SLP's HOUSE 의

# 핵심요약집

언어재활사, 예비 언어재활사 여러분들을 위한 국가시험 대비용

## 언어재활사 핵심요약집

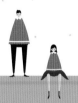

## Speedy하게 5대 언어장애를 정리하고 →
## Point만 모은 미니요약집으로 마무리!

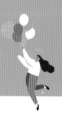

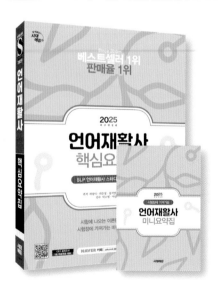

### ※ 이런 분들께 추천합니다!

▸ 바쁜 일정으로 공부할 시간이 없는 분
▸ 모든 책을 다 살펴보기 어려운 분
▸ 외운 내용을 확인하고 싶은 분

핵심요약집에 대한 문의사항은
**NAVER 카페 SLP's HOUSE**
(cafe.naver.com/slphouse)를
방문하여 남겨주세요.

**NAVER** | SLP's HOUSE 를 검색하세요! |  ▾ | 🔍

※ 도서의 이미지는 변경될 수 있습니다.

# SLP's HOUSE 의

# 최종모의고사

언어재활사, 예비 언어재활사 여러분들을 위한 국가시험 대비용

**언어재활사 최종모의고사**

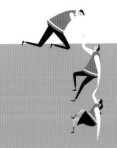

최종모의고사 문제로 확인하고 →

접지물로 마무리!

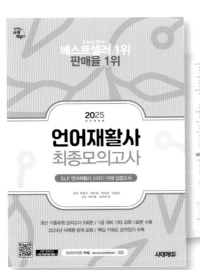

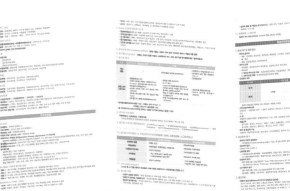

## ※ 이런 분들께 추천합니다!

▶ 시험 전 문제를 통해 마무리하고 싶은 분
▶ 외운 내용을 확인하고 싶은 분
▶ 기출유형을 알고 싶은 분

최종모의고사에 대한 문의사항은
**NAVER 카페 SLP's HOUSE**
(cafe.naver.com/slphouse)를
방문하여 남겨주세요.

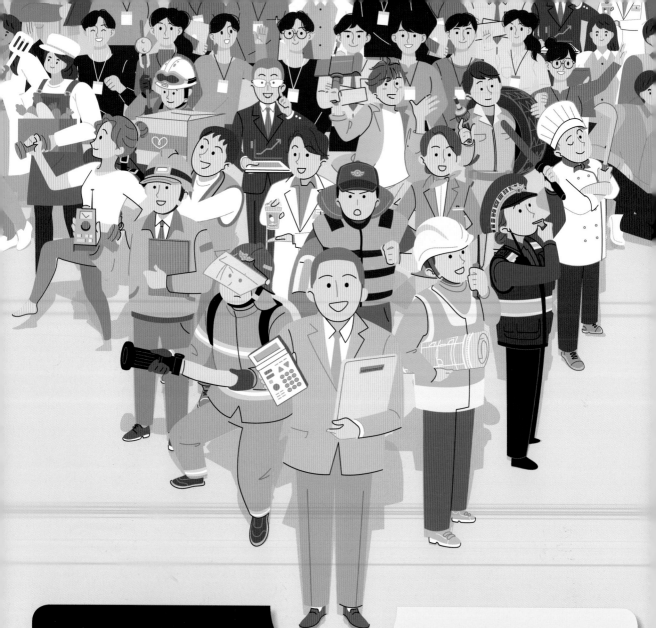

**대한민국**
**모든 시험 일정 및**
**최신 출제 경향·신유형 문제**

**꼭 필요한**
**자격증·시험 일정과**
**최신 출제 경향·신유형 문제를**
**확인하세요!**

출제 경향·신유형 문제

시험 일정 안내

◀ **시험 일정 안내 / 최신 출제 경향 · 신유형 문제** ▲

■ 한국산업인력공단 국가기술자격 검정 일정
■ 자격증 시험 일정
■ 공무원·공기업·대기업 시험 일정

합격의 공식
**시대에듀**